Wildkräuter,
Handarbeit &
Brauchtum

Alte Rezepte,
Handwerkstechniken &
kreative Ideen

Cornelia Müller

CORNELIA MÜLLER

Wildkräuter, Handarbeit & Brauchtum

Alte Rezepte,
Handwerkstechniken &
kreative Ideen

Bibliografische Information der Deutschen Nationalbibliothek. Die Deutsche Nationalbibliothek verzeichnet diese Publikation in der Deutschen Nationalbibliografie; detaillierte bibliografische Daten sind im Internet über http://dnb.dnb.de abrufbar.
ISBN 978-3-95587-077-5

`Hinweis:` Die in diesem Buch vorgestellten Methoden, deren Anwendung sowie die Informationen und Hinweise dazu wurden von der Autorin nach bestem Wissen und Gewissen zusammengestellt, sorgfältig recherchiert und überprüft. Die Autorin übernimmt keinerlei Haftung für die praktische Umsetzung der in diesem Buch vorgestellten praktischen Hinweise sowie für Ansprüche, die aus der Verwendung der vorgestellten Methoden geltend gemacht werden. Dieses Buch ersetzt keine Diagnose oder Therapie im schulmedizinischen Sinne und auch keinen Besuch bei Ihrem Arzt.

`Redaktion, Text, Layout und Satz:` Cornelia Müller
`Fotos:` Helmut Greger, Cornelia Müller, Harald Primitz & weitere

1. Auflage 2020
ISBN 978-3-95587-077-5

www.battenberg-gietl.de

Inhalt

Pflanzen begleiten seit jeher den Menschen. Bräuche und Traditionen rund um diese Geschöpfe sind Teil des Kulturgutes. Ob bei den Ägyptern oder in Ötzis Köcher – Nachweise zu Pflanzenverwendungen gibt es überall. Ver- und Anwendung ist oftmals in Vergessenheit geraten. All diejenigen, die sich auf dieses Wissen einlassen und ein Schlüsselerlebnis mit den Pflanzen hatten, die können aber nicht mehr ohne leben.

„Die Natur schenkt so viel Heilsames & Nährendes – wir dürfen es auch annehmen."

Die Faszination hat sie gepackt. So ist es auch bei mir. Eine Abendrunde mit dem Fahrrad war der Auslöser. Mein Sohn hat mit den Zehen gebremst und sich dabei die Haut ordentlich abgeschürft. Daneben wuchs die Schafgarbe. Kurz zuvor habe ich erfahren, dass die Schafgarbe blutstillende Eigenschaften hat. Ich habe sie gesammelt, zerdrückt, mit Speichel vermischt und aufgelegt. Das Bluten hörte auf und am nächsten Morgen war eine feine Haut über der Wunde. Dann hilft dieses Kraut auch noch bei Insektenstichen. Für uns ist die Schafgarbe ein Alltagsbegleiter.

Aus dieser Begeisterung heraus habe ich mich weiter in die Welt der wilden Pflanzen eingelesen, ausprobiert und vor allem gekocht. Darüber erzähle ich dir in diesem Buch. Neben Wissen reihen sich Küchenexperimente, kreative Ideen und meine, als auch überlieferte, Rezepte. Manches ist recherchiert, manches gemacht und für gut befunden. Bei Rezepten lass' neben der Mengenangabe auch immer dein Gefühl mit entscheiden. Meine Oma hat immer gesagt, wenn der Teig gut ist, dann „g'spürst as a". Du fühlst also, ob schon alles passt. Ich wollte das „Küchle" backen von ihr lernen. Dabei muss man in den Teig auch ordentlich Luft einschlagen. Ich war am Ende meiner Kräfte und habe gemeint, jetzt ist er gut. Das war er aber noch nicht und sie hat ihn „rund" gemacht. Das Rezept und wie man die Küchle macht haben wir so ansatzweise niedergeschrieben, aber tatsächlich waren die Mengen recht unterschiedlich. Oma meinte, mal ist das Mehl halt anders und die Hefe hat auch ihre Launen. Mal braucht es mehr, mal weniger. Das finde ich auch – mittlerweile. Darum bitte, sei kreativ und wenn du denkst, mehr von diesem oder jenem, mach dein Rezept daraus! Ich möchte dir Ideen und Anleitungen geben, damit du selber deine Welt der Wildkräuter entdecken kannst. Es gibt vor allem im Kapitel „Von den Wurzeln" viele Grundrezepte, die du für andere Kräuter verwenden kannst.

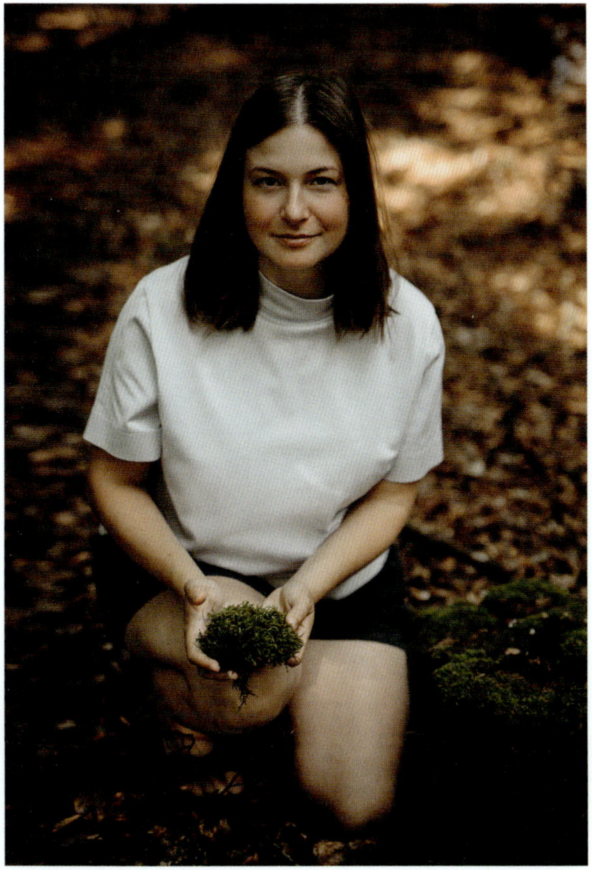

PS: Wenn du nachkochst, kreativ bist und Spaß daran hast, dann freue ich mich, wenn du es auf instagram `@archwild.studio` mit mir teilst!

Wenn du durch Wiese und Wald streifst,
sammle nur, was du wirklich kennst &
was du wirklich brauchst.

Auch wenn du etwas brauchst, denk daran,
vielleicht brauchen es auch andere,
ob die Pflanze selbst, Tier oder Mensch.

Geht es mal „mit dir durch",
gib das „zu Viel" an die Natur zurück
oder verschenke, was du nicht brauchst.

Wenn du die Pflanzen verwendest,
denke daran: Die Dosis macht's.
Aus Heilpflanzen werden Medikamente hergestellt,
weil sie wirken.

Ein „zu Viel" kann dir auch schaden.
Essen, darin baden, daran riechen,
das alles kann dir gut tun,
aber übertreib es bitte nicht.

Viel Freude mit dem Buch
und deinen wilden Freunden!

Cornelia

Ohne Wurzeln würde kein Baum stehen. Er würde vom Windstoß einfach umgeworfen werden, hätte er nur den Stamm als Standfläche. Um aber seine Krone zu tragen, braucht er ein Gegengewicht, einen Gegenanker. Dieser versteckt sich in der Erde. Manche Bäume wurzeln flach, andere tief, um sich mit Wasser und Nährstoffen zu versorgen. Auch Pflanzen wurzeln und halten so dem Wind stand. So können sie aber auch immer wieder aufs Neue austreiben. Nach der Mahd wachsen die Pflanzen einfach erneut. Im Herbst ziehen sich die meisten in die Wurzel zurück. Sie ziehen die Nährstoffe aus den Pflanzenteilen und speichern sie in den Wurzeln. Mal filigran, mal knollig, mal in einer dicken Pfahlwurzel – dieser Körper ist der Inhalt des Lebens für das nächste Jahr. Sie ist der Vorratsraum der Pflanze, sie ist aber auch der Träger aller Informationen, die die Pflanze im neuen Jahr braucht. Jeder Same, der zu keimen beginnt, treibt nach oben und fängt von klein auf an zu wurzeln.

„Wenn Kinder klein sind,
gib ihnen Wurzeln,
wenn sie groß sind,
verleih' ihnen Flügel."
Johann Wolfgang von Goethe

Diese Wurzeln, die uns von klein auf versorgen, mit allem, was wir an Vorräten und Wissen zum Wachsen brauchen, das meint wohl auch Goethe in diesem Zitat. Mit diesen Wurzeln haut es uns nicht so leicht um und mit diesen Wurzeln tragen wir die Kraft in uns, aus uns heraus wieder wir selbst zu werden, emporzuragen und zu blühen, Früchte zu tragen.

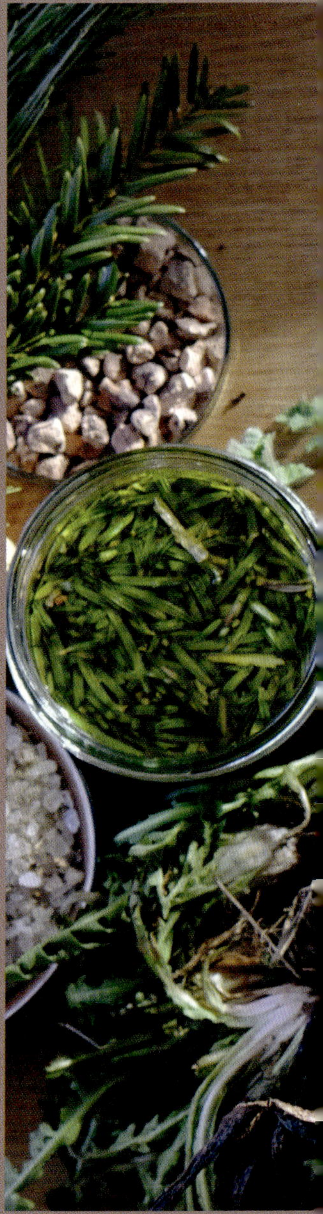

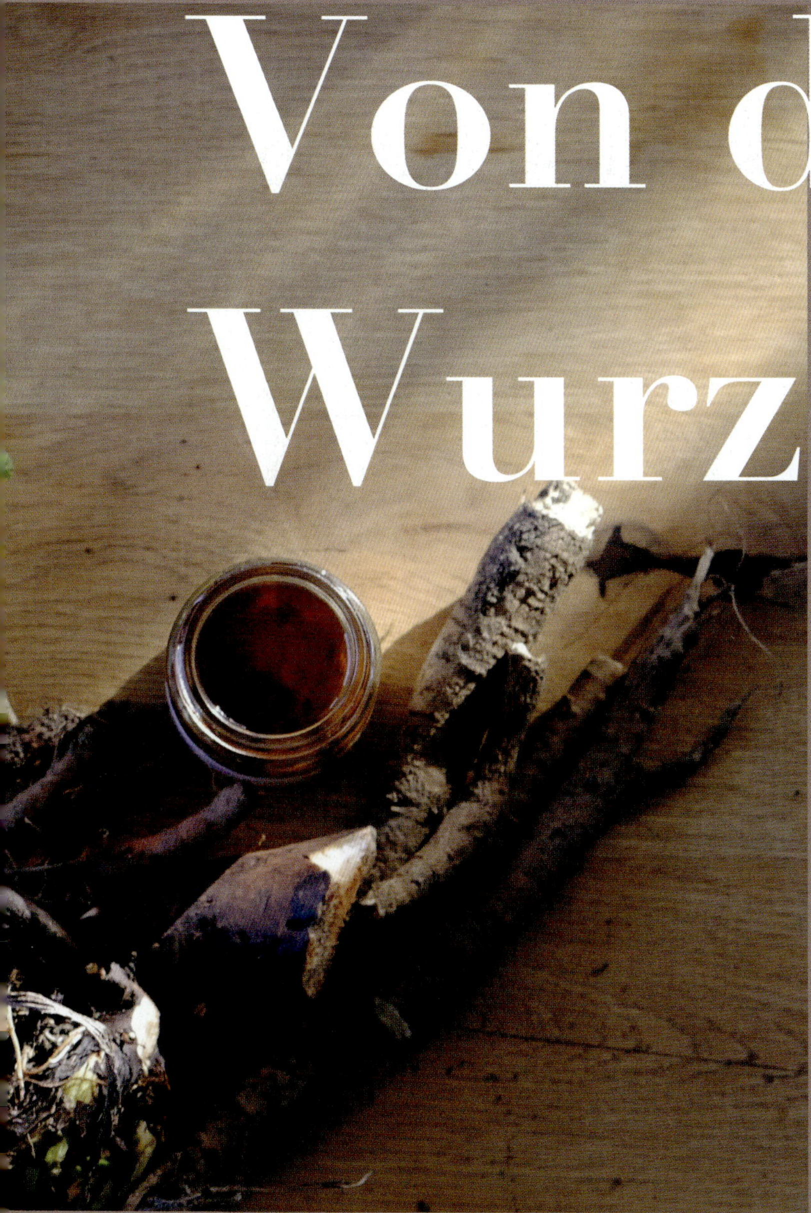

Von den Wurzeln

Die Kraft der Wurzeln, wie man sie gräbt, verarbeitet und ihre Heilkraft verwendet. Von Wurzelarten und Wurzelspeisen, vom Wurzeln und der Magie drum herum.

Allgemeines zum „Entwurzeln“

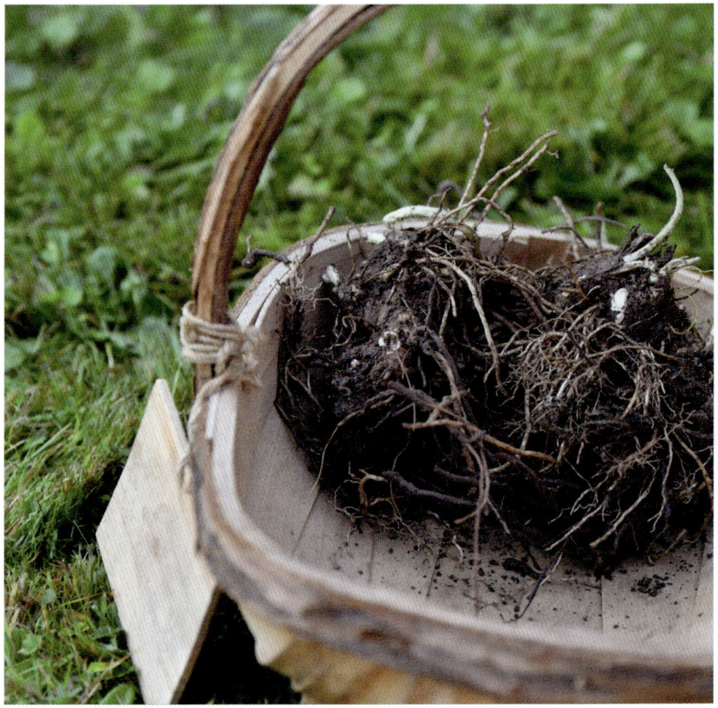

Beim Ausgraben schüttelt man die Erde von den Wurzelstöcken und nimmt sie zum Abbürsten mit.

Einer Pflanze die Wurzeln zu nehmen bedeutet in der Regel den Tod. Daher sammelt man keine seltenen Pflanzen oder raren Bestände. Man gräbt an Orten, an denen die Pflanzen reichlich und in guter Menge und Größe vorkommen. Man nimmt nur mit, was man wirklich braucht. Entwurzle nie den ganzen Bestand einer Pflanze, sondern entnimm höchstens ein Drittel des Bestandes. So können die Tiere einen Teil verwenden und die Pflanze hat noch die Fähigkeit zu überleben.

Hauptsammelzeit: September bis März

Die beste Zeit, um Wurzeln zu sammeln, ist entweder das zeitige Frühjahr, bevor die jungen Blätter sich entfalten, oder der Herbst, wenn die oberirdischen Teile welken und alle wertvollen Inhaltsstoffe in der Wurzel eingelagert sind. Die Wurzeln von zweijährigen Pflanzen gräbt man entweder im Herbst des ersten Jahres oder im Frühjahr des zweiten Jahres aus. Zu diesen Pflanzen gehören die Karde, die Klette, die Nachtkerze und die Wilde Möhre. Die Wurzeln von mehrjährigen Pflanzen erntet man ab dem zweiten Jahr, da die Wurzeln größer werden. Zu diesen Pflanzen gehören beispielsweise Löwenzahn, Beinwell und Baldrian.

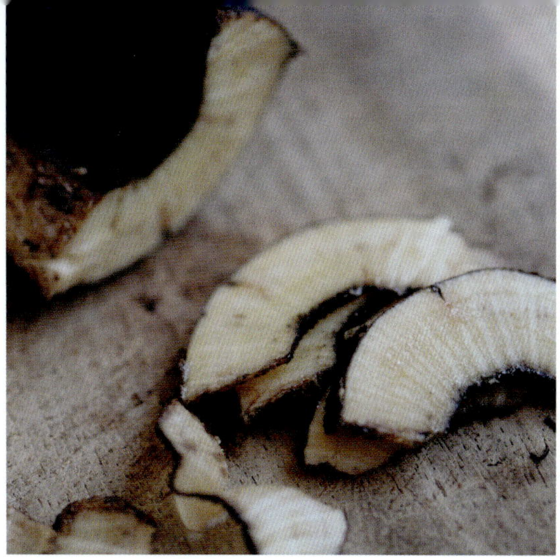

Man sieht die Schleimstoffe des Beinwells richtig.

Die beste Zeit zum Wurzelgraben ist der Abend.
Dies entspricht dem Tagesrhythmus der Pflanze. Auch dem Mond sollte man dabei Beachtung schenken. Wurzeln gräbt man bei abnehmendem Mond oder Neumond aus, da sich die Kräfte unterirdisch zurückziehen.

Das Ausgraben
geht am leichtesten nach einer längeren Regenphase, da der Boden aufgeweicht ist. Lockere mit dem Spaten die Erde um die Pflanze herum und hebe die Wurzel oder die Knolle vorsichtig heraus. Da Wurzeln oft Gerbstoffe enthalten und diese mit Metall reagieren, verwendet man zum Ausgraben und Transportieren keine Eisengefäße. Entweder man setzt den Spaten außerhalb des Wurzelstocks an und schüttelt die Erde mit den Händen ab oder man investiert zum Beispiel in keramische Werkzeuge. Traditionell verwendete man Geweihe und starke Baumwurzeln zum Graben. Die Erde schüttelt man vor Ort möglichst gut ab und verschließt das Loch wieder. Bei der Entnahme von ganzen Wurzeln gibt man einen Teil wieder hinein. Schon ein kleines Wurzelstück genügt dem Beinwell, um wieder neu auszutreiben.
Nach dem Graben putzt man die Wurzelstücke. Dazu schrubbt man sie mit einer Wurzelbürste in einer Schüssel gut ab und schneidet beschädigte Stellen heraus. Dann sind die Wurzeln zur weiteren Verarbeitung bereit. Auch zum Schneiden sind Keramikmesser am besten geeignet.

Erst wird die Erde abgeschüttelt und dann mit der Bürste abgeschrubbt.

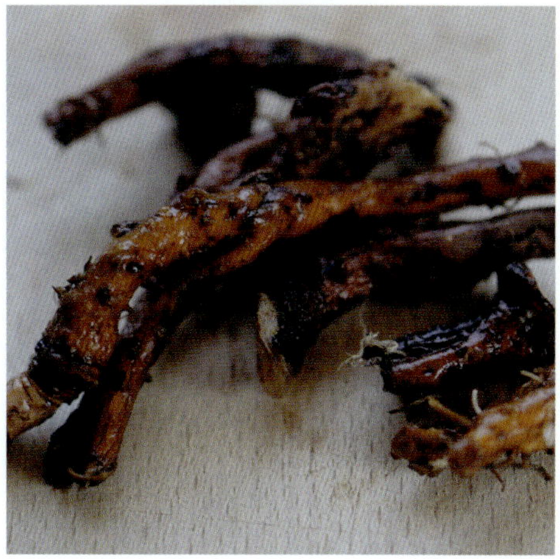

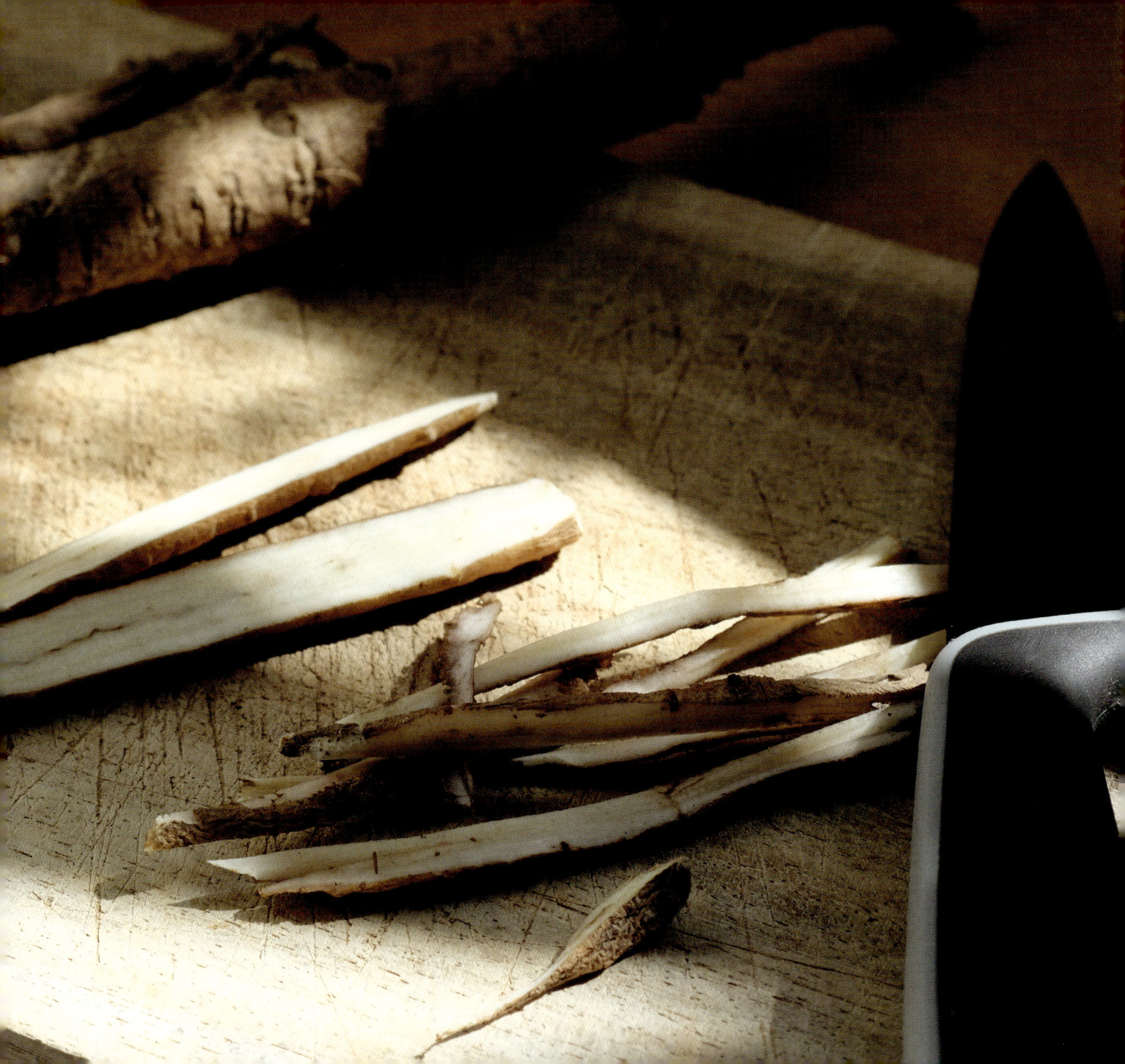

Wurzelwerkeln

Die sauberen Wurzeln kannst du nun weiterverarbeiten. Entweder frisch oder getrocknet, um sie für später zu lagern. Es gibt Pflanzen, die nicht zum Trocknen geeignet sind, wie beispielsweise der Beinwell. Schleimstoffe brauchen die Feuchtigkeit, um heilsam zu sein, ausgetrocknet verlieren sie ihre Wirkung. Wurzeln, die du gut trocknen kannst, sind Löwenzahn, Alant und die Blutwurz.

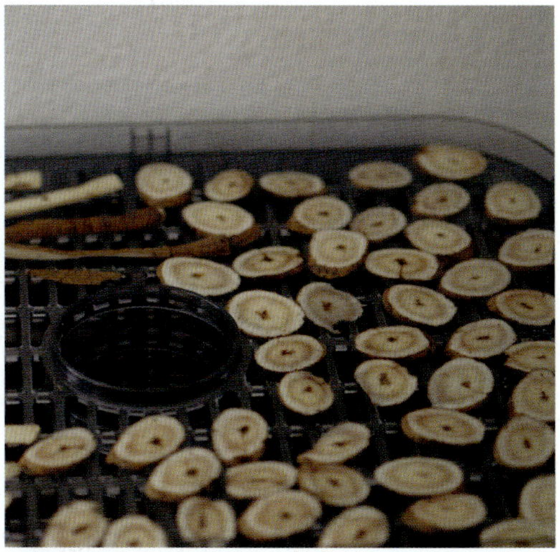

Wurzeln trocknen

Die Wurzeln schneidet man zum Trocknen in dünne Scheiben und fädelt sie an einem Faden auf. Man lässt sie an einem warmen, dunklen Ort trocknen. Auch kann das Pflanzengut im Ofen getrocknet werden. Dazu heizt man ihn auf 50° C auf und schiebt das Blech hinein. In die Tür klemmt man einen Kochlöffel, damit die Feuchtigkeit entweichen kann. Sind die Wurzelstücke hart und knacken beim Zerbrechen, ist die Trocknung beendet. Alternativ kann man auch ein Dörrgerät verwenden. Die trockenen Wurzelteile in ein Glas abfüllen, mit einem Stofftuch bedecken und einer Schnur fest zubinden. Gut eignen sich auch Korkverschlüsse. So kann die geringe Restfeuchte entweichen. Haltbar sind die Wurzelteile 1–3 Jahre.

Wurzel-Pulver

Zum Pulverisieren verwendet man getrocknete Wurzelteile. Diese gibt man am besten in ein Mahlgerät und mahlt sie zu feinem Pulver. Mit dem Mörser kann man auch pulverisieren. Das Pulver streut man beispielsweise auf ein Butterbrot oder verwendet es als Würze zum Kochen. Galgant ist hervorragend für Gerichte, die dich innerlich wärmen.

Wurzel-Absud

Einen Absud stellt man zum Beispiel für Wickel her. Dafür 2 TL Wurzelteile in kaltes Wasser zum Einweichen geben. Nach einer halben Stunde erhitzt man das Ganze und lässt den Sud zehn Minuten leicht köcheln. Danach weitere zehn Minuten ziehen lassen und abseihen. Verwendet wird es zum Tränken der Tücher oder als Badezusatz.

Wurzeltee

Wurzel-Tee wird aus den getrockneten Pflanzenteilen hergestellt. Hierfür nimmt man 1 TL und gibt diesen ins kochende Wasser. 1 Minute sieden lassen, zur Seite stellen und weitere zehn Minuten zugedeckt ziehen lassen, abseihen, genießen.

Engelwurz – Angelica archangelica
Bei Verdauungsstörungen

14

Baldrian – Valeriana officinalis
Die mindestens zweijährige Wurzel ernten. Bei Angstzuständen, Prüfungsstress, Badezusatz oder als Massageöl bei Muskelkrämpfen

Kleine Bibernelle – Pimpinella saxifraga
Bei Erkrankungen der Atemwege

Klette – Arctium lappa
Blutreinigend, leber- und galleanregend

Löwenzahn – Taraxacum officinale
Für Diabetiker, bei Ödemen, Nierengries, Arthritis

Nelkenwurz, Echte – Geum urbanum
Bei Durchfall, Darmkolik, Zahnfleischbluten

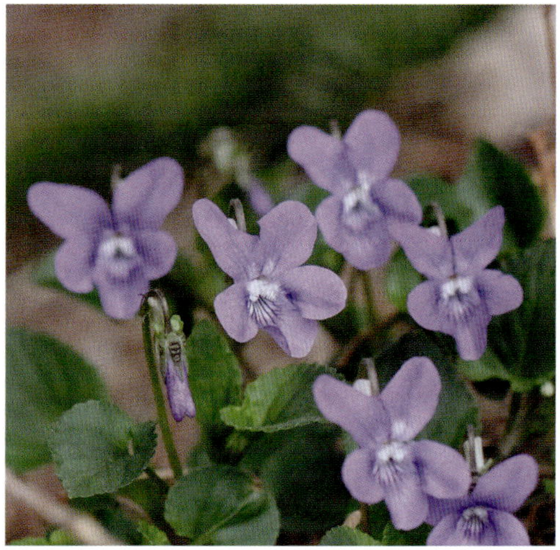

Veilchen

Viola odorata
Familie der Veilchengewächse

Veilchen-Wurzel-Tee
Die Wurzel wirkt in höherer Dosis als Brechmittel! In kleiner Dosierung ist sie jedoch als Blutreinigungsmittel und gegen Husten, vor allem bei Bronchialkatarrhen, gut geeignet.

Veilchen-Wurzel-Absud
Blutreinigung, Brechmittel.

Veilchen-Wurzel-Pulver
In Honig oder Milch bei Husten.

Veilchen-Wurzel-Kaffee

Brenn Nessel

Urtica dioica
Familie der Brennnesselgewächse

Die Brennnessel kann man mit Haut und (Brenn)Haaren verzehren. Die ganze Pflanze strotzt vor Heilkraft. Wir schauen jetzt aber nur auf die Wurzeln. Sie enthalten Steroide (Beta-Sitosterin) mit hormonähnlichen Eigenschaften, die Prostatazellen am Wachsen hindern und das Testosteron im Körper regulieren. Der Tee regt die Nieren an und somit die Produktion von Urin. Die antibakterielle Wirkung bekämpft Keime der Harnwegsinfektion. Als durchblutungsförderndes Mittel wird der Körper belebt und gestärkt.

Brennnessel-Wurzel-Tee
Prostataleiden, Harnwegsentzündungen, für schöne Haut, bei Rheuma und Gicht, harntreibend, blutreinigend, stärkend

Brennnessel-Wurzel-Tee
Mit Honig bei Entzündung der Atemwege trinken.

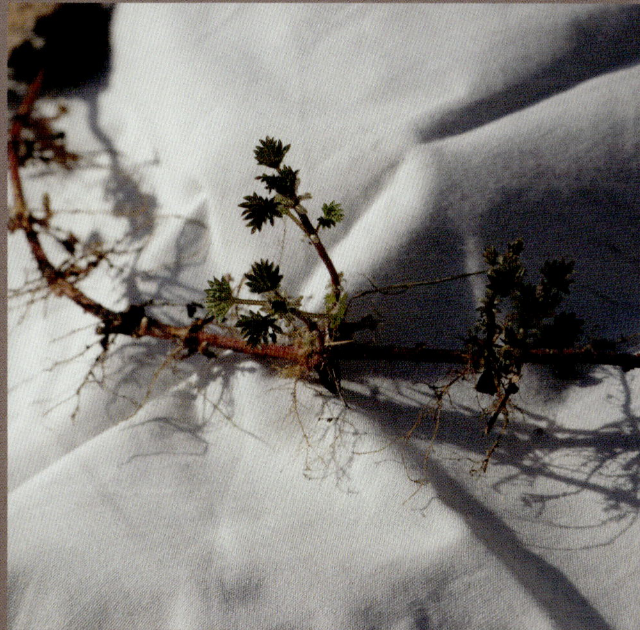

Haarwasser

3 TL Brennnessel-Wurzeln
1 Tasse Wasser
10 % Alkohol (38–40 % vol.)

Tee mit Brennnessel-Wurzeln kochen, 15 Minuten ziehen lassen und abfiltern. 10 % Alkohol dazugeben und in saubere, dunkle Sprühflaschen füllen.
Damit das Haar einmal in der Woche einsprühen.
Kühl und dunkel lagern. Ca. 3 Monate haltbar.

Du kannst auch auf die Zugabe von Alkohol verzichten. Dann ist das Wässerchen etwa 4 Wochen haltbar. Kräftigt und festigt dein Haar. Das Haarwasser kann man schön einmassieren und braucht es nicht auszuwaschen.

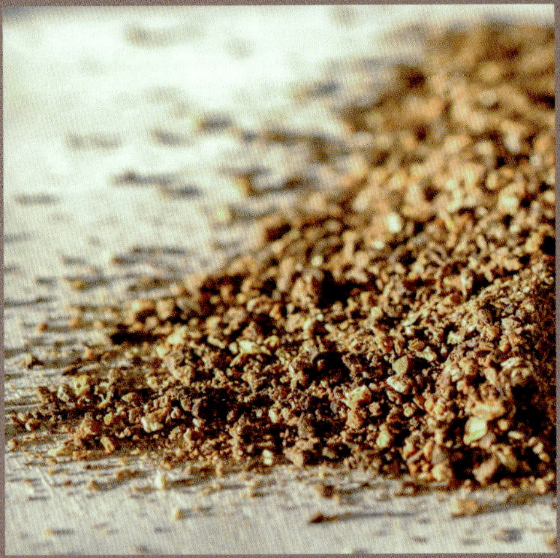

Wurzelkaffee

„Muckefuck ist auch ein Wurzelkaffee. Gern wird er aus der Wurzel der Wegwarte gebraut. Allgemein bedeutet Muckefuck dünner Kaffee."

Der typische Kaffeegeschmack kommt vom Rösten der Kaffeebohnen. Auch Wurzeln können wir rösten und zum Kaffeebrühen verwenden. Diese wilden Kaffeesorten enthalten kein Koffein, schmecken aber ähnlich und geben uns dafür ganz andere Wirkstoffe in einem besonderen Aromabouquet. Dafür gibt es zwei Röstvarianten.

1. Man trocknet die Pflanzen (S. 15) und röstet in einer Pfanne kleine getrocknete Pflanzenstücke, bis sie kaffeebohnenbraun sind. Diese bewahrt man wie Kaffee auf.

2. Man röstet die Bohnen im Backofen ohne vorheriges Trocknen. Die Wurzeln geputzt in kleine Stücke so groß wie Kaffeebohnen schneiden. Die Stückchen auf einem Backblech ausbreiten und im Backofen 1½ Stunden bei 50° C trocknen und anschließend bei leicht geöffneter Tür solange bei 220° C rösten, bis die Wurzelstückchen dunkelbraun geworden sind. Das dauert in etwa eine viertel Stunde. Nie die Tür komplett schließen, die Feuchtigkeit muss entweichen können! Gut verschlossen aufbewahren.

Ich mag die Röstung in der Pfanne ganz gern und bevorzuge Variante 1. Bisher habe ich folgende Wurzeln zum Wild-Kaffee verarbeitet:

Hainsalat, Löwenzahn, Zichorie, Klette, Rippenfarn, Bärenklau

Aufbrühen: Vor dem Brühen werden die Kaffeewurzeln in einer Kaffeemühle gemahlen. Dann das Wasser zum Kochen bringen, Temperatur reduzieren, das Pulver hinzugeben und eine Minute ziehen lassen, dabei langsam rühren. Nicht zu lange, sonst wird der Kaffee richtig bitter.

Die Wegwarte wird auch Zichorie genannt. Chicorée und Radicchio stammen von ihr ab.

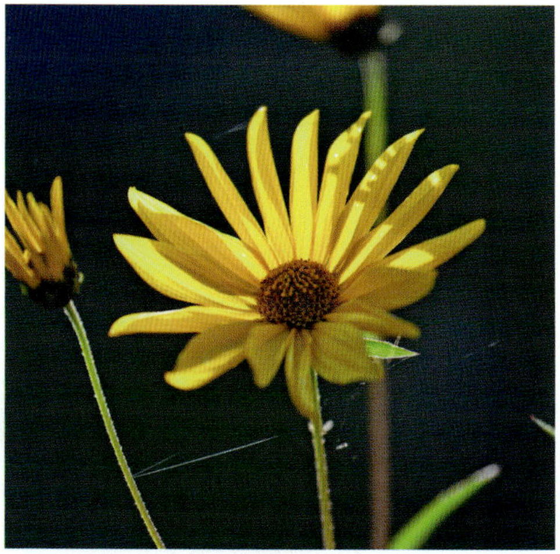

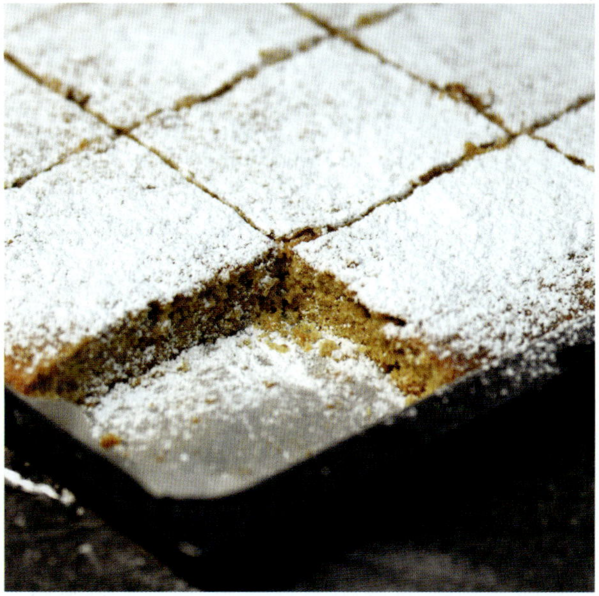

Wurzelwürzkuchen

500 g Topinambur, frisch
3 Eier
450 g Zucker
250 ml Pflanzenöl
100 g Walnüsse, gehackt
2 TL Vanillezucker
Prise Zimt
Prise Galgant
1 Pkg. Backpulver
500 g Mehl
Puderzucker
Rippenfarnpulver

Topinambur waschen und abbürsten. Die Eier mit dem Zucker vermischen und schaumig schlagen. Langsam das Öl hinzugeben und mit Walnüssen, Vanillezucker, Zimt und Galgant weiter schlagen.

Topinambur fein reiben und hinzugeben. Zuletzt das Backpulver unter das Mehl mischen und hinzugeben.

Auf ein tiefes Backblech geben und gleichmäßig verteilen.

200° C – 10 Minuten
175° C – 30 Minuten

Den Kuchen herausnehmen und auskühlen lassen. Mit Puderzucker und Rippenfarnpulver bestreuen und servieren.

Die duftende Wurzel der Nelkenwurz, die unsere Gärten und Wege bevölkert, ist ein ausgezeichnetes Würzmittel mit typischem Gewürznelkenduft. Das ätherische Öl Eugenol ist dafür verantwortlich. Zusätzlich ist sie mit Gerbstoffen ausgestattet. Eugenol wirkt entzündungshemmend und antibakteriell, die Gerbstoffe zusammenziehend.

Nelkenwurz-Wurzel
Die Wurzeln wirken in ihrer Komposition gut bei Zahnentzündung. Dafür die Wurzel kauen.

Nelkenwurz

Geum urbanum
Familie der Rosengewächse

Nelkenwurz-Wurzel-Öl/-Mundspülung
Du kannst bei Entzündungen im Mund und Rachenraum auch eine Mundspülung[1] oder ein Gurgelöl[2] verwenden. Bei Hämorrhoiden eignet sich der Ölauszug direkt oder zur Salbe weiterverarbeitet.

Nelkenwurz-Wurzel-Tee/-Tinktur
Außerdem kann man den Tee mit Tinktur akut für Magenunwohl verwenden oder vorbeugend als sanftes Pflegemittel für Magen und Darm bei Gelegenheit trinken. Du trinkst den Tee, um dich innerlich zu verwöhnen und sorgst im gleichen Zuge auch gegen Mundgeruch.
Aus den kleinen gelben Blüten entwickeln sich später hübsche stachelige Samenstände. Durch die Widerhaken an den Samen hängen sich diese leicht an unserer Kleidung oder in Tierfellen fest und verbreiten sich weiter. Die häufig wachsende gelb blühende Nelkenwurz liebt nährstoffreiche, feuchte Böden und ist eine Zeigerpflanze.

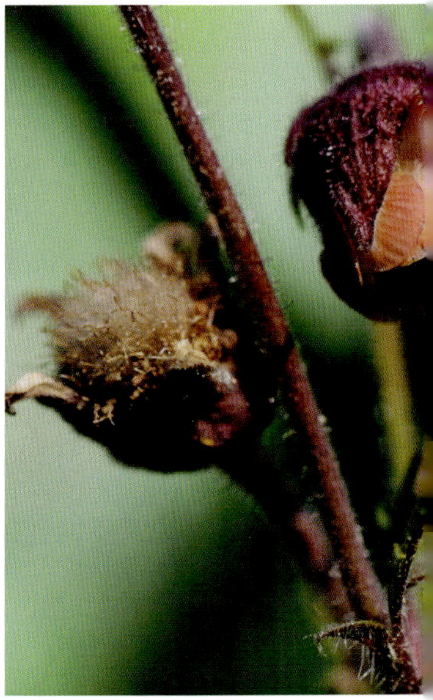

Wunderschön und auch mit diesen Inhaltsstoffen ausgestattet ist die Bachnelkenwurz – Geum rivale, eine meiner Lieblingspflanzen. Sie heißt auch Herzwurz. Schau dir die Blüte einmal bei Sonnenschein an. Durch Wind, Wolken und die feinen roten Äderchen in den Blütenblättern sieht jede Blüte wie ein pulsierendes Herz aus. In der Signaturenlehre sieht man die hängende Blütenform als Hinweis für ihre Wirkung bei schwachem Herz. Als allgemeines Kräftigungsmittel wird es zum Stärken nach Krankheiten gern verwendet.

Nelkenwurz-Wurzel-Wein
Einfach die Wurzeln in Wein einlegen und bei täglichem Schütteln 4 Wochen ziehen lassen, dann abfiltern. Täglich vor dem Frühstück ein Stamperl trinken. Das ist die Anwendung zur Kräftigung.

Nelkenwurz-Wurzel
Die frischen Wurzeln geben einer Spitzwegerichsuppe ein interessantes Aroma. Kurz vor dem Servieren hineingeben. Nicht zu viel, sonst übertönt das Nelkige das Champignonartige.

Nelkenwurz-Wurzel-Likör
2–3 Nelkenwurz-Wurzeln
1 Handvoll Lärchenzapfen
1 Handvoll Felsenbirnen
$\frac{1}{2}$ Handvoll Kandiszucker
1 l Brauner Rum

Im Frühjahr sammelt man die Wurzeln und hackt sie klein. Zu dieser Zeit findest du auch die jungen, roten Lärchenzapfen. Beides lege ich in Rum ein. Diesen Ansatz 2–3 Monate ziehen lassen und abfiltern. Dann ist die Felsenbirne reif. Ich gebe auch ihre Früchte mit Kandiszucker hinzu. Nochmals 2–3 Monate ziehen lassen und abfiltern. Würzig-fruchtig.

„Wenn jemand es im Trank einnimmt, entbrennt er – nach Hildegard von Bingen – in begehrlicher Liebe, daher im Volksmund der Name Manneskraft."

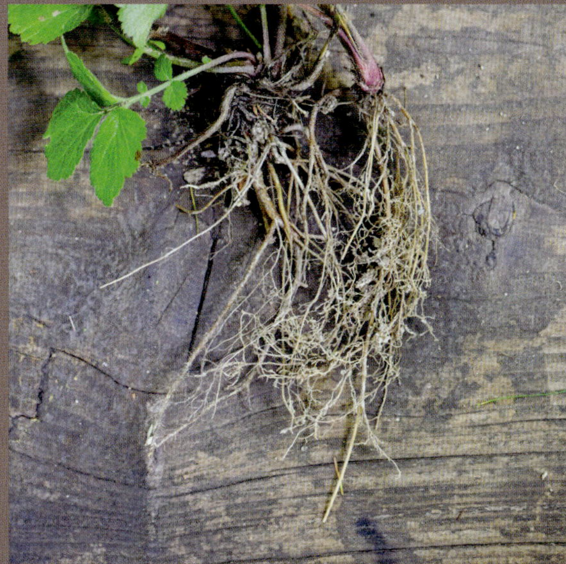

Wurzel Punsch

4 Nelkenwurz-Wurzeln
500 ml Apfelsaft
500 ml Orangensaft
1 Zitrone
1 Stange Ceylon-Zimt
2 langer Pfeffer
1 Stück Ingwer
Waldhonig
(300 ml Obstbrand)

Die Nelkenwurz-Wurzeln graben, waschen und antrocknen lassen. Nach ein paar Stunden klein hacken und in einen Teefilter geben. Zusammen mit dem Apfelsaft, der geriebenen Schale und den Gewürzen kurz aufkochen, vom Herd nehmen und 15 Minuten ziehen lassen. Orangen- und Zitronensaft hinzugeben. Mit etwas Honig süßen, leicht erwärmen, nicht mehr kochen. Gern kannst du für einen alkoholischen Punsch Obstbrand dazugeben. Kurz ruhen lassen und heiß genießen.

verwurzelt

Sie geben Halt,
sie befördern das Wasser
und die Nährstoffe
aus der Erde,
sie sind der
Nährstoffspeicher der Pflanze.

Nicht jede Pflanze hat zwingend eine Erdwurzel, aber die meisten. Über die Art des Wachstums, der Hierarchie und der Richtung, in die sie wachsen, kann man sie unterscheiden. Es gibt auch weitere Wurzelarten wie Luftwurzler (Orchideen), Atemwurzler (Sumpfpflanzen) und Stützwurzler (Mangrovenbäume).

`Pfahlwurzler`

Pfahlwurzler bilden eine dicke, senkrecht in die Tiefe wachsende Hauptwurzel aus, die von kleinen, feinen Nebenwurzeln umgeben sind, die in die Horizontale wachsen. Im Pfahl werden die Nährstoffe gesammelt.

Löwenzahn
Beinwell
Karde
Rose
Erbse
Wilde Möhre

`Rhizomwurzler`

Ein Rhizom besteht aus verzweigten Sprossachsen. Man kann kleine Teile abbrechen ohne die Wurzel zu zerstören. Jede Sprossachse kann wieder zu einem Rhizom werden. Sie dienen zur Vermehrung und auch als Speicher.

Flieder
Galgant
Giersch
Ingwer
Kurkuma
Schachtelhalm

`Flachwurzler`

In die Breite wachsen die Wurzeln in einem gleichmäßigen Geflecht.

Pappel
Fichte

`Tiefwurzler`

Sie wachsen in die Tiefe und ziehen die Nährstoffe und das Wasser aus tieferen Regionen.

Tanne
Eiche

`Herzwurzler`

Am Wurzelstock gibt es mehrere starke, zueinander gleichwertige Wurzeln.

Wurmfarn
Hainbuche
Linde
Lärche
Douglasie

`Fadenwurzler`

Kleine Fäden sind rund um den Spross angeordnet und wachsen gleichwertig nebeneinander.

Nelkenwurz
Brennnessel

`Wurzelknollen`

Kartoffel
Dahlie
Scharbockskraut

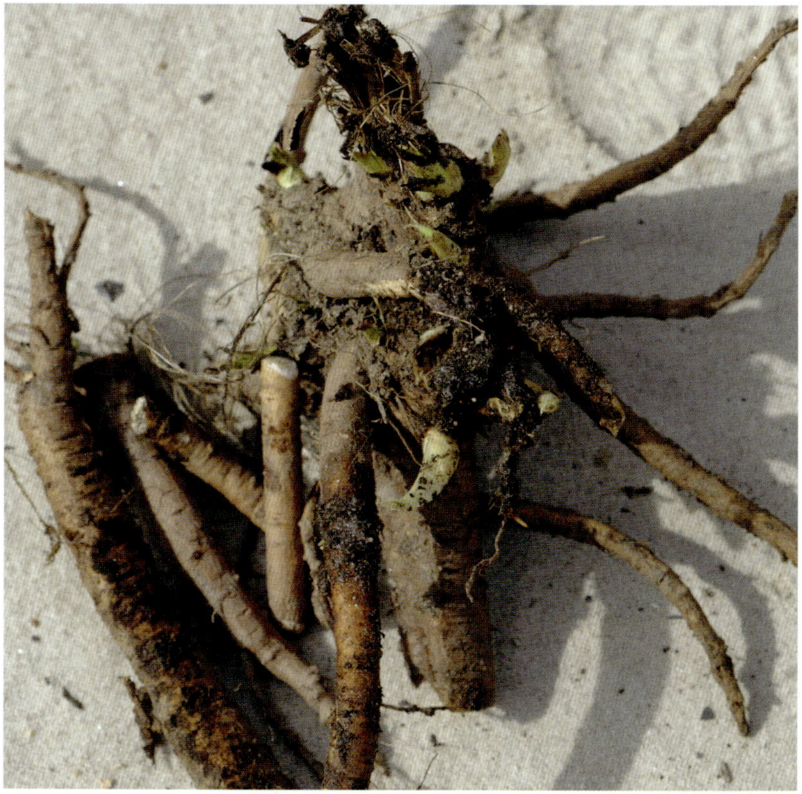

„Nicht zu verzagen
ist die Wurzel
allen Glücks."

aus Indien

Oben: Alantwurzeln
Unten: Baumwurzeln

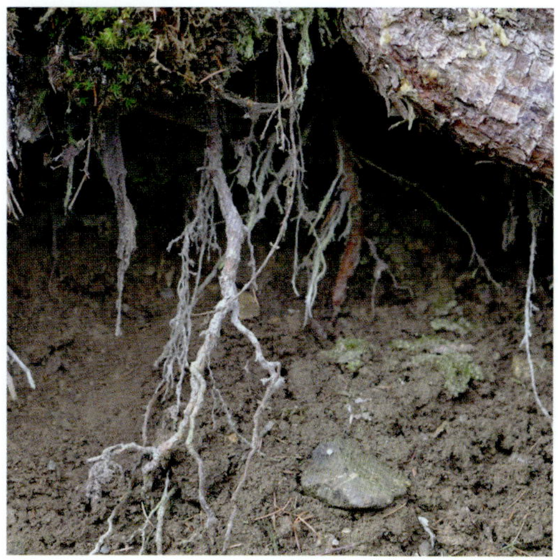

Trägt eine Pflanze
„-wurz" im Namen, so
ist es der Hinweis
auf die Kraft
in der Wurzel.

22

Blut Wurzler

Blutwurz
Minze
Muskat

Blutwurz fein schneiden, mit den anderen Zutaten in ein Glas füllen und dort 3–6 Monate stehen lassen. Wer lieber einen Likör trinkt, kann dem Ansatz auch Kandiszucker hinzufügen.

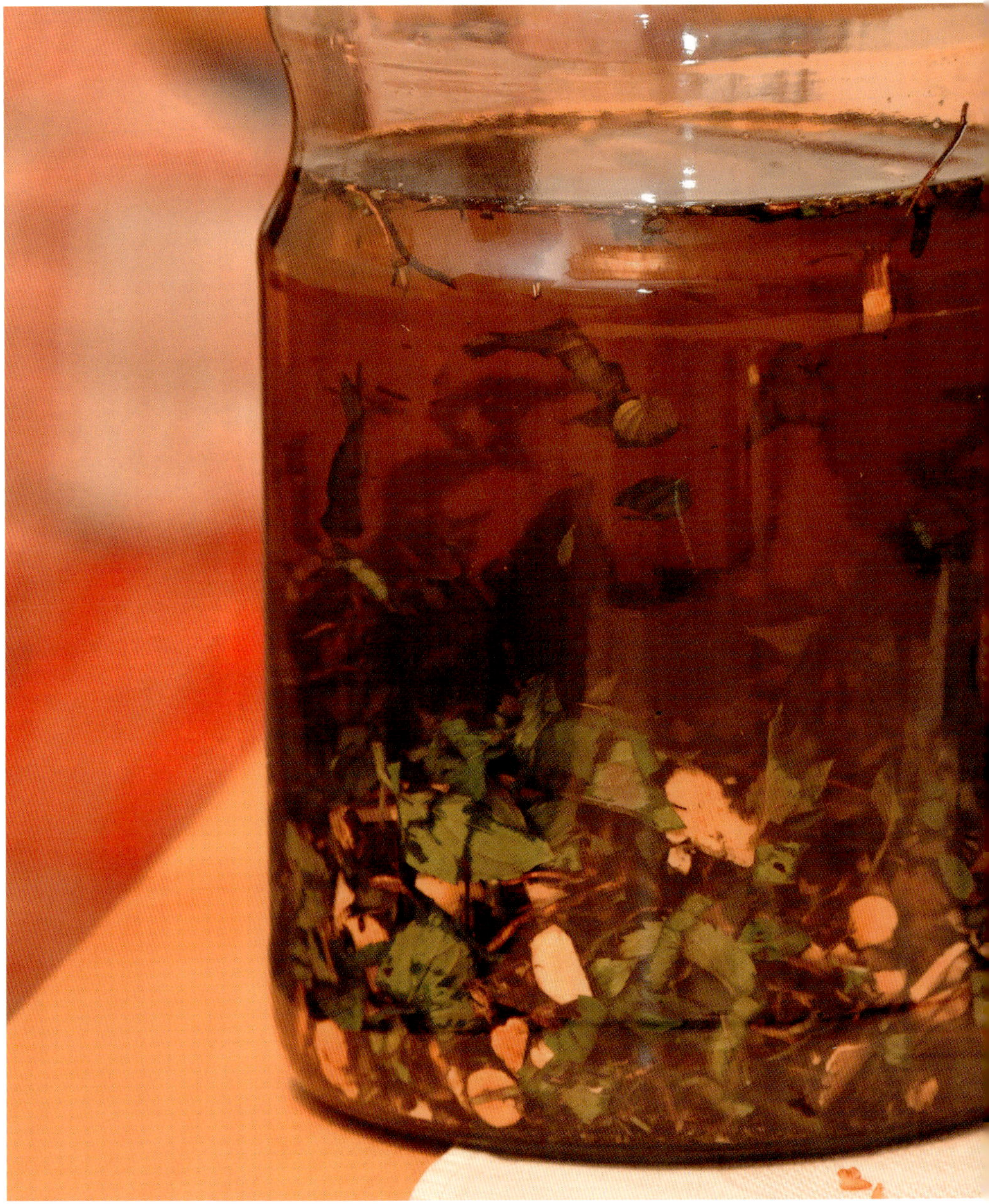

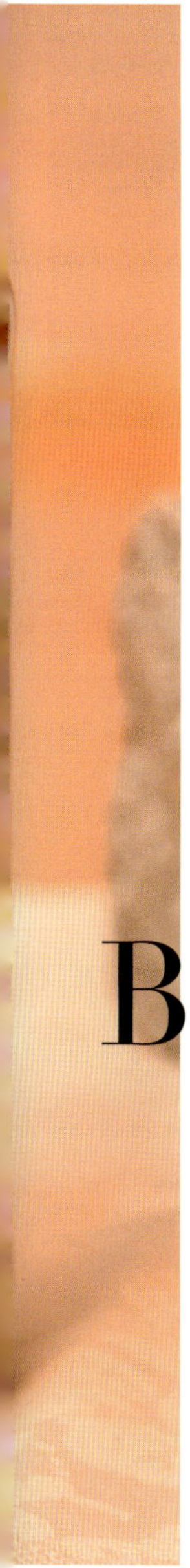

Die Blutwurz, auch Tormentill, ist ein unscheinbares, zartes und kleines Pflänzchen mit zauberhaften, kleinen, gelben Blüten. Unter der Erde verbirgt sich in ihrer Wurzel ein Wunderwerk an Heilkraft. Die Blutwurz gehört zur Familie der Rosengewächse. Diese Pflanzenfamilie ist immer fünfblättrig, bis auf diese Ausnahme. Die Blutwurz hat vier Blütenblätter. Sie wirkt zusammenziehend, entzündungshemmend, keimhemmend, stark blutstillend, juckreizlindernd, pilzfeindlich, wundheilend und austrocknend.

Blutwurz

Potentilla erecta
Familie der Rosengewächse

Aus dem Wurzelstock wurde Tinten und Tabakersatz hergestellt. Zum Schutz vor Krankheit und Übel füttert man das Vieh mit Blutwurz, Bachnelkenwurz und Nelkenwurz an Christi Himmelfahrt.

Beim Graben der Wurzel findet man unter der zarten Pflanze einen recht großen, fingerdicken Wurzelstock, fast waagerecht unter der Erde. So zeigt sich eine stattliche, gelblich bis rötlich-braune Hauptwurzel mit dicken Knoten, von der viele kleine Wurzelhärchen abgehen. Die dicke Hauptwurzel nehmen wir zur Herstellung von Heilmitteln.

Blutwurz-Wurzel-Pulver
Bei stark blutenden Wunden für Mensch und Tier

Blutwurz-Wurzel-Tee
Umschläge, Bäder, Waschungen, leichte Entzündungen, als Gurgelmittel bei Entzündungen im Mund- und Rachenraum, nach Zahnextraktionen, bei Kehlkopfentzündung und Entzündung der Mundschleimhaut, bei Durchfall

Blutwurz-Wurzel-Tinktur
Verdauungsbeschwerden, Menstruationsbeschwerden, Rheuma, Gicht, starker, auch blutiger Durchfall, Erbrechen

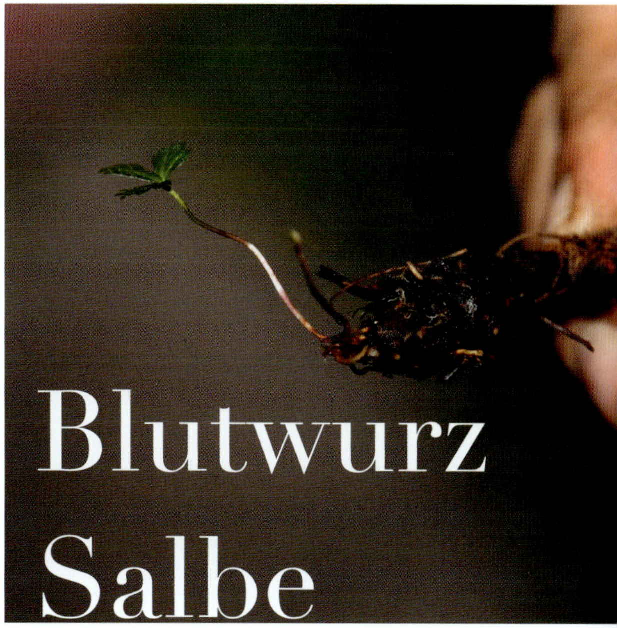

Blutwurz Salbe

Blutwurzlertinktur
100 ml Olivenöl
20 g Bienenwachs

Für die Salbe eine Tinktur ansetzen, da Gerbstoffe sich nicht in Öl lösen. Olivenöl erwärmen, darin Bienenwachs schmelzen, von der Kochstelle nehmen, etwas abkühlen lassen und behutsam die Tinktur unterrühren. Die Salbe eignet sich bei Hämorrhoiden, rauen Händen, nässenden Ekzemen und zur Wundheilung.

Karde

Dipsacus sylvestris
Familie der Kardengewächse

„Die lila Blüten wandern in einer doppelten Spirale nach oben und nach unten."

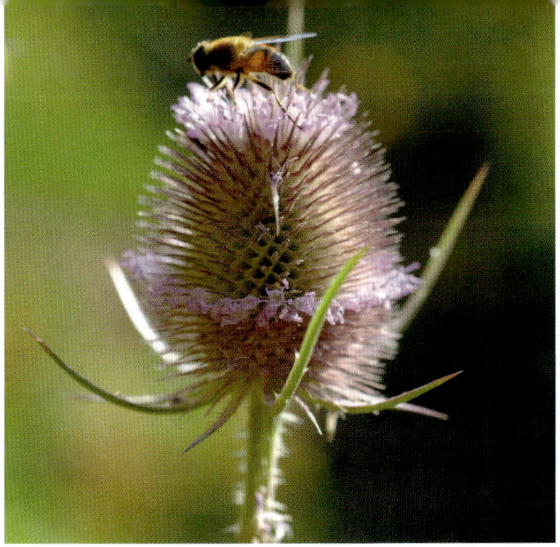

Die Karde ist eine zweijährige Pflanze, die im ersten Jahr eine liegende Rosette ausbildet. Im zweiten Jahr wächst aus der Rosette der Blütenstängel nach oben und bildet die Kardenköpfe. Viele kleine Blüten sind auf diesem Kopf angeordnet. Sie blühen nicht gleichzeitig, sondern beginnen in der Mitte und wandern kreisrund. Der Ring teilt sich. Von hier aus wandert die Blütenreihe nach oben und gleichzeitig nach unten weiter. Ein wahres Schauspiel, wie sich die Blütenkreise nach oben und unten drehen. Dieser Vorgang ist auch ein Hinweis für die Verwendung der Karde, man spricht von der „wandernden Röte". So zeigt sich auch die Borreliose, eine der Krankheiten, die durch die Zecke übertragen wird. Auch hier wandert oft ein roter Ring, das sogenannte Erythema migrans, am Körper des Betroffenen. Die stacheligen Blütenköpfe der Wilden Karde benutzten früher die Weber zum Aufrauen von Wollstoffen und zum Kardieren, um Wolle für das Spinnen vorzubereiten. Daher kommt der Name „Weberkarde". Der lateinische Namen dipsacus heißt Durst. Nach Regen kann sich das Wasser im Trichter der Pflanzen sammeln und ist Vögeln eine wohltuende Trinkquelle. Die Samennüsschen sind im Winter Nahrung für Insekten.

Karden-Wurzel-Absud
Äußerlich bei Hautentzündungen, Hautunreinheiten

Karden-Wurzel-Pulver
Zutat zum Brot backen

Karden-Wurzel-Tee
Innerlich zur Stärkung der Leber

Karden-Wurzel-Tinktur
Kardentinkturen verwendet man nicht nur gegen Borreliose. Sie wirkt allgemein entgiftend und entschlackend. Gern wird sie in der Volksheilkunde zur Behandlung oder allgemein zur Stärkung der Leber verwendet. Außerdem nutzt man sie bei

„Stacheln nach oben und unten und nach allen Seiten – die Karde schützt sich und hilft auch uns zur Abwehr."

Gelenkverletzungen. Die Kardenwurzel kann aber auch auf einer anderen Ebene Anwendung finden. Pflanzen haben Seelen und betrachtet man die Karde, dann stachelt sie – überall. Sie schützt sich damit selbst und wenn du dir eine Blüte ansiehst, dann ist rundherum sogar ein weiterer Schutzraum aufgespannt. Mit stacheligen Armen bewahrt sie die Blüte vor Fraß. Die Karde hilft auch dir, deinen Raum für dich selbst aufzuspannen und ihn auch für dich zu behaupten. Du darfst aufrecht dastehen und rundlaufen, wunderschön blühen, in deiner Art.

Karde bei Borreliose
Die Tinktur einnehmen, dreimal täglich 40 Tropfen. Unterstützt wird die Genesung durch Basische Ernährung (keine Süßigkeiten, kein Fleisch, viel Gemüse). Mit Lindenblütentee unterstützt man den Körper im Ausschwitzen der Krankheit. Die Tinktur kann auch in den Tee gegeben werden[3].

Wurzel Tinktur

Wurzeln
Glas
Alkohol (38–40 % oder 90 % vol.)

Zum Konservieren der Wirkkräfte schneidet man die frische Wurzel in kleine Stücke und füllt ein Schraubglas zu einem Drittel damit. Dann gießt man das Glas mit Alkohol (38–40 %) auf und lässt es vier Wochen an der Fensterbank ausziehen. Wenn man das Glas mit 90 %-igem Alkohol auffüllt, dauert der Auszug nur eine Woche. Der Unterschied liegt hauptsächlich in der Zeit. Manche Inhaltsstoffe wie ätherische Öle können nur im Hochprozentigem extrahiert werden. Tinkturen nimmt man bei Bedarf täglich dreimal 10–15 Tropfen auf ein Glas Wasser ein.

Engelwurz

Angelica archangelica
Angelica sylvestris
Familie der Doldenblütler

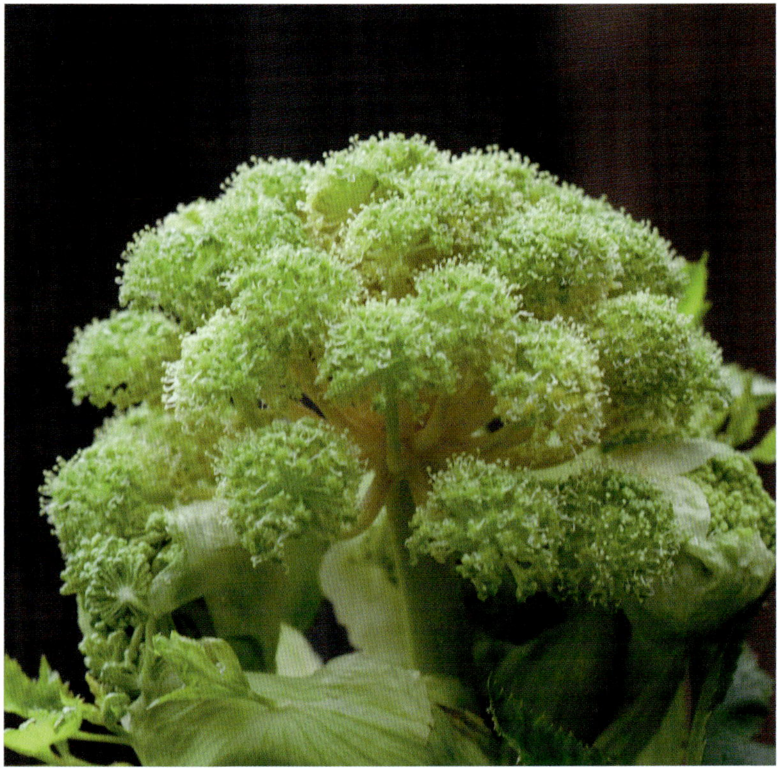

Eine Majestät im Kräutergarten: kraftvoll, königlich und heilkräftig zugleich. Wer die kugelige Doldenblüte im Garten stehen hat, hat eine kleine Pflanzensonne mit wunderbar positiver Energie!

Im ersten Jahr bildet die Engelwurz ein- bis dreifach gefiederte Blätter aus. Im zweiten, manchmal auch erst im dritten Jahr, schiebt sie ihre Stängel nach oben und bildet die Blüten aus. Da sie eine Vertreterin der Doldengewächse ist, sollte man sich mit der Pflanzenfamilie beschäftigen, um sie gefahrenlos zu ernten.

Ihr Name ist besonders. Angelica kommt von Engel, archangelica heißt in etwa Erzengel, oder ein Hinweis auf sehr/besonders. Die Engelwurz heißt übersetzt dann: Ein besonders engelhafter Engel.

Angelica sylvestris ist die Wald-Engelwurz, die man identisch verwenden kann, wenngleich ihre Wirkkraft etwas geringer ist. Aber man sagt gern, was bei einem wächst, das ist auch, was man wirklich braucht. Also einfach schauen, welche dir begegnet. Das ist dann deine Engelwurz.

Nicht in der Schwangerschaft einnehmen – wirkt geburtseinleitend!!
Enthält Furanocumarine und erhöht die Lichtempfindlichkeit. Das heißt, du kannst bei Einnahme leichter Sonnenbrand bekommen.

Engelwurz ist allgemein für Erkältungen bestens geeignet, auch beim Pfeifferschen Drüsenfieber. Neben der Wurzel kann man auch die Samen verwenden, sie sind etwas milder. Beide stärken dein Immunsystem, deinen Magen und auch die Nerven.

Engelwurz-Wurzel-Tinktur
Bei Erkältungskrankheiten, wirkt schleimlösend. Dreimal täglich 30 Tropfen einnehmen. Bei Beginn der Erkältung starten.

Engelwurz-Wurzel-Liniment
Als Einreibung kann man die Tinktur äußerlich anwenden. So hilft sie dir bei schmerzenden Gelenken. Vor allem das in der Wurzel enthaltene ätherische Öl soll bei Lähmungserscheinungen Linderung bewirken. Für eine intensive Anwendung zusätzlich ätherisches Öl hinzugeben.

Engelwurz-Wurzel-Salbe
Wie Liniment verwenden

Engelwurz-Wurzel-Likör
Wirkkräftig in Verdauungs- und Erkältungslikören

Engelwurz-Wurzel-Tee
Schlafstörungen, verdauungsfördernd

Engelwurz-Wurzel-Bad
Wenn dir eine Erkältung in alle Glieder gefahren ist, dann lohnt sich ein Angelica-Bad. Starken Teeabsud kochen und ins warme Badewasser geben. Nicht zu lange baden. Kein Augenkontakt!

Engelwurz-Wein
Kur für Glieder- und Gelenkschmerzen

Engelwurz-Wurzel räuchern
Zur energetischen Reinigung – wirkt stark.

Wurzel Bitter

Löwenzahn-Wurzel
Engelwurz-Wurzel
Nelkenwurz-Wurzel
Bärenklau-Wurzel
Galgant-Wurzel
Brennnessel-Wurzel

Wie bei der Tinktur auf der vorherigen Seite werden verschiedene Wurzeln in Alkohol ausgezogen. Gemeinsam ergeben sie eine Bittermischung. Bitterstoffe helfen deinem Körper, um „rund zu laufen“, sie regen alle deine Körperfunktionen an. Es gibt viele Bitterkräutermischungen. Ich selber nehme die Wurzeln, die im Frühjahr bei mir zu finden sind.

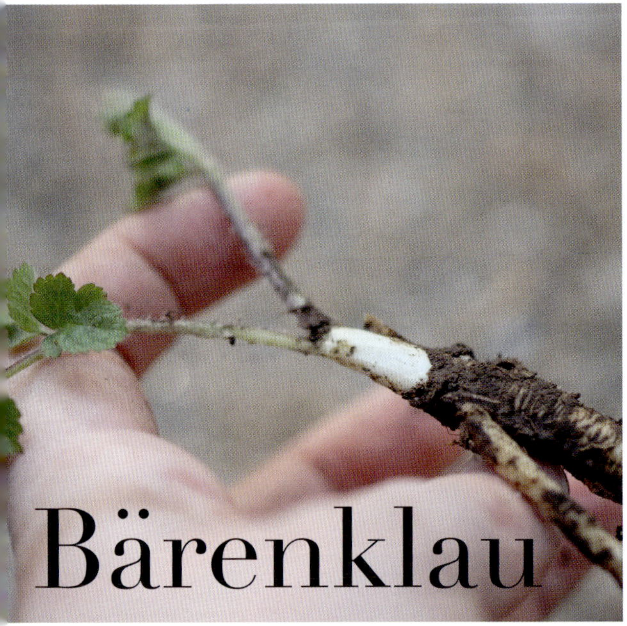

Bärenklau

Heracleum sphondylum
Familie der Doldenblütler

Wiesenrhabarber wird der Bärenklau auch genannt und schmeckt nicht nur als Stängelgemüse herrlich. Auch die jungen Blätter zu einer leckeren Creme[4] verarbeitet sind ein Traum. Der Bär im Namen sagt es schon, damit erhältst du Bärenkräfte! Früher hatte ich vor dieser Pflanze echt Angst. Mir wurde erzählt, dass man auch vom kleinen Vertreter der Bärenklaue Verbrennungen 2. Grades bekommen kann. Beim Grasrechen am Waldesrand standen sie reichlich und ich war barfuß. Tatsächlich kann man die sogenannte Wiesendermatitis durch Hautkontakt bekommen – das sind Bläschen auf der Haut. Wenn du achtsam und nicht in der starken Mittagssonne erntest, sollte es keine Probleme geben. Vorsicht bei empfindlicher Haut!

Verwechslungsgefahr:
Heracleum mantegazzianum – der Riesen-Bärenklau

Umso mehr bin ich von diesem Kraut geschmacklich mittlerweile hin und weg. Jetzt geht es aber um die Wurzeln dieses Geschöpfs: Ginseng der Europäer wird dieses auch genannt. Bärenklau gilt allgemein als Verjüngungsmittel. Die Wurzeln schmecken etwas nach Rettich. Scharfstoffe und ätherische Öle sind in der Wurzel enthalten. Verwenden kannst du sie vielfältig. Von in Butter gedünsteten Wurzelscheiben, zu Wurzelpüree, Wurzelmus, Wurzelölauszug, in den Eintopf, als WildKaffee oder in feine Scheiben geschnitten, leicht frittiert und dann karamellisieren!

Besondere Bärenkraft und den Bären im Manne weckend ist die Pflanze auch ein natürliches Aphrodisiakum (v.a. für den Mann). Man hat testosteronähnliche Substanzen entdeckt.

Bärenklau-Trunk
Blätter, Blüten und Wurzeln werden gemeinsam wie eine Tinktur angesetzt. (S.25)

Bärenklau-Wein
Im zeitigen Frühjahr einen austreibenden Bärenklau mit Wurzel ernten. Alles klein schneiden, das Pflanzengut schön anwalzen. 3 Tage in Wein einlegen. Täglich schütteln und dann abfiltern. Am Morgen ein Stamperl auf nüchternen Magen und der Frühling fährt in alle Glieder.

Bärenklau-Wurzel-Pulver
Zum Bier oder Punsch geben

Bärenklau-Wurzel-Tee
Verdauungsfördernd, als Waschung bei Hautproblemen

Mit der Bärenklau-Wurzel kann man Wolle gelb und oliv färben.

Löwenzahn

Taraxacum officinale, Familie der Korbblütler

Wenn im Mai der Löwenzahn gelb auf den Wiesen blüht, zeigt er sein sonniges Gemüt. Aus allen Teilen des Löwenzahns lässt sich Heilendes herstellen, aber die Wurzel ist ein besonderes Paket.

In der Pfahlwurzel ist der Milchsaft enthalten, den wir vom Blumenpflücken aus Kindertagen von den Stängeln kennen. Entgiftend und stoffwechselanregend, harntreibend ist diese Pflanze. Die Franzosen nennen sie pissenlit, auf deutsch Ins-Bett-Pinkler. Daher kommt der Name im Volksmund: Bettseicherl. Wenn sie zum Ausleiten von Harnwegsinfektionen dient, ist es notwendig viel zu trinken, denn der Löwenzahn schwemmt vieles aus. Dafür den Tee mit 10 Tropfen Tinktur einnehmen. Leber und Hormondrüsen, Magen, Bauchspeicheldrüse und Nieren werden angeregt.

Die Wurzel enthält bis zu 40 % Inulin, ein Zuckerstoff, der für Diabetiker heilsam ist. Außerdem enthält er Taraxine, die alle Drüsen anregen und somit den Gallenfluss erhöhen. Bei alten, schwachen und erschöpften Menschen tragen die Bitterstoffe zum Ausgleich von körperlicher und seelischer Stimmung bei.

Löwenzahn-Wurzel-Tee
Löwenzahn-Wurzel-Pulver
Löwenzahn-Wurzel-Kaffee
Löwenzahn-Wurzel-Tinktur

Von den Knospen als Chutney eingelegt oder wie Popcorn herausgebacken, von den Blüten als Sirup oder Gelee gekocht, zu gelbem Blütenzucker verarbeitet, zu Löwenzahnsalz pulverisiert, getrocknet für Löwenzahnduft und Geschmack im Winter, hin zu den Blättern im Salat – der Löwenzahn kann vielseitig zubereitet werden.

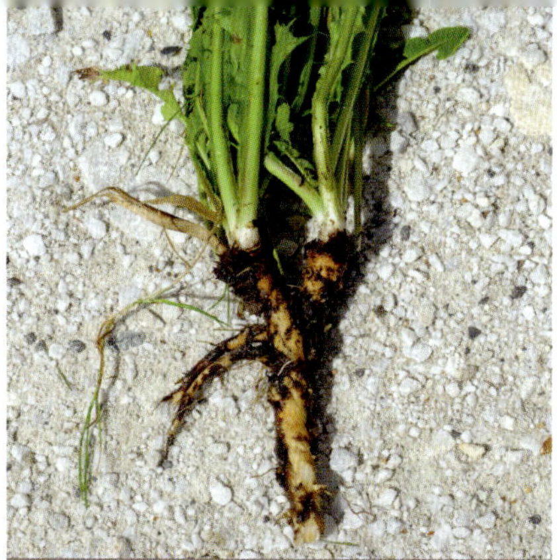

Wurzel Likör

3–4 Löwenzahnwurzeln
1 Löwenzahnwurzel, geröstet
3–4 TL Honig (je nach Süße)
Prise Galgant
Brauner Rum

Die frischen Wurzeln klein schneiden und in den Likör geben, dazu die geröstete Wurzel (S. 16) und Galgant hinzugeben. Mit Braunem Rum auffüllen. 4 Wochen ziehen lassen, dabei täglich schütteln. Bei Blähungen, Völlegefühl oder einfach als Genuss. Hebt die Laune.

Wurzelsuppe

mit Brennnesseln

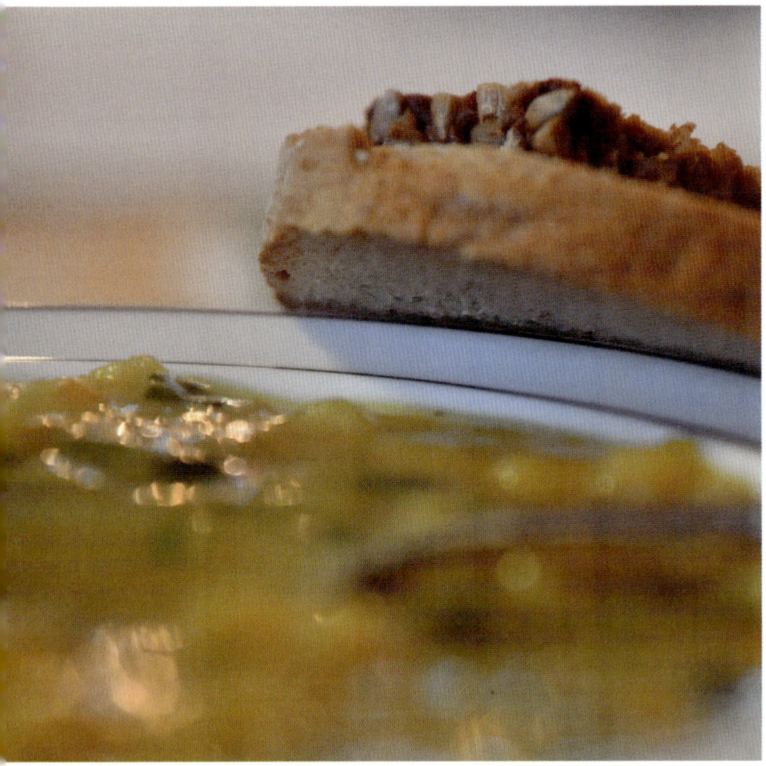

10–12 Kartoffeln
2 Karotten
2 Zwiebeln
1 Kohlrabi
Kokosöl
1,5 l Gemüsebrühe
Kurkuma, frisch
Ingwer, frisch
Dost, Majoran
Salz, Pfeffer
Muskat
3 Handvoll Brennnesseln
Schmand
Wildkräuter

Kartoffeln und Karotten schälen und würfeln. Die Zwiebeln fein hacken. Alles im heißen Kokosöl gut anbraten und mit der Gemüsebrühe aufgießen. Zum Kochen bringen und bei mittlerer Hitze weich kochen. Nun zwei Drittel der Suppe entnehmen und pürieren. Wieder hinzugeben.

Die Brennnesseln heiß überbrühen, klein schneiden und zur Suppe geben. Ingwer und Kurkuma, je ein Wurzelstück, fein hacken und zusammen mit den Gewürzen hinzugeben. Die Suppe nochmals 5 Minuten köcheln lassen.

Währenddessen den Kohlrabi schälen und in kleine Würfel schneiden, im kochenden Wasser 3 Minuten dünsten und kurz vor dem Servieren zur Suppe geben. So sind die Würfelchen kleine geschmackliche Akzente.

Mit einem Klecks Schmand und fein gehackten Wildkräutern wie Wiesenknopf, Giersch etc. servieren.

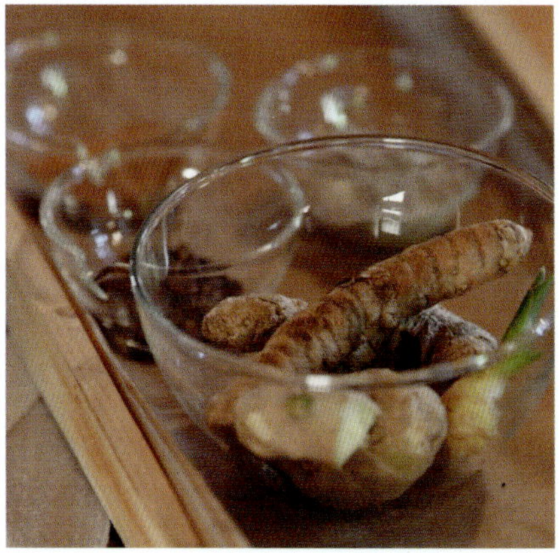

Ingwer, Galgant und Kurkuma gehören zu den Rhizomwurzlern. Zum Galgant sagt man auch brauner Ingwer, zu Kurkuma auch Gelber Ingwer. Alle drei werden gern in der Küche verwendet.

Wurzelgemüse

Wurzeln lassen sich gut in der Wildkräuterküche einsetzen – ob Nachtkerzenwurzeln dünn in den Salat geschnitten oder in Butter gedünstet. Sie nennt man übrigens auch Schinkenwurz, weil sich ihr „Fleisch" schinkenrosa färbt. Klette und Nachtkerze in Scheiben heiß in Öl goldbraun ausgebacken sind eine feine Sache – natürliche, wilde Chips. Rote Beete, Pastinake und Möhren kennt man ja mittlerweile. Die wilde Form der Möhre schmeckt wunderbar aromatisch, wenn man sie frittiert. Auch der Bärenklau schmeckt in dieser Form. Wurzelgemüse kannst du braten, dünsten, zu Püree kochen, als Rohkost verwenden, in die Suppe geben, und vieles mehr. Wurzeln als Gemüse zu essen bedeutet, sich mit Wurzelkraftbomben zu versorgen. Hier kannst du dich austoben. Essbare Wurzeln sind:

Ackerdistel
Ackerhellerkraut
Beifuß
Distelwurzeln, alle
Engelwurz
Galgant
Gänsedistel
Gänsefingerkraut
Giersch
Glockenblume
Großer Wiesenknopf
Huflattich
Ingwer
Kohldistel
Knoblauchrauke
Kurkuma
Löwenzahn
Meisterwurz
Pastinake
Quecke
Schlangenknöterich
Topinambur
Wiesenbärenklau
Wiesenbocksbart
Waldengelwurz
Wegwarte
Wilde Möhre

Wurzelölauszug

Beinwell-Wurzeln
Glas
Pflanzenöl

Für den Ölauszug füllt man das Glas zu ⅓ mit Wurzelstücken und gießt es mit Pflanzenöl auf. Dieses Gefäß stellt man in ein Wasserbad, so dass das Glas zur Hälfte im Wasser steht. Auf kleiner Stufe lässt man den Ölansatz eine halbe Stunde ziehen und nimmt den Topf dann vom Herd. Das Glas schließen und über Nacht ziehen lassen. Am Morgen den Deckel abnehmen und das Wasser erneut erhitzen. Nochmals eine halbe Stunde auf niedriger Hitze ziehen lassen. Wieder vom Herd nehmen und mit Deckel erkalten lassen. Dann den Ansatz filtrieren, in ein Schraubglas abfüllen und mit Namen und Datum beschriften. Ein Ölauszug ist ein Jahr haltbar.
Im Dunkeln lagern.

Kräuterauszüge werden auf die gleiche Weise ausgezogen. Hier füllt man das Glas bis zur Hälfte.

Wellsalbe

Arnika-Beinwell-Ölauszug
11 % Bienenwachs

Ölauszug mit dem Bienenwachs in ein Glasgefäß geben und erwärmen. Dabei darauf achten, dass die Temperatur maximal 60° C beträgt. Mit einem Glasstab rühren und nach ein paar Minuten, wenn das Wachs beinahe geschmolzen ist, vom Herd nehmen und bei langsamen Rühren abkühlen lassen. Wenn du magst, kannst du noch passende ätherische Öle hinzugeben, sobald sich die Salbe am Rand abzusetzen beginnt. In saubere, am besten braune Tiegel füllen und erkalten lassen. Erst wenn die Salbe vollkommen kalt ist den Deckel darauf geben (Kondenswasser fördert Schimmelbildung). Beschriften mit Name und Datum. Kühl und dunkel lagern.
1 Jahr haltbar

Beinwell hat eine lila Blüte.
Russischer Beinwell blüht weiß.

Beinwell gräbt man und schafft es kaum die ganze Wurzel zu entreißen. Ein kleines Stück lässt die Pflanze neu austreiben. Er ist tief verwurzelt und hilft auch uns zum Verwurzeln. Wurzeln geben uns Struktur und Halt, wie auch unsere Knochen unsere Struktur sind und uns Halt geben. Bei Brüchen hilft uns der Beinwell im körperlichen Bereich Knochenbrüche zu heilen und uns unsere Struktur zurück zu geben.

Der Weiße Beinwell ist energetisch stärker. Nach Tschernobyl war der Gingko-Baum der erste Baum, der wieder austrieb. Danach kam rund um den weißen Beinwell die Vegetation zurück. Er soll vor Strahlung schützen, wie übrigens auch Dinkel. An den Blüten laben sich Hummeln mit langen Rüsseln. Die Erdhummeln und Bienen haben sich eine eigene Taktik überlegt. Sie stechen oder beißen am unteren Ende der Blüte hinein und holen sich den leckeren Nektar auf ihre Weise. Beinwell wächst gern an feuchten oder nassen Plätzen, wie in Gräben, an Bachufern und auf feuchten Wiesen und Weiden. Die große, dicke, fleischige Wurzel ist außen schwarz, innen weiß, sehr schleimig und saftig weich.

Allantoin ist im Beinwell enthalten. Dieser Wirkstoff wird gern in der Kosmetik verwendet. Er wirkt hautregenerierend, gewebe- und zellbildend und wird auch bei Verspannungen, Arthrose und Krampfadern verwendet. Daneben löst Allantoin Wundsekrete auf und verflüssigt Eiter. Beinwell enthält in der Pflanzenwelt die höchste Allantoinkonzentration. Entdeckt wurde dieser Wirkstoff um 1800 in der embryonalen Harnblase von Kühen. Keimtötende Eigenschaften sind im Beinwell nicht enthalten, daher eignet sich ein alkoholischer Auszug. Aber auch ein Heißauszug in Öl wirkt gut.

Bei Quetschungen, Blutergüssen und Knochenbrüchen wird der Beinwell gern verwendet. Er regt die Kallusbildung an, das heißt, er hilft Knochengewebe nach einem Bruch neu zu bilden. Dafür verarbeitet man gern den Ölauszug zur Salbe. Gerber verwendeten den Schleim der Pflanze, um die Felle weicher und geschmeidiger zu machen. Der Schleim ist Grundstoff roter Künstlerfarben.

Beinwell

Symphytum officinale
Familie der Rauhblattgewächse

Die Blätter schmecken frittiert, die jungen Triebe wie Spargel zubereitet – aber Vorsicht: wegen der Pyrrolizidinalkaloide[5] (bitte Hinweis lesen) nur in geringen Mengen einnehmen, wenn überhaupt.

Beinwell-Wurzel-Öl /-Salbe /-Tinktur
Wunderbar hilft auch eine Beinwell-Arnika-Salbe bei Gelenkverletzungen

Nicht während Schwangerschaft!
Nicht auf offene Wunden!

Alant

Inula helenium
Familie der Korbblütler

Als Wehebusch im Stall oder als Amulett mit Alantwurzel soll diese Pflanze vor Dämonen schützen. Dieses Schutzkraut hat eine ganz besondere Ausstrahlung. Ihre gelben Blütenblätter ragen wie feine Sonnenstrahlen aus dem Körbchen hervor. Im Winter habe ich immer mal wieder Alantblüten stehen gesehen. Auf ihnen war der Frost. Ganz symmetrisch und wunderschön standen die abgeblühten Köpfchen im Wald umher. Man sagt Alant hat eine vollkommene Blüte. Sieht man, wie in der Signaturenlehre, dieses Aussehen als Verweis auf das Wesen der Pflanze, dann ist es naheliegend, dass diese Wurzel verräuchert für gute, sonnige Stimmung sorgt. In der Wurzel sammelt der Alant die Sonnenenergie über das Jahr und speichert diese helle Kraft, die wir im Herbst ernten können. Der lateinische Name helenium stammt von der Göttin Helena, der Göttin der Schönheit, die mit Alantblüten im Haar nach Paris geflohen sein soll.

Neben der Verwendung als Allheilmittel, also unsere Ganzheit betreffend, ist der Alant auch uns gegenüber ein Begleiter zu unserem eigenen Leuchten, zu unserem inneren „Allheil“. Besonders interessant ist das Kauen der Wurzel. Wildkräuter versuchen wir meist mit uns gängigen Geschmäckern zu beschreiben. Wir sagen, es schmeckt wie eine Mischung aus, es schmeckt pilzartig... Aber letztendlich schafft man es selten diese besonderen Aromen wirklich zu definieren. Beim Erschmecken der Geschmacksnuancen kann dir die Alantwurzel helfen. Kau sie und probiere erst dann das wilde Kräutlein. Es ist, als ob deine Geschmacksnerven eine Spur feiner arbeiten.

Alant in der Küche
Besonders schmackhaft sind kandierte Wurzelstücke und Alantlikör, aber auch die Wurzel als Gewürz.

„Die Alantblüte kurz vor dem Aufblühen zur „Blüte der goldenen Sonne“, wie sie auch genannt wird. Die Blätter enthalten Schleimstoffe, lindert als Auflage bei Sonnenbrand.“

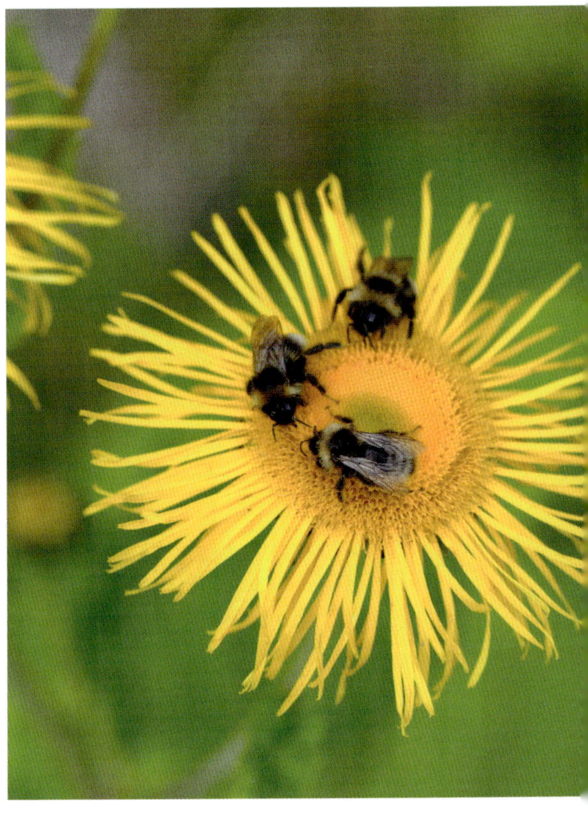

Auf die Dosis achten! Erbrechen, Krämpfe, Lähmungen, Allergien!

Alant-Wurzel-Tee
Husten

Alant-Wurzel-Inhalation
Atemwege

Alant-Wurzel-Tinktur/Wein
Allheilmittel

Alant-Wurzel-Abkochung
Waschungen/Umschläge bei Hautkrankheiten

Alant-Wurzel-Salbe
Ekzeme, Hauterkrankung – auch die Blätter eignen sich hierfür (traditionell mit Schweineschmalz zubereitet)

Alant-Wurzel kauen
Verdauungsfördernd, stimmungsaufhellend, schärft den Geschmackssinn

Alant-Wurzel räuchern
Wärme, Freude, sorgt für sonnige Stimmung im Raum

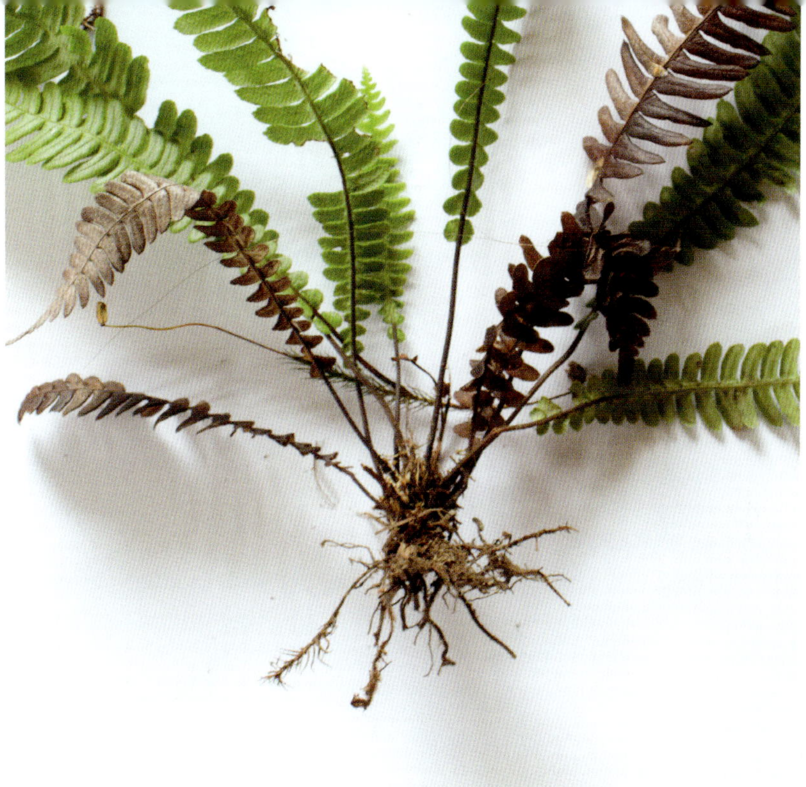

Rippenfarn

Blechnum spicant
Familie der Rippenfarngewächse

Rippenfarn in der Küche
Gut schmecken die Wurzeln geröstet als Kaffee-Ersatz. Aber wirklich fein finde ich die frischen Wurzeln grob gehackt zum darüber Streuen auf waldigen Gerichten. Sowohl herzhafte als auch süße Gerichte bekommen dadurch eine besondere Note. Pulverisieren kannst du die getrockneten Wurzeln auch und zum Mehl hinzugeben. Die Wurzeln enthalten Stärke.

Wurzel

ihre Bräuche,
Sprüche & mehr

Amulett

Ein Wurzelstück als Amulett bei sich zu führen ist ein Brauchtum, wie es gern mit der sonnigen Alantwurzel praktiziert wird. Eine weitere Wurzel, die zum Schutz vor bösen Geistern und Krankheiten um den Hals gelegt wird, ist die Bibernell-Wurzel. Wenn du dir dein eigenes Amulett machen willst, kannst du die Wurzel einfach mit einem Fadennetz versehen und dir so einen Anhänger basteln. Viel einfacher, Pflanzen als Schutz und Begleiter bei sich zu tragen, ist die Hosentasche. Ihr kennt das bestimmt. Als Kind hat man immer Samen, Pflanzen und Steinchen in der Hosentasche gesammelt. Ganz automatisch macht man solche Dinge. Das kannst du auch bewusst tun. Du füllst dir deine Taschen mit Dingen, die du gern bei dir trägst, die dich unterstützen dürfen. Mit vollen Taschen (nicht auf Menge bezogen) kommt man gut durch den Tag und hat doch „nur" ganz leichtes Gepäck bei sich.

Wurzeln schlagen

Das kann man positiv wie negativ sehen. Entweder schlägt man schon Wurzeln und kommt nicht voran, man geht nicht weiter. Oder es ist positiv auf einen Ort bezogen: hier kann man Wurzeln schlagen, sich verwurzeln, heimisch werden und zu wachsen beginnen. Man verbindet sich über die Erde mit einem Ort, der zur Heimat werden kann.

Das Übel an der Wurzel packen

Damit löst man ein Problem von Grund auf und kümmert sich nicht nur um die augenscheinlichen Probleme.

Zurück zu den Wurzeln

Die Wurzeln sind der Anfang. Jeder Keim beginnt mit Wurzeln und streckt sich empor. Zurückkehren zum Anfang.

Die Axt an die Wurzel legen

Das ist eine Kampfansage, hier wird etwas von Grund auf entwurzelt – ob es Gutes oder Schlechtes ist: Danach soll nichts mehr davon übrig sein und auch nichts mehr daraus entsprießen können.

Klettenwurzel

Für die Haare sind nicht nur die Brennnesselwurzeln stärkend. (S. 17 Haarwasser) Auch die Wurzeln der Großen Klette kann man als Ölauszug in die Kopfhaut einmassieren. Das hilft bei Haarausfall und Schuppen. Nicht nur auf dem Kopf, auch auf der Haut kannst du mit Schuppenflechte oder Neurodermitis geplagte Stellen zur Linderung damit einmassieren. Der Wurzelpresssaft wird als schnelles und akutes Mittel direkt aufgetragen.
Die Wurzel enthält bis zu 45 % Inulin. Eine Tinktur aus ihr wirkt blutzuckerreduzierend. Außerdem kannst du sie allgemein als antibiotisches Wirkmittel einsetzen.

Orakel

Der Wurzelstock des Wurmfarns gilt als alte Orakelpflanze. Mit ihr soll man die Zukunft des kommenden Jahres vorhersehen können. Dafür gräbt man einen Wurmfarn aus und konzentriert sich auf das Thema, das man vorhersehen möchte. Dann nimmt man ein Messer und durchschneidet die Wurzel. Hier ist ein wunderschön symmetrisch gewachsener Wurzelstock sichtbar geworden. Die Deutung bleibt jedem selbst überlassen.

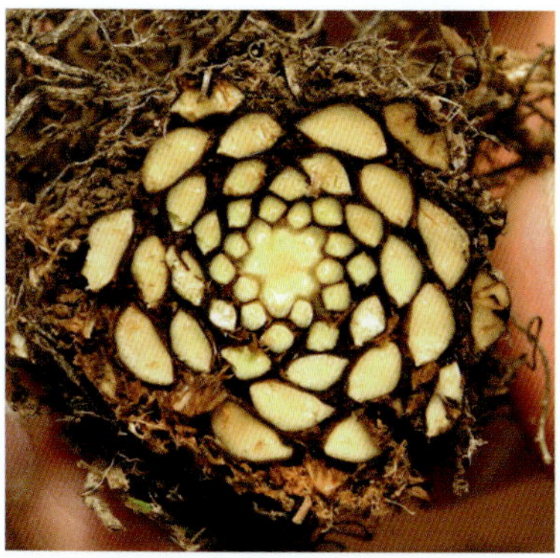

Veilchen-Wurzel

Die getrocknete Wurzel wird gern für kleine Kinder bei Zahnungsschmerzen verwendet. Es ist aber nicht die Wurzel des Duftveilchens, sondern der Schwertlilie – Iris germanica, die nach Veilchen duftet.

Alraune

Wer Harry Potter-Fan ist, der kennt auch die Alraunen. Es sind Wurzelmännchen, die beim Herausziehen ein fürchterliches Geschrei machen, das bei ausgewachsenen Exemplaren sogar tödlich sein kann. Im kleinen Stadium sehen sie wie Babys aus, nur weniger nett. Aus ihnen kann man in dieser Geschichte einen Wiederbelebungstrank brauen. Die Alraune ist aber keine Erfindung von Joanne K. Rowling. Es ist eine Pflanze, deren Verwendung schon im Altertum dokumentiert ist. Tatsächlich geht es auch hier um das menschenähnliche Aussehen der Wurzel. Bei sich getragen als Amulett solle es vor jeder Krankheit schützen, Haus und Hof bewahren und das Liebesleben bereichern. Das sorgte sogar für einen Hype um dieses Gewächs. Da die Nachfrage immens hoch war, gab es auch Fake-Alraunen: Man verkaufte zum Beispiel die Wurzeln der Teufelskrallen (Phyteuma-Arten) als Talismane (sehr schmackhaft übrigens). Die Mandroga-Pflanze heißt auch Galgenmännlein. Man war andernorts der Meinung, sie wüchse aus dem Blute von Erhängten. Mandragora officinalis wird heute nur noch selten verwendet, wenn dann in homöopathischer Dosis. Sie enthält Giftstoffe und wirkt stark psychoaktiv.

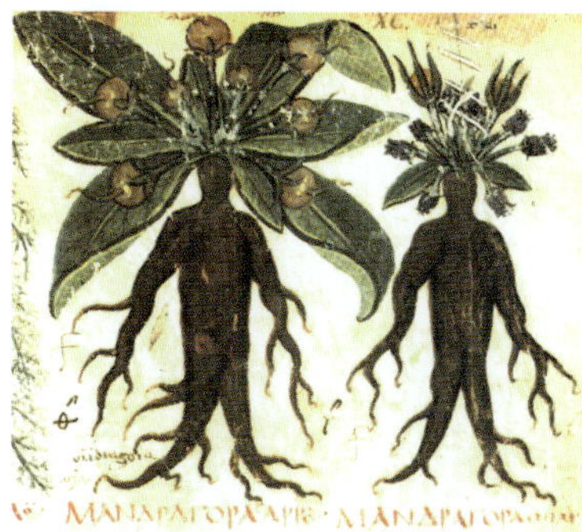

Engelwurz

Wer die Engelwurz-Wurzel bei sich trägt, soll von allen Leuten geliebt sein. Schon während der Pest wurde die Wurzel als Talisman gegen jegliche Ansteckung und als Mittel bei „Verzauberung“ eingesetzt.

Kissen, Körbe & Kosmetik

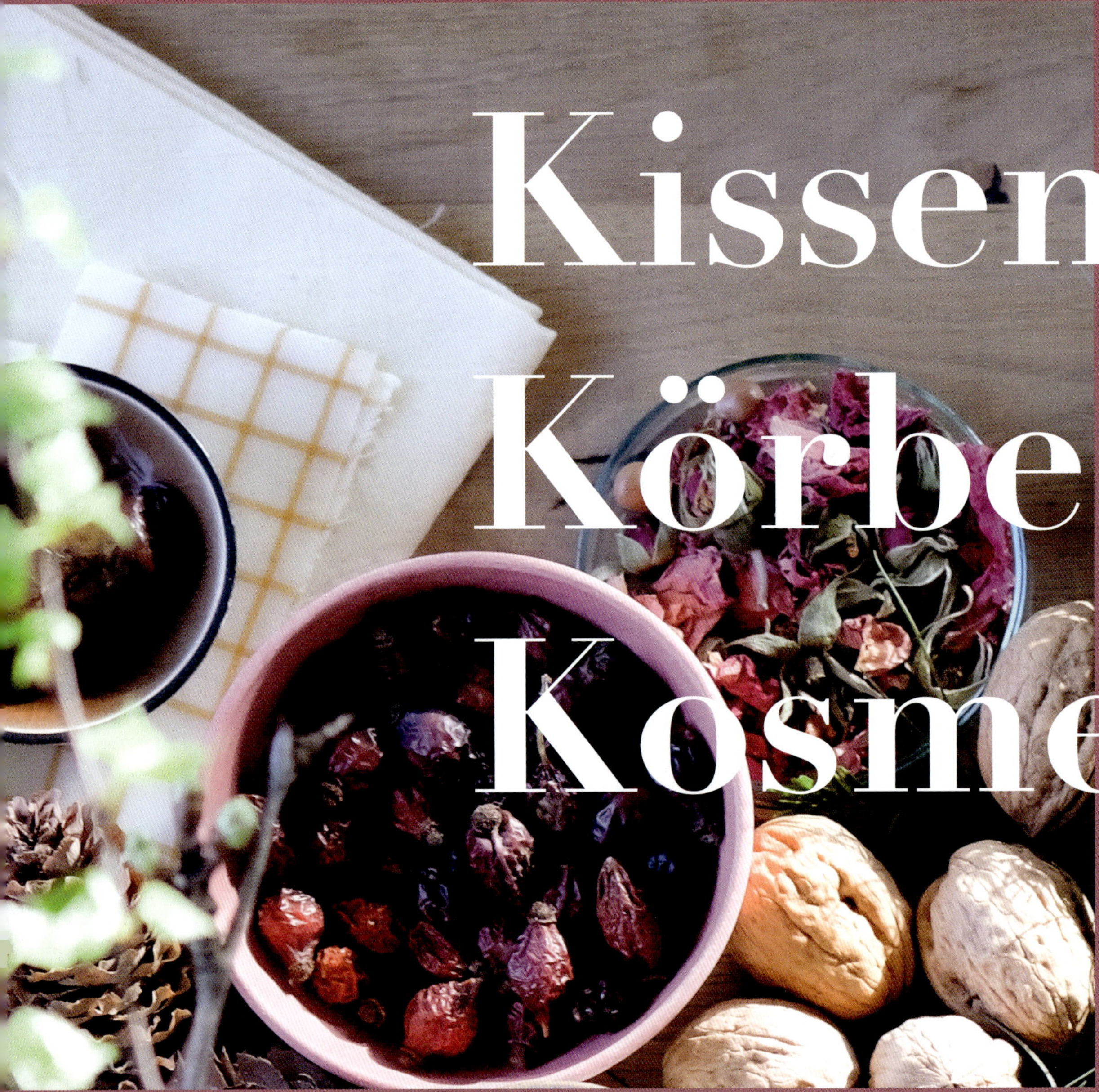

Von Kräuterkuscheln und Kräuterkörben bis zu Kräuterkosmetik – wir nehmen von der Natur, wir verwöhnen uns mit ihr und geben sie ihr wieder zurück.

Am Abend sinken wir in die Kissen, wir betten uns. Es gibt Kräuter, die Bettstrohkräuter heißen. Es ist eine Kategorie, die Kräuter umfasst, die man früher als Matratzenfüllung verwendet hat. Manche waren einfach dabei ,um Masse zu generieren, andere, um für einen erholsamen Schlaf zu sorgen. Nach getaner Arbeit, oftmals erschöpft von des Tages Werk, war und ist es wichtig, gut und tief zu schlafen. Manchmal geistern Gedanken umher, Ideen fangen zu kreiseln an, Geschehenes rumort und wir bleiben wach. Die Kraft der Kräuter in ein Kissen gepackt zum darauf liegen oder daran riechen kann auch dir eine Wohltat sein. Die Kräuterlein zwirbeln wir auch zu Körben. Das Tun ist dabei schon beruhigend, dann duften sie in unserem Alltag. Auch wenn sie ausgeduftet haben sind sie uns ein Korb, eine Schale oder ein Tablett aus Natur. Ausgedient kannst du sie dann einfach in die Natur zurück geben und sie vergehen. Es ist ein Kreislauf ohne Müll. In diesen Kreislauf beziehen wir unsere Haut mit ein und stellen mit Naturprodukten unsere eigene Hautpflege her. Die Haut ist das größte Organ unseres Körpers. Sie schluckt, was wir ihr geben und reagiert bisweilen darauf auch mit Unverträglichkeiten, Pickeln, Bläschen und Ausschlägen. Dich mit Kräutern zu ernähren ist deine Pflege von innen. Dich mit Kräutern zu schmücken ist deine Pflege von außen nach innen. Unsere Haut kann verletzt werden und regeneriert sich selbst. Manchmal tragen wir eine Narbe davon, oftmals aber ist danach nichts mehr von der Verletzung zu sehen. Diesem wunderbaren Organ gebührt die Aufmerksamkeit und Wertschätzung – mit wunderbarer, natürlicher und wertvoller Kosmetik. Kräuter bei uns. Kräuter für uns. Mit Kräutern nähren und pflegen wir uns.

Kräuterkissen

Kräuterkissen sind verkleinerte Matratzen. Früher nahm man Heu, Stroh und bestimmte Kräuter und Pflanzen als Bettstroh. Diese Kräuter heißen daher auch Bettstrohkräuter. Die Kissen sind sozusagen die Miniaturform des Naturbetts. Dabei gibt es Kräuterkissen schon immer, denn für bestimmte Krankheiten oder Gemütszustände war es hilfreich, sich die beruhigende, belebende, traumfördernde oder abwehrende Wirkung der Pflanzen als Begleiter zu verwenden. Dabei füllt man ein Kissen mit einem Grundmaterial wie Heu, Dinkelspelz, Heilwolle oder gern auch mit Kernen. Dazu gibt man getrocknete Kräuter.

Es gibt bestimmte Anwendungen, für die man oft schon fertige Mischungen kaufen kann – das Wochenbettkräuterkissen, das Schlaf gut-Kräuterkissen, das traumfördernde Kräuterkissen und noch viele weitere. Wir können aber auch unserem Gefühl vertrauen und unser eigenes Kräuterkissen befüllen, ein Kissen, das genau zu uns passt, zu unserer Situation und unserem eigenen Ansinnen.

Meine Kinder haben sich ganz intuitiv verschiedene Kräuterkissen gemischt, ohne dass ich ihnen etwas zu den Pflanzen erzählt hätte. In einem waren am Ende nur Bitterkräuter enthalten. Ein anderes Kräuterkissen war nur mit lieblichen Kräutern befüllt. Das nächste war ein buntes Sammelsurium. So lenkt das Gefühl und die Intuition die Zusammenstellung deiner eigenen Mischung. Mittlerweile liegen in unserem Bett mehrere Kräuterkissen am Kopfende und je nach Stimmung kann man einfach zugreifen – wonach einem in diesem Moment eben ist.

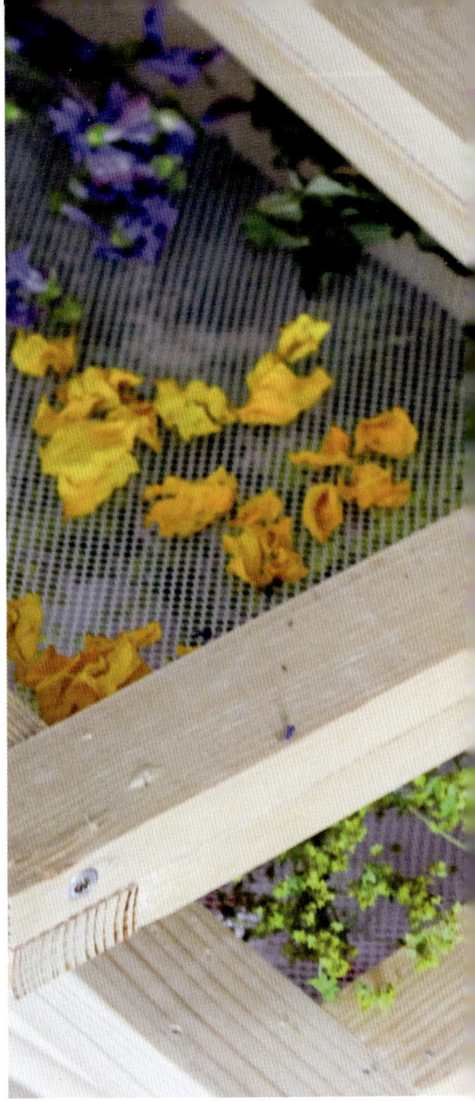

Die Kräuter müssen gut getrocknet sein. Hier liegen sie auf selbst gebauten Dörrrahmen: Holzlatten genagelt, mit Imkergewebe bespannt.

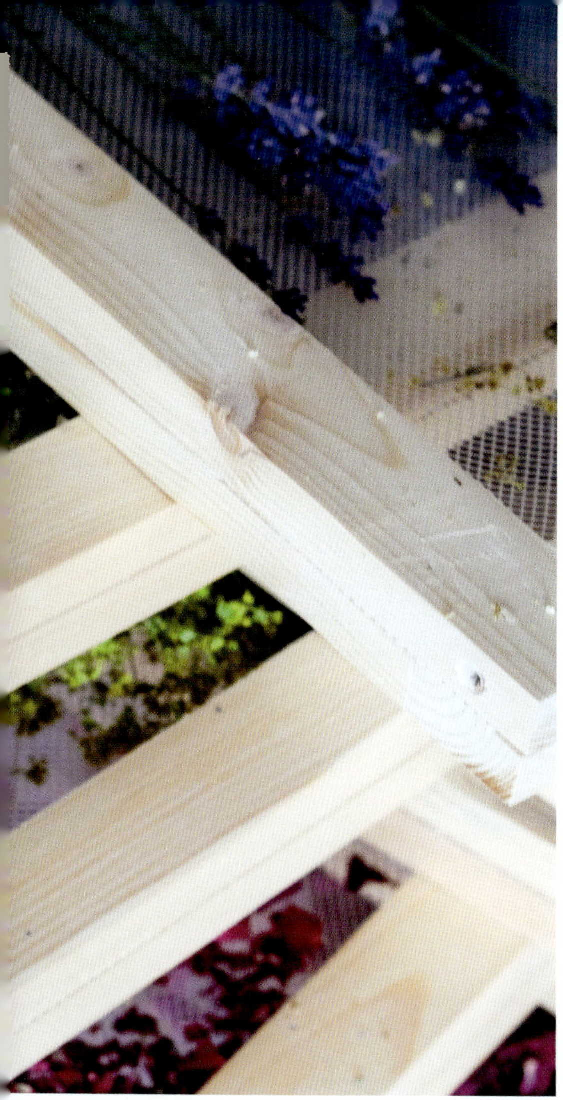

Heilwolle

Als Heilwolle bezeichnet man nicht entfettete Wolle. Man kann sie auch gut bei entzündeten Brustwarzen verwenden, anstatt eine Lanolincreme zu kaufen. Gleiches gilt auch bei einem entzündeten Babypopo oder anderen Hautirritationen. Ins Ohr steckt man kleine Heilwollebäusche, um Ohrentzündungen vorzubeugen. Jäger und Hirten verwenden dieses gern. Lanolin hat neben der fettenden, schützenden Eigenschaft auch die Möglichkeit Feuchtigkeit aufzunehmen. Daher verwendet man Lanolin, um Salben aus Tinkturen, einem flüssigen Auszug, herzustellen.

„Ich habe ein Lammfellkissen, das ich bei Kopfweh immer hole. Es lindert die Schmerzen und lässt sie langsam abklingen. Ich schwöre darauf seit meiner Kindheit.“

Auf Wunden übertragen werden so eiternde und wässernde Wunden ihrer Flüssigkeit entzogen, was den Heilprozess fördert. Beim Auflegen auf Wunden regen die Wollhärchen die Durchblutung an, bei offenen Wunden aber bedarf es eines Mulltuchs.
Für die Kräuterkissen verwenden wir die Heilwolle, weil sie uns wärmt. In Kombination mit den Kräutern spendet uns dies einen wärmenden Schutz. Außerdem hilft Heilwolle bei Kopfweh und für einen ruhigen Schlaf.

Dinkelspelz

Dinkelspelz enthält Kieselsäure (Silicea), Farbstoffe (Tee) und Duftstoffe. Auch wärmt er uns und fördert dadurch den Schlaf. Es duftet nach Stroh, beruhigt und wirkt krampflösend. In uns sind viele alte Erinnerungen gespeichert. Wenn diese ganz alt sind, spricht man von einer Speicherung im limbischen System, auch Säugergehirn genannt. Das Liegen auf Stroh ist in uns verankert und durch diese Erinnerung wird in uns das Einschlafen gefördert. Auch die Wärme, die durchs sich Betten und Zudecken unserem Körper zugeführt wird, signalisiert: jetzt bitte in den Ruhemodus übergehen.
Dinkelspelz wird darüber hinaus auch strahlenabwehrende Wirkung zugesprochen. Nach dem Reaktorunfall soll sich neben Gingko und russischem

Beinwell auch der Dinkel und die dadurch abgeschirmte Vegetation am frühesten wieder erholt haben.

Heu

Heu ist die Bezeichnung für die erste Mahd des Jahres. Der zweite Grasschnitt und alle weiteren nennt sich Grummet. Heu sind getrocknete Wiesenkräuter, die in sich schon eine Vielzahl an heilkräftigen Kräutern haben. Man gibt zum Heu noch ausgewählte Kräuter hinzu, um bestimmte Wirkungen zu fördern.

Die Kräuter

Allgemein ist es wichtig, dass weder das verwendete Füllmaterial noch die Kräuter Feuchtigkeit enthalten. Sie würden ansonsten zu Schimmelbildung neigen.

Kräuter trocknen

Die gesammelten Kräuter hängt man am besten am Stiel auf und lässt sie an einem dunklen, zugigen Ort trocknen. Dabei muss man darauf achten, dass beim Zusammenbinden keine Blätter gequetscht werden. Gerade hier, unterhalb der Schnur, bilden sich gern kleine Schimmelsporen. Alternativ kann man die Kräuter auch locker auflegen, auf einem Tuch, auf Dörrebenen oder eben im Dörrgerät. Man lässt die Kräuter möglichst groß und lagert die trockenen Kräuter am besten in Gläsern ein. Diese verschließt man mit einem Tuch, das mit einer Schnur oder einem Gummi über die Öffnung festgespannt wird. Wichtig ist immer ein Etikett anzubringen, das Sammeldatum und Pflanzenart dokumentiert. Prinzipiell halten so die Kräuter ewig, aber gewöhnlich behält man sie ein bis zwei Jahre. Die nicht verwendeten Kräuter streue ich Ende des Frühjahrs gern den Hühnern mit ein.

Kräuter einarbeiten

Für das Kräuterkissen gibt man die Blätter ohne Stiele zum Füllmaterial hinzu. Trotzdem bemüht man sich, die Pflanzenteile so groß wie möglich zu lassen. Wenn der Duft nachlässt, reibt man das Kissen, um die Pflanzenteile wieder zu brechen und so die ätherischen Öle und Duftstoffe freizusetzen. Zum Ende hin sind sie im Kissen dann richtig fein gerebelt. Wenn wir merken, dass trotz kräftigem Durchwalken keine Stoffe mehr entweichen, ist es Zeit die Füllung zu wechseln. Ein Kräuterkissen ist nicht für die Ewigkeit. Nach einem Jahr, manchmal auch weniger, sollte man die Füllung wechseln.

Ätherisches Öl

Man kann auch ätherische Öle mit auf die Kräuter und das Füllmaterial träufeln. Dadurch kann die Wirkung der Kräuter verstärkt oder um weitere ergänzt werden.

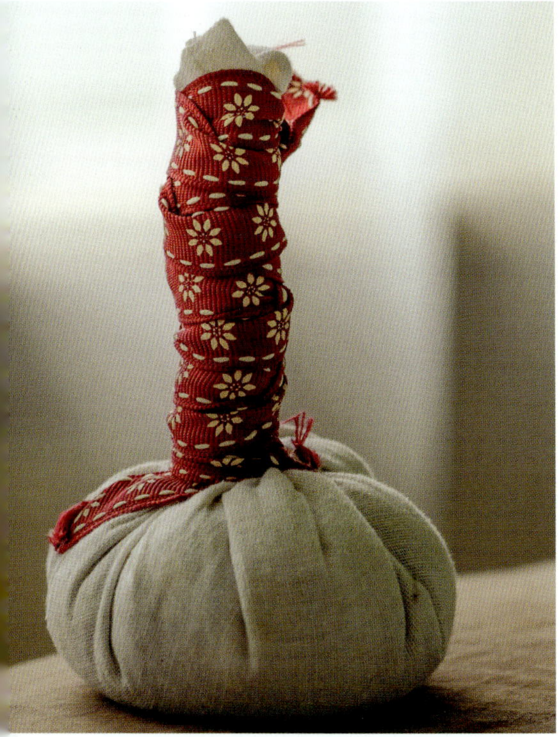

angefeuchtet

Kräuterstempel

Die Kraft von Dinkelspelz und Kräutern kann man gut in Kräuterstempel packen. Hierfür gibt man auf ein quadratisches Tuch mittig die Kräuter und den Spelz. Dann nimm die vier Ecken und winde das Tuch, so dass ein kompakter Stempel entsteht. Mit einem Band befestigt man den Griff.
Diesen Stempel lässt man im Wasserdampfbad (kein direkter Kontakt mit Wasser) erhitzen. Dann massiert man mit dem Stempel in abrollenden Bewegungen die entsprechende Körperregion. Wärme und Wirkweisen der Kräuter regen an, um dann beruhigend und erholsam zu wirken.

Gedämpfte Kräuterkissen

Sebastian Kneipp gilt als Wasserheilkundler, doch seine Lehre beruht auf fünf Säulen. Neben Bewegung, Wasser, Ernährung und Lebensordnung sind auch die Kräuter ein Bestandteil. Kräuter mit Wasseranwendungen sind beispielsweise als Auflage bei Rückenbeschwerden hilfreich, wie als Heusack. Wie beim Kräuterstempel wird das Pflanzengut im Wasserdampf befeuchtet und erhitzt. Das ist sozusagen die Aktivierung des Pflanzenguts, wie auch das Wasser beim Teebrühen erst die Inhaltsstoffe löst. Einen Heusack oder ein Kräutersäckchen legt man auf die schmerzende Stelle, lässt dies 20 Minuten ziehen und nimmt ihn ab. Die Haut, die dabei immense Arbeit leistet, alle Inhaltsstoffe aufnimmt und sie an den Körper weitergibt, solltest du dann auch verwöhnen mit einer pflegenden Creme. Dann kommt das Wichtige – der Körper muss nachruhen. Wenn du dir die Zeit für eine Anwendung nimmst, dann rechne die selbe Zeit als Entspannung mit ein. So bist du gestärkt und Schmerzen können gelindert werden. Trittst du danach sofort in Aktion, überforderst du dein ganzes System und es ist anstrengender als zuvor. Dann wird das Ganze zum Stress für dich und deinen Körper.

Haltbarkeit

Im Wasserbad gedämpfte Kräuterpackerl kannst du bei sehr guter Trocknung 2–3 mal verwenden. Wenn du merkst, es gibt Stockflecken oder sogar Schimmel, auf keinen Fall erneut verwenden.

Baldrianblüten
Konzentrationsfördernd, herzberuhigend, krampflösend. Für entspannten Schlaf.

Balsamkraut
Beruhigend, nervenstabilisierend.

Beifuß
Wärmend, beruhigend bei Schlafproblemen. Frauenkraut.

Bohnenkraut
Konzentrationsfördernd.

Dill
Wirkt beruhigend auf den Körper, magenberuhigend. Gut zum Einschlafen. Kinderkraut.

Dost
Anregend. Kraut für die Geburt.

Eberesche/Vogelbeere
Seelenreinigung. Löst alte Muster, beruhigend, entkrampfend. Hilft bei Angstzuständen und Depression.

Engelwurz
Bringt Wärme ins Gemüt. Verbindet mit dem Göttlichen.

Eisenkraut
Löst Spannungsgefühle, die mit Stress einhergehen.

Holunderblüten
Schmerzlindernd, für entspannten Schlaf.

Johanniskraut
Beruhigend, konzentrationsfördernd. Hilft bei Depressionen. Allgemein für guten Schlaf. Für eine entspannte Geburt.

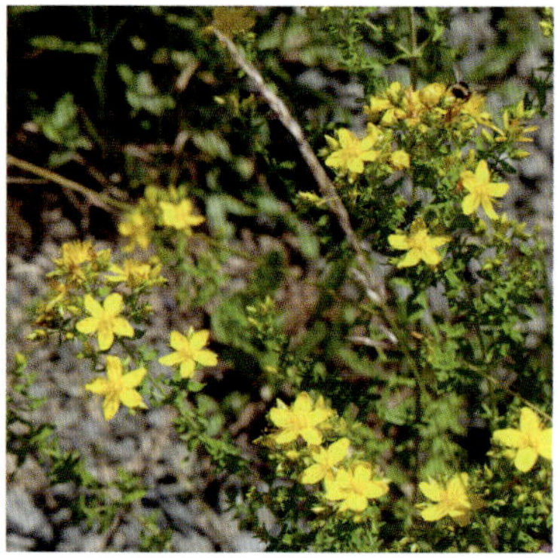

Labkraut
Beruhigend, krampflösend, bei Albträumen.

Lavendel
Vertreibt lästige Insekten. Nervenberuhigend, Körper und Seele entspannend.

Majoran
Gegen Bauchschmerzen, beruhigend, schlaffördernd. Hilft bei Kinderschnupfen.

Minze
Belebend, erfrischend. Gut bei schwerem Kopf.

Mistel
Hilft uns wieder eins zu werden, ausgleichend. Gut bei Erkältung und triefender Nase.

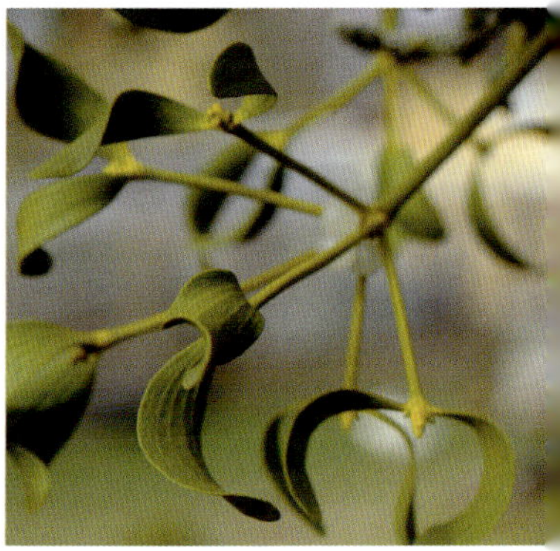

Muskatkraut
Belebend, anregend.

Mutterkraut
Bei Kopfschmerzen. Schlaffördernd. Geburtskraut.

Rainfarn
Traumanregend, gegen Albträume und gegen Motten.

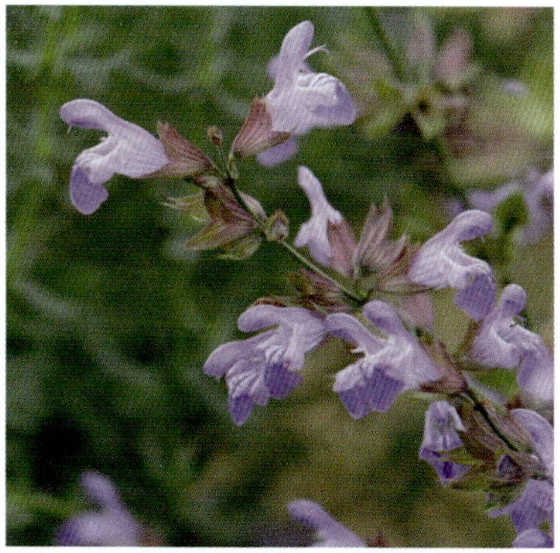

Salbei

Ausgleichend, entzündungshemmend. Bei Erkrankungen der oberen Atemwege.

Schafgarbe

Beruhigend, entspannend, krampflösend, schmerzstillend. Wichtiges Kraut in der Frauenheilkunde.

Wacholder

Wirkt reinigend. Große Wandlungskräfte.

Wermut

Für Leberwickel. Lindert Geschwülste.

Zitronenmelisse

Beruhigend, entkrampfend, bei Angst, Depressionen und Unruhe. Macht fröhlich und wirkt besänftigend nach Ärgernissen.

Kräuterweberei

Vier Stecken im Rechteck mit einem Faden verbinden. Du kannst auch einen alten Bilderrahmen oder ein altes Fenster ohne Glas dafür verwenden. Dann webst du das Grundgerüst mit einem Faden vor. Beginne an einer Ecke und gehe zur gegenüberliegenden Seite, umkringel einmal das Rahmenholz oder den Stock und vollende so den Webrahmen. Diese machst du waagrecht und senkrecht. Nun kannst du die Kräuter deiner Wahl einweben. Ob luftig leicht mit wenigen Exemplaren oder dicht gewebt wie ein Teppich, handgroß oder wandflächig, kannst du kreativ werden.

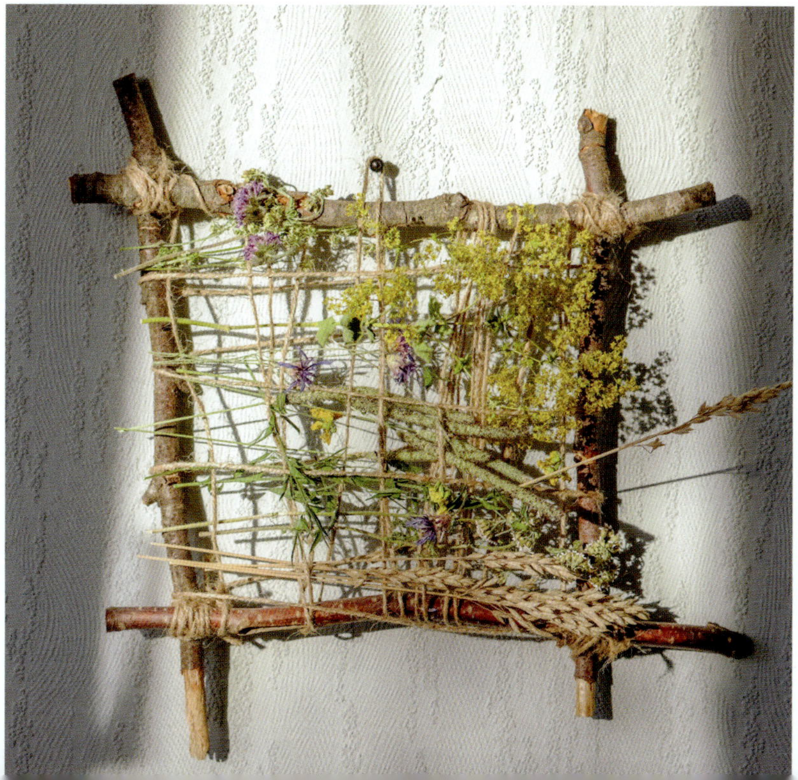

Herzgold

Wie man sich bettet...

Ein ganz besonderes Kissen möchte ich euch noch vorstellen: Das Herzgoldkissen. Es ist ein Kissen, das mit einem Märchen zusammenhängt, dem Märchen von Rumpelstilzchen. In der Grundschule habe ich damals die Müllerstochter gespielt. Ich möchte euch das Grimmsche Märchen kurz zusammenfassen.

Ganz knapp verspricht der Müller dem König, seine Tochter könne aus Stroh Gold spinnen. Davon wollte der König sich überzeugen und ließ die Müllerstochter auf den Hof kommen, sperrte sie mit einer Ladung Stroh ein und ließ sie walten. Die Müllerstochter aber war ratlos und in ihrer Not kam ihr ein Männlein zu Hilfe. Als Gegenleistung gab sie ihm ihren Ring. Das Spiel wiederholte sich tags darauf und dieses Mal gab sie dem Männlein als Gegenleistung ihr wertvollstes Stück, ihre Kette. Der König bekam nicht genug und sollte sie auch einen dritten Abend aus Stroh Gold spinnen, so solle sie seinen Sohn heiraten. Doch in dieser Nacht hatte die Müllerstochter nichts mehr zu geben, da versprach sie dem Männlein in ihrer Not ihr erstes Kind. Sie wurde Königin. Dabei vergaß sie ihre Zeit des Spinnens und wurde schwanger. Das Kind kam auf die Welt und das Männlein wollte das Versprechen einfordern. Doch die Königin wollte ihr Wort nicht halten und ihr lieb gewordenes Kind nicht hergeben. Da war das Männlein gütig und bot ihr einen Handel an. Würde sie erraten, wie des Männleins Name sei, so könne sie ihr Kind behalten. Drei Nächte hatte sie dafür. Die Königin nutzte ihre Macht und schickte viele Untertanen aus, um dem Männlein nachzustellen und den Namen zu erraten. Tatsächlich fand einer das Männlein im Walde tanzen und seinen Namen trällern. Die Königin nannte dem Männlein den Namen: Rumpelstilzchen, dabei ging es in Flammen auf und verschwand.

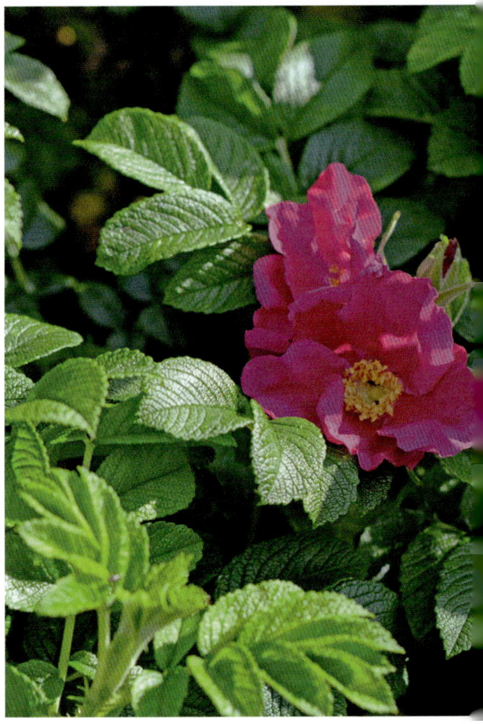

Was hat dieses Märchen nun mit Herzgold zu tun? Auf jeden Fall geht es um Gold. Im Wechsel geben wir in die Kissenfüllung Kräuter hinzu, dazwischen webe ich euch die Geschichte oder besser

eine Übersetzung der Geschichte mit ein.
Es gibt herzöffnende Kräuter. Neben Lieblichem braucht es auch Bitteres in unserem Leben für Ausgewogenheit. Daher geben wir in unsere Mischung von Beiden.

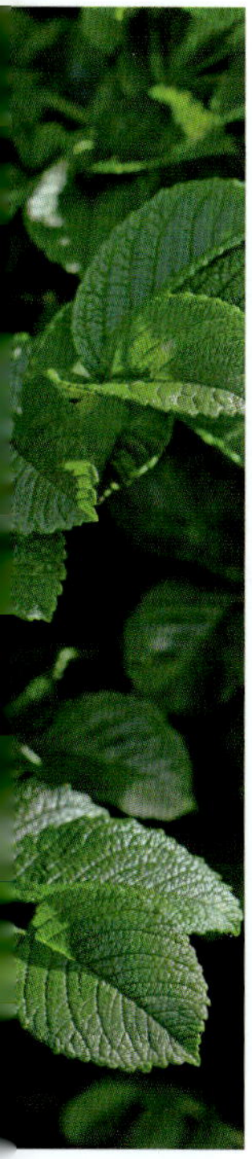

Wir geben getrocknete Wildrosenblättter hinein. ich sammle immer die der Rosa canina – Apfelrose oder auch Hundsrose genannt. Dabei kann man sie wunderbar achtsam sammeln. Berühre die Blütenblätter und nimm nur die mit, die von selbst abfallen. Natürlich haben die Knospen oder frisch aufgeblühten Blüten mehr Inhaltsstoffe, mehr ätherische Öle. Aber auch so sind sie herrlich zu verwenden. Die Bienen haben das ihrige getan und im Herbst dürfen wir uns so auch an den Hagebutten laben. Die Dornenhecke wird als unterbewusste Weiblichkeit, die zum Schatten wird, bezeichnet (nach C.G. Jung). Schon bei den Kelten und Germanen galt sie als heilig. Die Wildrose war einer der Pflanzen, die ich mir für meine Abschlussarbeit[6] der Kräuterausbildung genauer angesehen habe. Ich habe mir vier Pflanzen ausgewählt, die meine Blicke auf sich ziehen, die mich besonders anziehen und erfreuen. Dabei habe ich mir Zeit für diese genommen und mich mit ihnen umgeben. Die Wildrose ist in ihrem Bestand eine Dornenhecke, die ich von außen betrachten und umgehen kann, will ich aber in ihre Mitte, so wehrt sie alles ab. Sie hält die Ihrigen im Schutzraum fest und bewahrt sie. Beim Sammeln der Blütenblätter sind meine Kinder oftmals mit dabei. Sie lieben den Duft wie ich. Immer wenn alles nach den Rosen duftete kamen wir nach Hause und hatten das Bedürfnis einfach miteinander zu kuscheln. Die Apfelrose ist für mich die Zeit und manchmal auch die Erinnerung, sich nur um die Seinen zu kümmern und dies zu genießen.

Ein Müller mahlt das Korn zu Mehl. Dafür ist er von Wind und Wasser abhängig, die die Mühlen antreiben. Es sind die Urgewalten, die er braucht, um das lebensnotwendige Mehl zu mahlen. „Und habet ihr Mehl so hat‘s keine Not“ heißt es im Kinderlied. Die Müller waren früher angesehene Leute, galten auch als verwandt mit Magiern und Zauberern, wie es vor allem bei Krabat von Otfried Preußler durchkommt. Sie waren oft Kundige und galten als die Naturversteher, als Wandler, als Alchemisten. Der Müller im Märchen prahlt mit seiner Tochter, die das Wissen der Alchemie, aus Stroh Gold spinnen zu können, verstehe. Dabei kann er es nicht und sie kann es auch nicht.

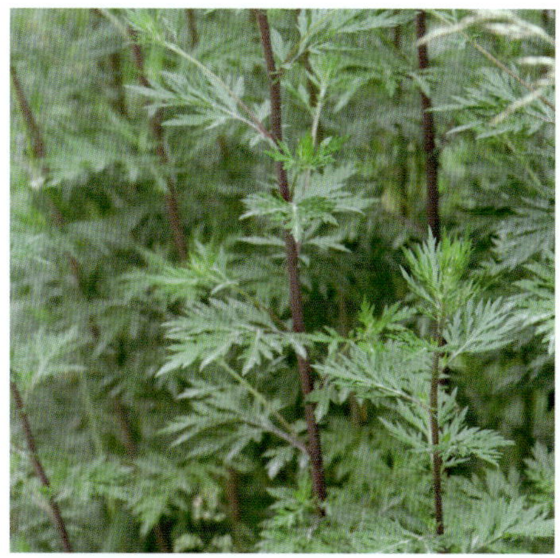

Zum Heu kommt nun der Beifuß. Er macht die fette Gans erträglich, hat aber auch so ein wunderbares Aroma, Artemisia vulgaris wird er botanisch bezeichnet. Vulgaris steht für gewöhnlich und tatsächlich findest du ihn überall. Am Waldesrand ist er sehr gern. Eine Pflanze kann an ihren Rispen bis zu 700.000 Blüten tragen. An Johanni als Gürtel gebunden und mit ihm über Feuer gesprungen vertreibt er Böses und zieht Gutes an. Den Gürtel mit dem Bösen verbrennt man hernach. Als Mutter aller Kräuter, Artemisia, als die Göttin mit den drei Gesichtern, als Besenkraut bezeichet man diese Pflanze. Beifuß enthält den Wirkstoff Artemisinin, der zur Behandlung von Malaria eingesetzt wird. Es gibt gegen Malaria-Arzneien bereits Resistenzen, die aber nicht auf den Wirkstoff im Kraut wirken. Beifuß in Öl ausgezogen ergibt ein wärmendes Öl, das gut bei Unterleibs- und Gelenkschmerzen hilft. In unser Kissen geben wir Beifuß und nutzen seine entspannende Kraft auf unser Nervensystem. Schlaffördernd und beruhigend wirkt dieses Kraut.

Die Müllerstochter ist die weibliche Alchemistin, die aus dem Abfall der Ernte, dem Stroh, etwas in Gold spinnen könne. Sie selbst ist aber nicht mehr im Einklang mit der Natur, sie ist ihrer Kräfte nicht mehr fähig. So spinnt das Rumpelstilzchen für sie. Sie ist eine Frau, die tut, was der Vater ihr schafft. Sie wird zur Königin, weil der König es entscheidet. Ihre Stimme, ihre Meinung, ist nicht existent. Sie, als Frau, folgt.

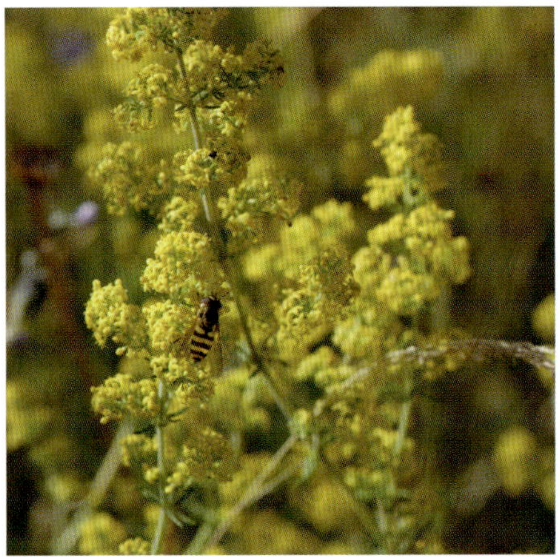

Das Echte Labkraut – Galium verum wird schon durch seinen Namen aus der Gruppe der Labkräuter emporgehoben – Galium verum. Wenn es das „Echte" gibt, gibt es auch andere. Dazu zählt zum Beispiel das Sumpf-, das Wiesen-, das Wald- und das Kletten-Labkraut. Sie alle zählen zur Familie der Rötegewächse, übrigens auch der Waldmeister, die ihren Namen wiederum von der rötlichen Farbe haben, die ihre Wurzeln beim Färben erzeugen. Der Name Galium stammt von „gala" aus dem Griechischen und heißt Milch. Zur Milchgerinnung verwendete man das Labkraut. Darin enthalten ist ein Labferment. Traditionell wird zum Gerinnen ein Enzym aus dem Kälbermagen hergenommen. Heute verwendet man übrigens Mikroorganismen. Als Bettstrohkraut wird es auch bezeichnet. Früher legte man es den Wöchnerinnen und Säuglingen mit ins Bett. Es sollte Dämonen und böse Geister fernhalten, wirkt aber auch beruhigend, schlaffördernd und desinfizierend. Das Echte Labkraut blüht gelb. Man sagt, Maria habe es Jesu in die Krippe gelegt und daraufhin habe es gelbe Blüten bekommen. Das Echte Labkraut gilt als herzöffnendes Kraut. Wärme, Geborgenheit und die Kraft der Sonne sind in seinen gelben Blüten gesammelt. Cumarin ist im Kraut eingelagert und entspannt uns. Zur Ruhe kommen mit offenem Herzen, dafür geben wir das Labkraut mit in unser Kissen.

Rumpelstilzchen ist ein Naturgeist. Er wird als kindliches Wesen mit den Zügen des Alters dargestellt. Er besitzt die Fähigkeiten der kindlichen Neugier, der Unvoreingenommenheit und der natürlichen Beziehung zur Natur mit dem Alter, aber er vereint auch das Wissen, die Weisheit des Alters. Als dieser Naturgeist kommt er unaufgefordert zur Müllerstochter, um ihr beizustehen. Er macht es nicht umsonst, er möchte einen Lohn haben. Aber wenn wir uns anschauen, was der Lohn ist, so sehen wir, dass es das Halsband der Müllerstochter ist, bestimmt nicht wertvoll und nicht damit aufzuwiegen, was er an Gold spinnt. Doch ohne Verhandlung sagt er ja. Ein Halsband, eine Halskette steht in Märchen gern für Würde, für das Tragen eines Amts. Dann gibt sie ihm den Ring. Der Ring ist ein Zeichen der Treue, der Vereinbarung. Dann hat sie nichts zu geben und verspricht ihm ihr Kind.

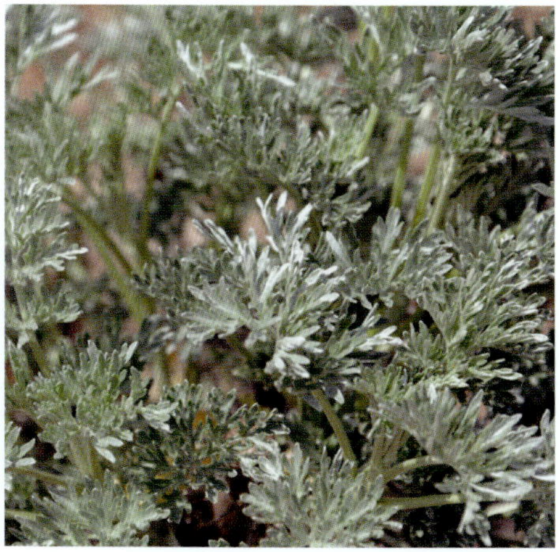

Der große Bruder des Beifuß ist der `Wermut – Artemisia absinthum`. Beide sollen in der Schwangerschaft nicht angewendet werden, da sie wehenfördernd sind. Aus dem Wermut wird der Schnaps Absinth gewonnen. Van Gogh soll sich in einem Rausch dabei das Ohr abgeschnitten haben. Kräuterpfarrer Künzle (1857–1945) schrieb: „Ist einer grün wie ein Laubfrosch, mager wie eine Pappel, nimmt täglich ab an Gewicht und Humor und wirft keinen Schatten mehr, der probiere es mit einem Teelöffel voll Wermuttee alle 2 Stunden." Auch Hildegard von Bingen schreibt über den Wermut als „wichtigsten Meister gegen alle Erschöpfungen". Wermut enthält so viele Bitterstoffe, dass schon ein Tropfen genügt, um alles bitter zu machen. Genauso gibt es auch Momente, die eigentlich perfekt wären, aber irgendetwas lässt die ganze Sache bitter erscheinen, dann spricht man vom „Wermutstropfen." Absinth nennt man auch das „Gift der grünen Stunde". Einige Künstler haben von diesem Gift, dem Absinth, ordentlich getrunken. Dieses Getränk wurde im Algerienkrieg von den Franzosen prophylaktisch gegen Ruhr und Malaria eingesetzt. Man sagt nach der Rückkehr aus dem Krieg hat Absinth den Soldaten beim Vergessen geholfen. Im 1. Weltkrieg wurde er 1915 von der französischen Generalität aufgrund des enormen Missbrauchs verboten. Schuld an den Wahrnehmungsveränderungen ist der Wirkstoff Thujon. Dieser löst sich nicht im Wasser, also auch nicht im Tee oder in der Tinktur. Erst durchs Schnapsbrennen mittels der Destillation löst sich der Stoff aus dem Pflanzengut. Wir geben die bittere Note mit in unser Heukissen und fügen so nicht den bitteren Tropfen, sondern den anregenden Duft hinzu.

Als letztes verspricht die Müllerstochter ihr Kind dem Rumpelstilzchen. Als es an der Zeit ist, das Versprechen einzulösen, ist sie Königin und versucht ihn mit allen Reichtümern zu beschenken. Das interessiert das Rumpelstilzchen nicht, es geht ihm also nicht um den materiellen Wert. Es möchte das Kind. Aber auch hier ist das kleine Männlein wieder gnädig und bietet einen Handel an. Den Namen zu wissen, befreit die Königin vom Bund. Den Namen zu kennen, etwas beim Namen zu nennen, das zeugt von Weisheit, von Verbundenheit. Sehen wir Rumpelstilzchen als Naturgeist, dann ist es das Erkennen der Natur, das ihm am Herzen liegt. Wie aber gelangt die Königin zu dieser Weisheit? Nicht durch ihre Verbindung zur Natur, sondern durch Geld und ihre Macht. Wenn nun mit dieser Macht der Name erkauft wurde, dann zerfetzt sich das Rumpelstilzchen selbst. In sich riss es sich entzwei. Es wird nicht genannt, was das Rumpelstilzchen mit dem Kind vorhabe. Vielleicht wollte es auch nur, dass das Kind in ihrem Bezug zur Natur erzogen wird.

Das wohl bekannteste beruhigende und schlaffördernde Kraut ist Lavendel – Lavendula officinalis. Auch von diesem Kraut geben wir in unsere Herzheukissenfüllung etwas dazu. Gern wird dieses Kraut auch bei unruhigen Babys mit ins Bett gelegt. Wir kennen Lavendelcreme, Lavendelbäder, Lavendel gegen Motten im Schrank.
Mit Gold verbinden wir Materielles. Gold ist Geld. Aber vielleicht ist Gold nicht nur im materiellen Sinne gemeint. Wenn die Müller als Alchemisten gelten, weil sie aus Korn mit den Urgewalten das lebensnotwendige Mehl für Brot herstellen, dann ist das eine andere Form von Gold. Aus einem Ausgangsstoff etwas Wertvolles herzustellen, das ist der Prozess, um den es hier geht. Wenn Gold also die Fähigkeit ist, aus etwas Einfachem etwas Besonderes im Einklang mit der Natur herzustellen, dann ist Gold hier etwas Anderes. Wenn wir in unser Heu Rosenblütenblätter, Beifuß, Echtes Labkraut, Wermut und Lavendel hinzugeben, dann machen wir aus dem Heu etwas Besonderes. Wir nutzen unser Wissen, unser Gespür und unsere Fähigkeiten und vermischen mit unseren Händen das Heu mit besonderen Kräutern und durch unser Tun wird nicht das Stroh, sondern das Heu in unseren Händen zu Gold, zu unserem Herzgold – in Kissenform.[7]

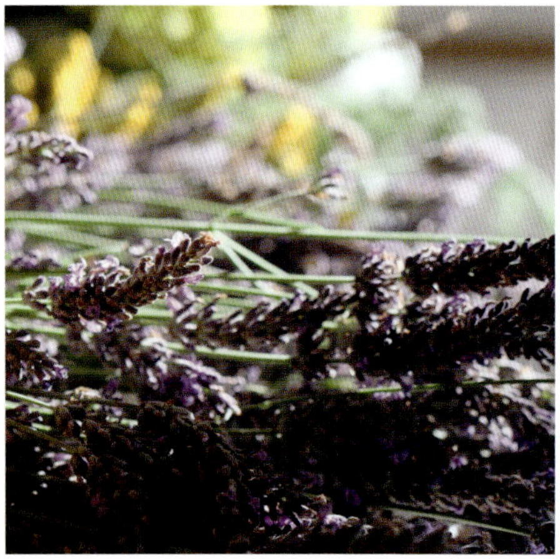

Auch gegen Zecken hilft uns das ätherische Öl aus dieser Pflanze. Pur aufgetragen ist es sehr intensiv. Besser ist es das ätherische Öl in eine Pflegecreme mit einzuarbeiten. Auf 100 ml Creme einfach 15 Tropfen ätherisches Öl träufeln und gut einrühren.

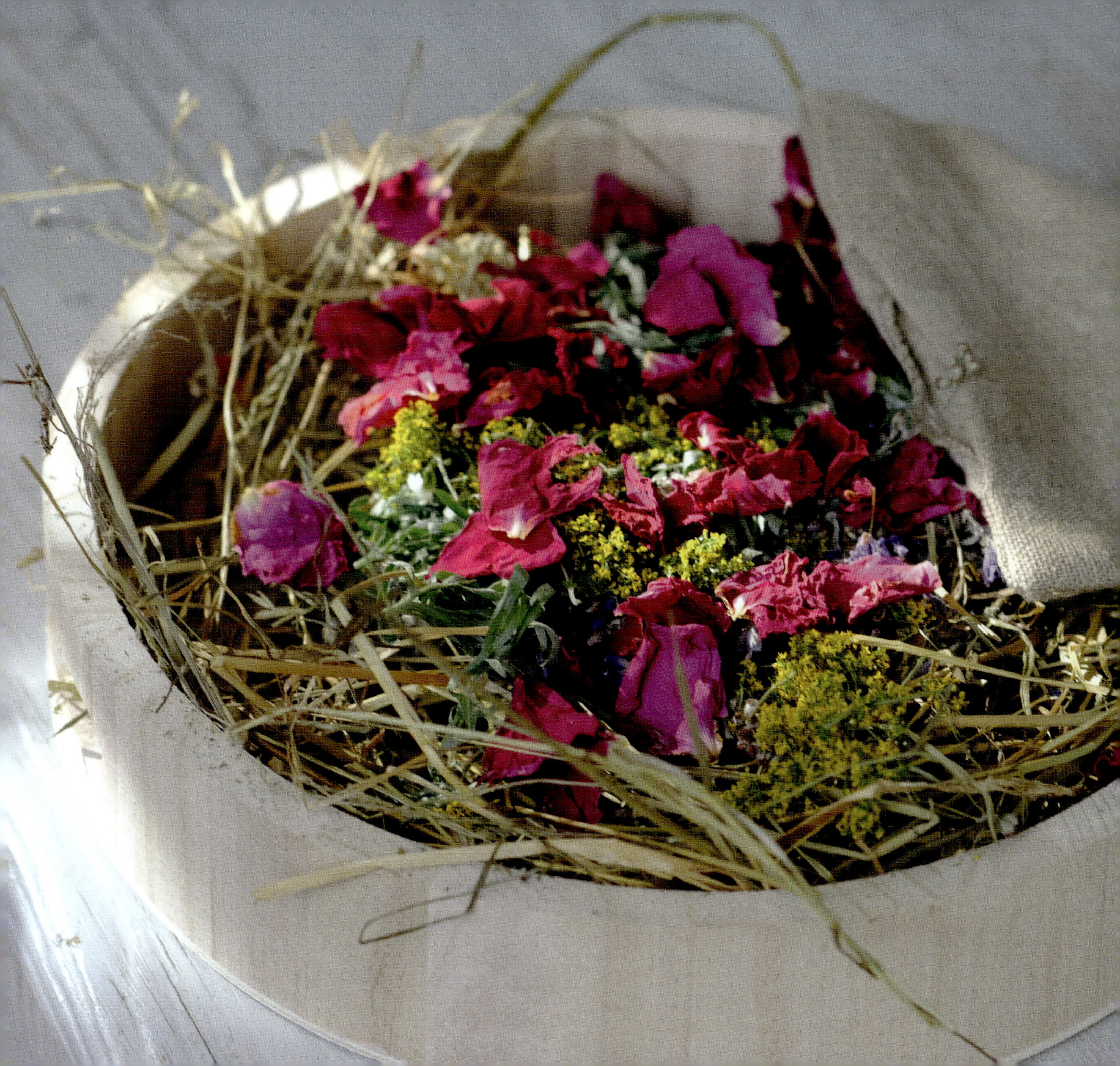

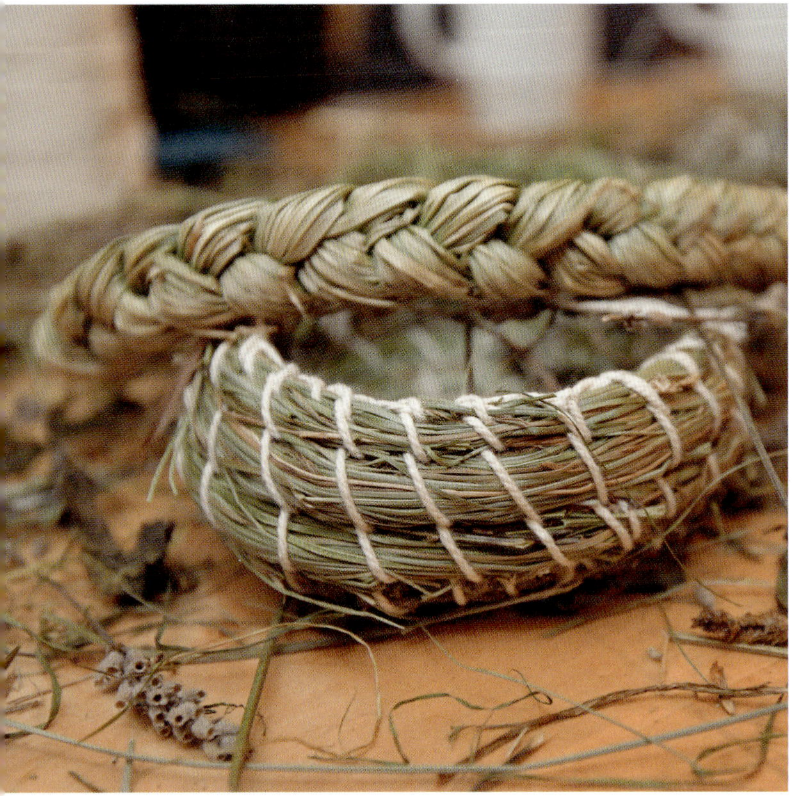

Körbe flechten

aus Kräutern

Von manchen Dingen hört man und möchte sie gern haben – oder gern selber machen. So war es bei mir mit den Kräuterkörben. Ich habe mich umgesehen und wollte einen Kurs besuchen, aber es hat irgendwie nicht gepasst. Dann habe ich ein Buch zu Kräuterkörben geliehen bekommen und losgelegt. In meiner Ausbildung haben wir aus Feenrutschergras einen Zopf geflochten, den man früher zu Brotkörben weiter verarbeitet hat. Dieser Zopf liegt seitdem bei mir herum. Daher habe ich von diesem Gras eine ordentliche Menge gesammelt, auch vom Lavendel, der Zitronenmelisse, den Pfefferminzen, dem Beifuß, dem Wermut und von anderen Kräutern. Wenn das Pflanzengut etwas starr ist, kann man sie am Vorabend in ein feuchtes Tuch legen und über Nacht anziehen lassen. Bisher habe ich aber nur einmal Beifuß befeuchtet. Alles andere getrocknet und bei Bedarf mit einer flachen Zange angeknickt.

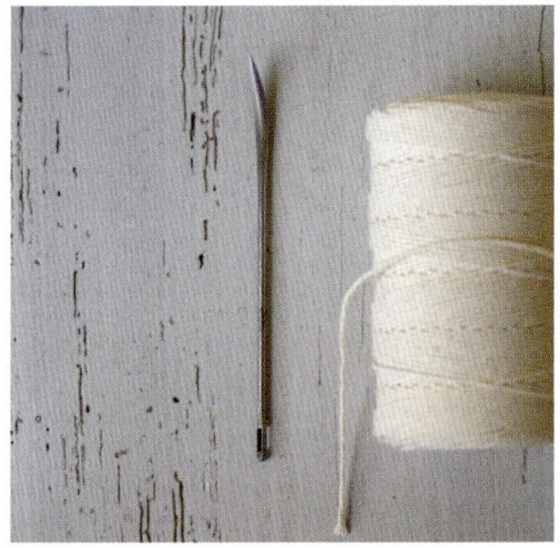

Du brauchst:
Pflanzenmaterial, getrocknet, ggf. angefeuchtet
Faden, 1–2 mm
Packnadel

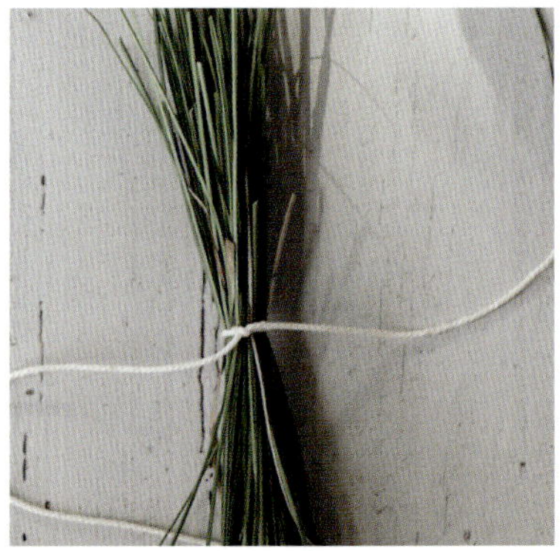

Der Anfang
Am Anfang ist ein Knoten. Dafür nimmst du ein Büschel,

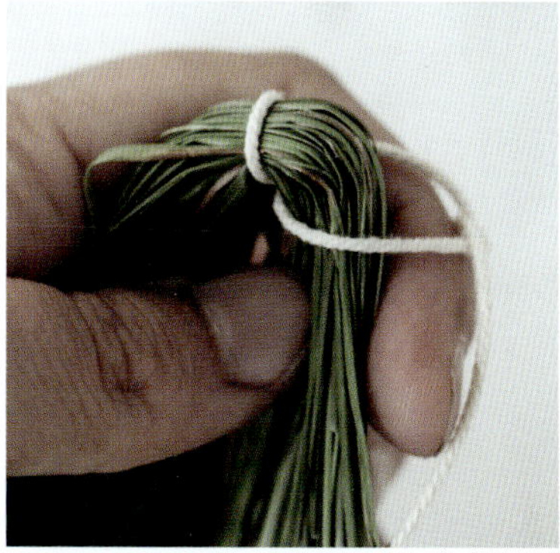

etwa fingerdick, und bindest es mit einem Faden fest.
Für einen runden Korb machst du nun möglichst am Ende einen Knoten, bei dem der Faden mit eingearbeitet ist. Um diesen beginnst du dich dann „herum zu schnecken".

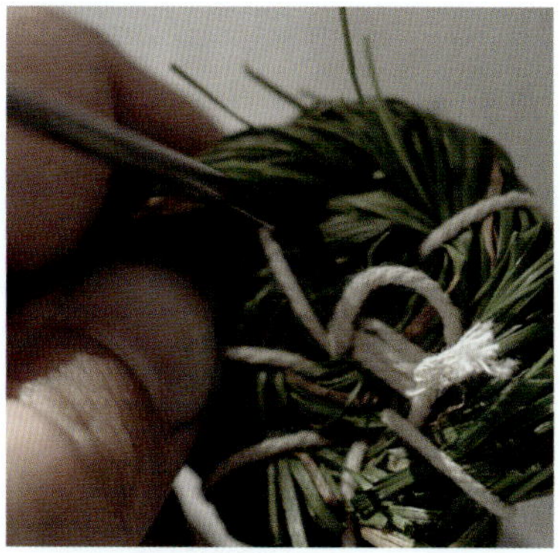

Für einen ovalen Korb legst du das Pflanzenmaterial doppelt. Verbinde die beiden Stränge mit dem Faden.

Beginne dann reihum den Boden zu flechten. Dabei stichst du immer in den vorhergehenden Kreis ein und zurrst wieder einen Teil fest. Wenn du etwas

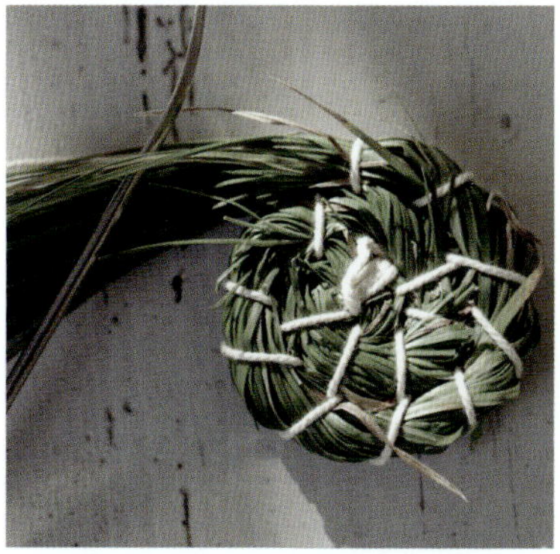

erfahrener bist, kannst du auch ein schönes Muster aus dem Faden machen. Für das erste Modell muss das aber nicht sein. Es wird auch so schön. Wo genau du die Nadel ansetzt, bleibt dir überlassen. Du kannst immer mittig im vorhergehenden Büschel anfangen, oder mitten durch den Faden der Vorreihe oder einfach immer zwei Reihen nehmen. Je gleichmäßiger du arbeitest, desto gleichmäßiger wird der Korb. So geht das nun reihum, bis der Korb die Größe hat, die du dir für dein Gefäß, Tablett oder Körbchen wünschst. Dann kannst du beginnen langsam in die Höhe zu gehen. Dafür ist einzig und allein die Richtung, die Position, in die du die Kräuterbüschel legst, verantwortlich. Immer wenn du merkst, dein Kräuterbündel wird etwas dünn, dann gibst du Material hinzu. Je gleichmäßiger du das machst, desto regelmäßiger wird dein Korb. Wenn er die gewünschte Form erreicht hat, fehlt nur noch der Abschluss. Über die Dicke deines Büschels kannst du einen geraden Abschluss erzeugen. Diese letzte Linie steckst du dann mit einem Kreuzstich fest. Das sorgt für gute Stabilität. Anschließend kannst du einen Ast darüberlegen und festmachen, dann hast du einen Griff. Oder du beendest den letzten Strang nicht waagrecht, sondern wölbst ihn nach oben, um einen Griff herzustellen. Oder aber du lässt die Schale wie sie ist. Es ist eine sehr meditative Handarbeit, entspannend und der Kontakt mit den Kräutern ist eine Wohltat. Es ist kein Hexenwerk, einfach machen.

Das Spinnrad

und die Bedeutung im Märchen Dornröschen

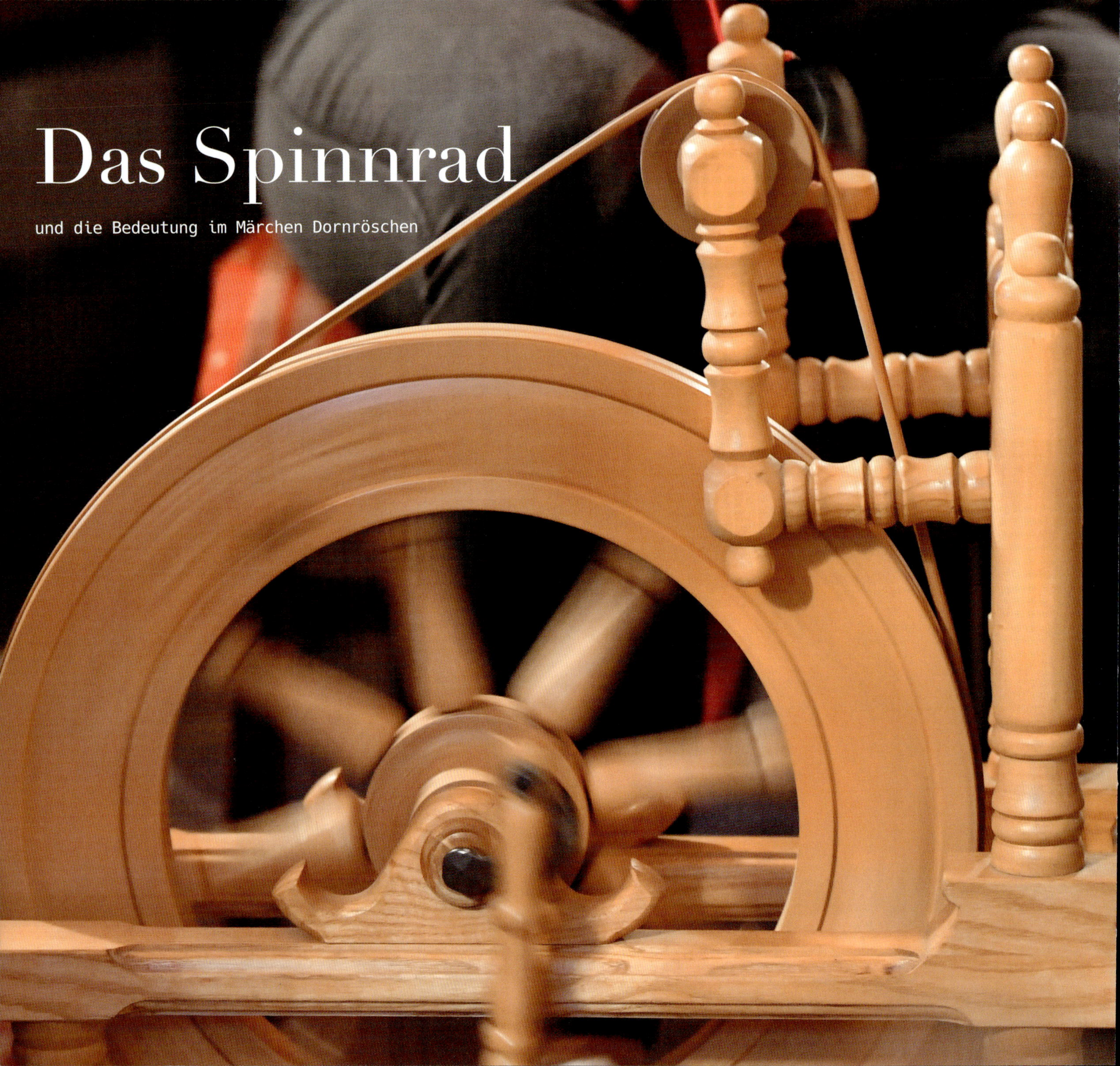

Dieses Buch ist aus der Veranstaltungsreihe „Spinnstub'nabende auf der Schleif" entstanden. Das Spinnen ist eine alte Handarbeit, bei der aus einem Rohmaterial ein Werkstoff wird – der Faden. Aus diesem wird ein Material – der Stoff, den man verwendet, um etwas zu nähen – Kleidung oder zum Beispiel Bettwaren. Spinnen war eine zeitaufwändige Arbeit. Es war während des Jahres die Arbeit der alten Frauen, die die schwere Feldarbeit nicht mehr verrichten konnten. Im Winter in den dunklen Nächten war es die Arbeit aller. Sie saßen an den Spinnrädern, um aus Wolle oder Flachs den Faden herzustellen. Jede Magd erhielt auch einen Teil des Flachses oder der Wolle und musste zu Zeiten, an denen die Herrschaften nicht tätig waren, die Arbeit verrichten, wie es in diesem Spruch auf den Punkt gebracht wird:

> „Spinnen am Abend, erquickend und labend,
> Spinnen am Morgen, bringt Kummer und Sorgen."

Dies kann aber auch ein Hinweis auf eine andere Facette der Spinnabende hindeuten: Wenn wieder einmal der Abend etwas ausschweifender wurde und man statt spinnen mit den jungen Männern schäkerte, so musste man am frühen Morgen, bevor alle wieder an ihre Arbeit gingen, das Spinnrad drehen. Es kam bisweilen zu Ausschweifungen auf diesen Abenden, war es doch eine der wenigen Möglichkeiten, sich im Winter zu treffen.
Spinnen ist heute ein Hobby, etwas, das man machen darf und nicht machen muss. Einen Abend lang dem Spinnrad zu lauschen war meditativ. Das Spinnrad dreht sich zum rhythmischen Treten des Drehbalks, die Spule dreht sich, hin und wieder wird leicht korrigiert. Die Wolle verfängt sich in den Händen und jemand erzählt, dass die Mutter beim Spinnen immer ungewaschene Wolle in der Schürze hatte und regelmäßig hineinlangte, um ihre Finger mit dem Wollwachs zu benetzen.

Mit ihrer pink gefärbten Wolle kam Sandra an und spann am Spinnrad. Es kam auch ein Mann, der noch ein Spinnrad der Mutter auf dem Dachboden stehen hatte. Sandra zeigte ihm das Einfädeln und Ziehen der Wolle. Mit etwas Ölspray musste die Wolle benetzt werden, um beim Hin- und Herbewegen der Spindel nicht zu reißen. Gefärbte Wolle ist gebeizt und somit ohne Lanolin.
Das Spinnen und das Spinnrad wird oft als Schicksalsweberei in Mythen und Märchen verwendet. In den Rauhnächten, den Tagen zwischen Heiligabend und Heilig Drei Könige, denen besondere Kräfte zugesagt werden, steht das Spinnrad still. Es sind Nächte, in denen man das alte Jahr beenden und das neue anlegen kann. In

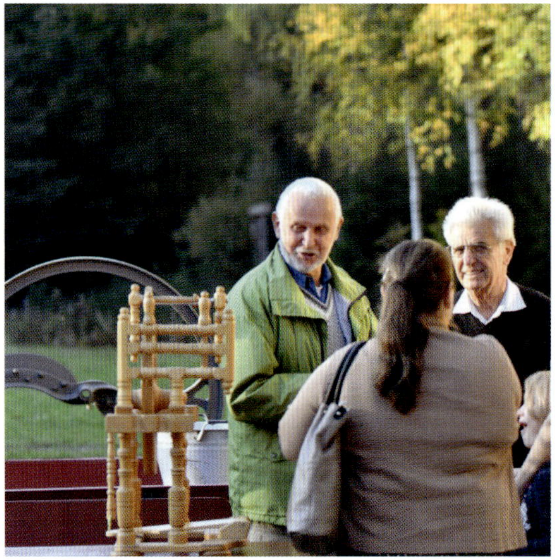

Großmutters Spinnrad ist vom Dachboden geholt worden und wird seit langem mal wieder in Gang gebracht.

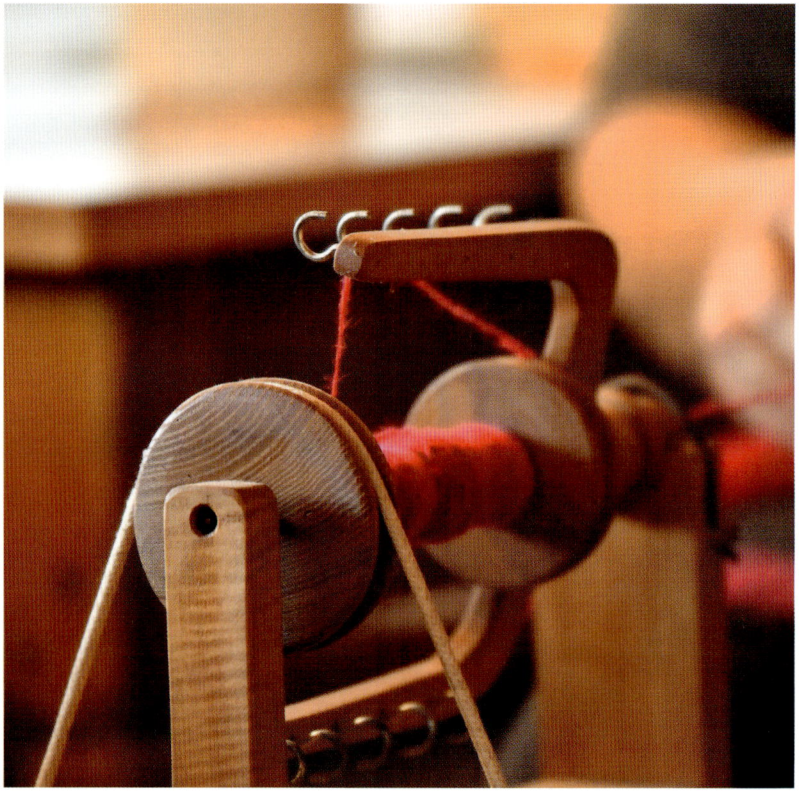

diesen Tagen sollte man weder Wäsche aufhängen, noch Spinnen, um die Geister nicht einzufangen.

Spinn- und Schicksalsweberei liegen nah beieinander. Im Märchen Dornröschen der Gebrüder Grimm gibt es ein Königspaar mit Kinderwunsch. Über einen Frosch, als Übermittler des Unbewussten, erfährt die Königin, dass sie bald in der Hoffnung sein werde. Als das Kind geboren war, wollte der König ein Freudenfest feiern, aber es gab nur Platz für zwölf der dreizehn Feen. Die Zwölf ist eine männliche Zahl, die Dreizehn eine Weibliche. Das bedeutet, dass im Königreich die männliche Kraft dominiert. Die dreizehnte Frau, die nicht geladen war, rächt sich aber mit der Drohung, dass das Mädchen sich mit 15 Jahren an einer Spindel stechen und daran sterben werde. Die letzte Fee hatte ihren Wunsch noch frei und wandelte die Strafe in einen hundertjährigen Schlaf um.

Es geht in diesem Märchen um das Weibliche und das Weibliche in uns. Lebt man eine gewisse Zeit – 15 Jahre nur nach dem männlichen Prinzip, so braucht es wieder eine Zeit, um über das Lebendigsein des Weiblichen in ein Gleichgewicht zu kommen. Die Verbrennung der Spindeln und Spinnräder brachte nichts und das Mädchen stach sich in den Finger und sie und das gesamte Königtum fielen in den hundertjährigen Schlaf.

Das Reich wurde von einer Hecke umgeben, einer Rosenhecke, der weiblichen Pflanze schlechthin. Sie wuchs und wuchs immer höher, bis sie den Turm des Königshauses, der für die Männlichkeit steht, erreichte. Es war genau nach hundert Jahren, da wandelten sich die Dornen in Blumen just als ein Prinz kam. Der Kuss, als Vereinigung und Symbol der Liebe, schafft es, das Weibliche und das Männliche im Gleichgewicht zu vereinen.

Das Märchen sagt uns, wir sollen unsere beide Seiten, die männliche und die weibliche, leben lassen, um dornige Wegstrecken zu vermeiden.

Normalerweise wird die Wolle in heißem Wasser unter Zugabe von Soda gewaschen, um das Fett von der Wolle zu lösen. Belässt man das Lanolin auf der Wolle, ist es Heilwolle. Damit das Lanolin nicht entfernt wird, wäscht man diese maximal mit 50° C warmem Wasser.

Wollschäfchen

Mit Karton schneidet man kleine Vorlagen aus und umwickelt die kleinen Schafe mit Wolle. Die Füßchen einfach an der gestrichelten Linie falten und fertig sind die kleinen Wollschäfchen.

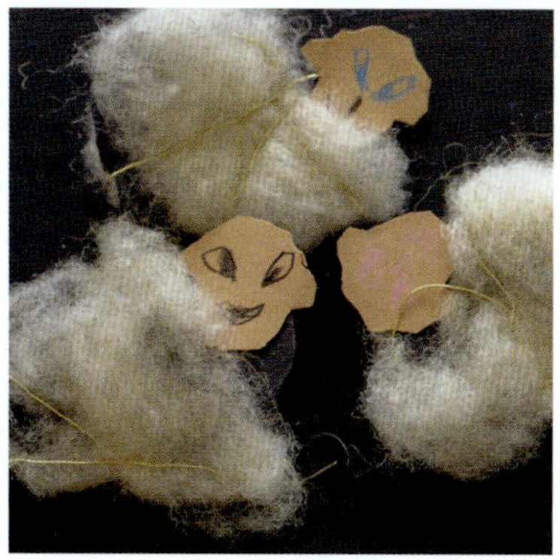

Frauenkräutertee

Einen Moment
für meine Weiblichkeit

Teetrinken ist ein zeremonieller Akt in Japan, England ist bekannt für „It's tea time." Teetrinken ist eine kleine Auszeit, eine besondere Aufmerksamkeit, ein Gefühl der Wärme und ein Moment für dich. Wir mischen unsere eigene Frauenkräuterteemischung.

Den Tee mischen:
4 Teile Eisenkraut
2 Teile Zitronenverbene
1 Teil Apfelscheiben
1 Teil Apfelschalen
1 Teil Holunderblüten
1 Handvoll Hagebutten
(je Kanne, ausgezogen)

Eisenkraut –
Verbena officinalis
Druidenkraut, Eisenhart, Heiligkraut, Junotränen, Merkurblut, Richardskraut, Sagenkraut, Venusader, Wundkraut – an diesen Namen sieht man die kraftvollen Verbindungen zu Göttern, die wir als Hinweise auf ihre Wirkung heranziehen können. Das Eisenkraut ist ein schönes, besonderes Gewächs. Zuerst bildet es am Boden kleine Blätter aus und schnellt dann empor, entwickelt die Blütenstände und sehr klein und fein erblühen sie entlang der Rispe. Es ist wie ein Drahtgeflecht, ein wenig widerspenstig, ich finde auch schwer in einem Bild zu fassen.
Um das Kraut ranken sich so manche Sagen. Josef soll eine Pause im Gras gemacht haben und während der Vater schlief, habe Jesus ihm einen Kranz aus Eisendraht aufgesetzt. Als Josef erwachte, krönte ihn ein Kranz aus Eisenkraut. Bei den Galliern salbte man sich mit Eisenkraut, um alles Gewünschte zu erhalten. Es soll auch bei manchen Kulturen zum Reinigen heiliger Plätze verwendet worden sein und als Amulett getragen zu eiserner Liebeskraft verhelfen. Das Kraut ist nicht nur geschichts-, sondern auch wirkkräftig. Vom Hildegard`schen Zahn-Weh-Wein, der Kneippschen Anwendung bei Keuchhusten, Leber/Nierenbeschwerden und Gelbsucht bis hin zu Migräne lindernder, nervenstärkender Tinktur gibt es zahlreiche Verwendungen. Auch wird Eisenkraut gern für Fußmassagen, als Einreibemittel bei fetter Haut und zur Straffung des Bindegewebes verwendet. Mit Zimt, Nelke und Vanille gemischt ist dieses Kraut ein Ersatz für Schwarzen Tee. Die Eigenheit der Stärke und des Widerstands ist gepaart mit der Feinheit der Sprosse und Filigranität der Blüten. Zart und stark zugleich werden Eisenkrautblätter unserem Tee hinzugegeben für zarte Stärke.

Zitronenverbene –
Verbena triphylla,
Lippia citriodora,
Aloysia triphylla
Die Zitronenverbene ist die Schwester zum Eisenkraut. Ursprünglich beheimatet war

sie in Südamerika. Von da kam sie als Edelpflanze in die Gärten des Adels und verbreitete sich schnell, so dass sie in Bauerngärten anzutreffen war. Sie verschwand wieder und hat heute eine Renaissance in den Gärten und ist selbst als Balkonteepflanze beliebt. Von ihr geht ein starker erfrischender zitronenartiger Geruch aus. Ein wahres Bouquet an ätherischen Ölen: Citral, Geranial, Geraniol, Limonen, Neral, Nerol, Linalool. Die Zitronenverbene aktiviert und beruhigt, sie sorgt für ein angenehmes Wohlgefühl. Als Tee getrunken wird man belebt, ohne müde zu werden und dabei ist man auch noch gelassen. In Teeform oder als Kranz um den Hals gelegt schützt die Zitronenverbene gegen schlechte Träume, sie soll sogar den Liebsten anlocken. Mit ihrem Duft wirkt sie reinigend auf die Atmosphäre und mit ihrer Kraft soll sie allgemein die Wirkung aller anderen magischen Pflanzen verstärken. Mit diesen Eigenschaften wirkt sie auch in unserem Körper. Der Stoffwechsel wird angeregt und bei der Verdauung unterstützt. Krampflindernd und gleichzeitig wehenfördernd findet die Zitronenverbene in Verbindung mit dem Hirtentäschelkraut Anwendung bei der Geburt. Allerdings erst am Ende der Schwangerschaft verwenden![8] Wir geben die Zitronenverbenenblätter hinzu, um einen Spagat von Beleben und Beruhigen herzustellen.

Apfelschalen – Pirus malus

In der Haut des Apfels verbergen sich zahlreiche Inhaltsstoffe. Die Haut ist der Schutzmantel der Frucht und bemüht sich, das Innerste zu schützen. Bei Nervosität und geistiger Erschöpfung wird der Tee gern angewendet. Wir geben die Schalen zu unserem Tee für geistige Frische.

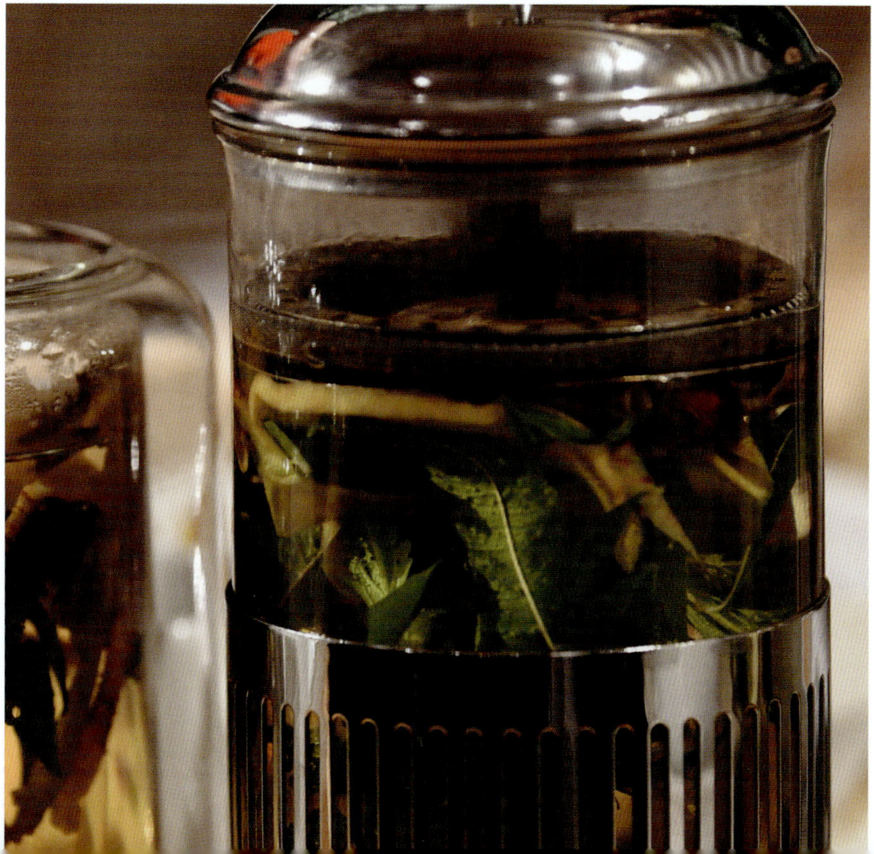

Apfelscheiben – Pirus malus

Auch das Innerste des Apfels geben wir hinzu. Darin enthalten ist der Wirkstoff Pektin, das wir unter anderem als Geliermittel kennen. Es ist der Stoff, der sich in Verbindung mit Sauerstoff braun verfärbt. Mittlerweile wurde Pektin aus manchen Sorten herausgezüchtet. Dabei ist dieser Stoff innerlich bei Magen-Darm-Angelegenheiten und Entzündungen der Magenschleimhaut anzuwenden. Aber auch als Wundheilmittel kann Pektin verwendet werden. Die Oma hat auf schlecht heilende Schürfwunden gern einen Apfel gerieben, braun werden lassen und dann auf eine Mullkompresse aufgetragen. Dies bitte nicht auf offenen Wunden anwenden. Aber auch bei Hautausschlägen und Akne kann die Auflage helfen. Wir geben den Apfel zu unserem Tee im symbolischen Sinne. Wir fügen ihn hier als Symbol der Fruchtbarkeit, der geistigen und körperlichen, hinzu, auf dass unsere Gedanken und Ideen schwanger werden dürfen.

Hagebutte – Rosa rugosa

Die Früchte der Hagebutte kann man einfach frisch von der Hecke ernten und „auszutzeln“, also daran nuckeln und das Fruchtmark heraussaugen. Diese Frucht kann man zu recht als Superfood bezeichnen, sind in ihr viel Vitamin C, Vitamin B, Vitamin A, Fruchtsäuren, Lävulose, Dextrose, Apfelsäure, Milchsäure und Oxalsäure enthalten. Für eine Kanne Tee nehmen wir eine kleine Handvoll Hagebutten und zerstoßen sie. Möglichst klein geben wir sie in heißes Wasser und lassen die Hagebutten 10–15 Minuten bei schwacher Hitze ausziehen. Es verfärbt sich tiefrot. Dieses Auszugsverfahren verwendet man, um die fest gebundenen Wirkstoffe zu lösen. Auch Wurzeln kocht man so am besten aus, wie zum Beispiel die Brennnesselwurzel. Wir geben den Hagebuttenauszug in unseren Tee als Vitaminbombe.

Holunderblüten – Sambucus nigra

Im Phänologischen Kalender leiten die Holunderblüten den Frühsommer ein. Der Holunder ist hierbei eine Zeigerpflanze und sagt „Jetzt geht‘s mit dem Sommer los!“ Jede Saison hat eine Zeigerpflanze, die deine Jahreszeiten an deinem Ort einläutet[9]. Holunderblütentee ist vor allem als Schwitzetee im Winter bekannt. Schweißtreibend, blutreinigend und schmerzlindernd fährt er die Körpertemperatur hoch, um so Bakterien und Viren auszuschwitzen. Auch im Alltag kann man diesen Tee trinken, er verhilft dir zu einem starken Immunsystem. Als Kompressen kann man ihn auch bei Kopfweh anwenden. Als Wickel bei Sonnenbrand oder zur Hautpflege und als Ölauszug sind die Holunderblüten in der Naturkosmetik ein Traum. Zum Beispiel in einem Holunder-Natron-Peeling. Wir gönnen uns die Blüten innerlich, um in uns Wärme ausbreiten zu lassen und das Gefühl von Geborgenheit zu verspüren.

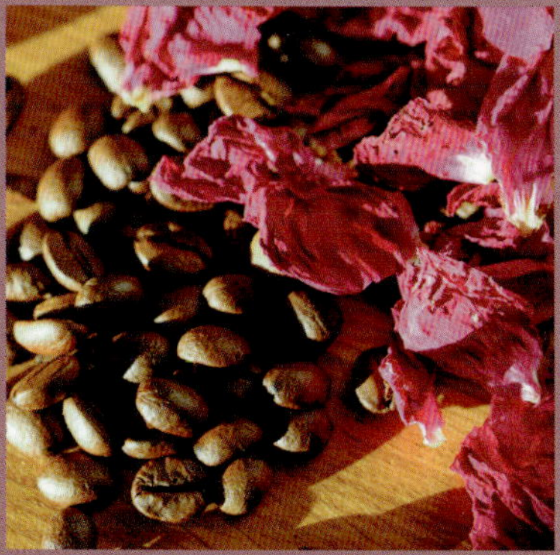

Gesichts Peeling

Kaffee & Wildrose

2 Teile Kaffeebohnen
2 Teile Rosenblüten, getrocknet
20 g Wildrosen-Jojobaöl (Auszug)
10 g Kakaoöl

Kaffee und Rosenblätter in der Mühle oder im Mörser fein pulverisieren. Öl erhitzen und Kakaobutter darin schmelzen. Das Pulver damit verrühren, in kleine Tiegel füllen und erkalten lassen. Dann den Deckel darauf geben und beschriften nicht vergessen. Haltbar mindestens 6 Monate. Kühl und dunkel lagern.
Die feine Körnung peelt unsere Haut und macht sie aufnahmefähig für die wunderbaren Inhaltsstoffe.

Holunderblüte & Natron

2 Teile Natron
2 Teile Holunderblüten
20 g Holunderblüten-Jojobaöl (Auszug)
10 g Sheabutter

Natron mit den Holunderblüten in der Mühle oder im Mörser fein pulverisieren. Den Holunderblüten-Ölauszug erhitzen, aber nur bis 35° C, der Schmelztemperatur der Sheabutter. Das Natron-Kräuterpulver einrühren und in kleine Tiegel füllen. Nicht zu große nehmen, lieber mehrere kleine, damit das Peeling länger haltbar ist. Auf die erkaltete Masse den Deckel darauf geben, beschriften, kühl und dunkel lagern. Haltbar 6 Monate.

Nagel Creme

2 EL Wildrosen-Jojobaöl (Auszug)
3 EL Sheabutter
1 EL Kokosöl
1 EL Honig
2 TL Hagebuttenkernöl
5 Tropfen Rosenöl

Sheabutter und Kokosöl über dem Wasserbad erhitzen und sowohl Honig als auch Hagebuttenkernöl einrühren. Sobald sie anfängt, leicht fest zu werden, gibst du das ätherische Öl hinzu. Dann verquirlst du mit dem Pürierstab die ganze Masse, bis sie cremig und leicht zu verstreichen ist. Abfüllen und komplett erkalten lassen. Kühl und dunkel lagern. Haltbar 6 Monate. Bei strapaziertem Nagelbett oder kleinen Hautfetzen anwenden.

Altes lösen und in neuer Frische erblühen

Orangen-Efeu-Scrub

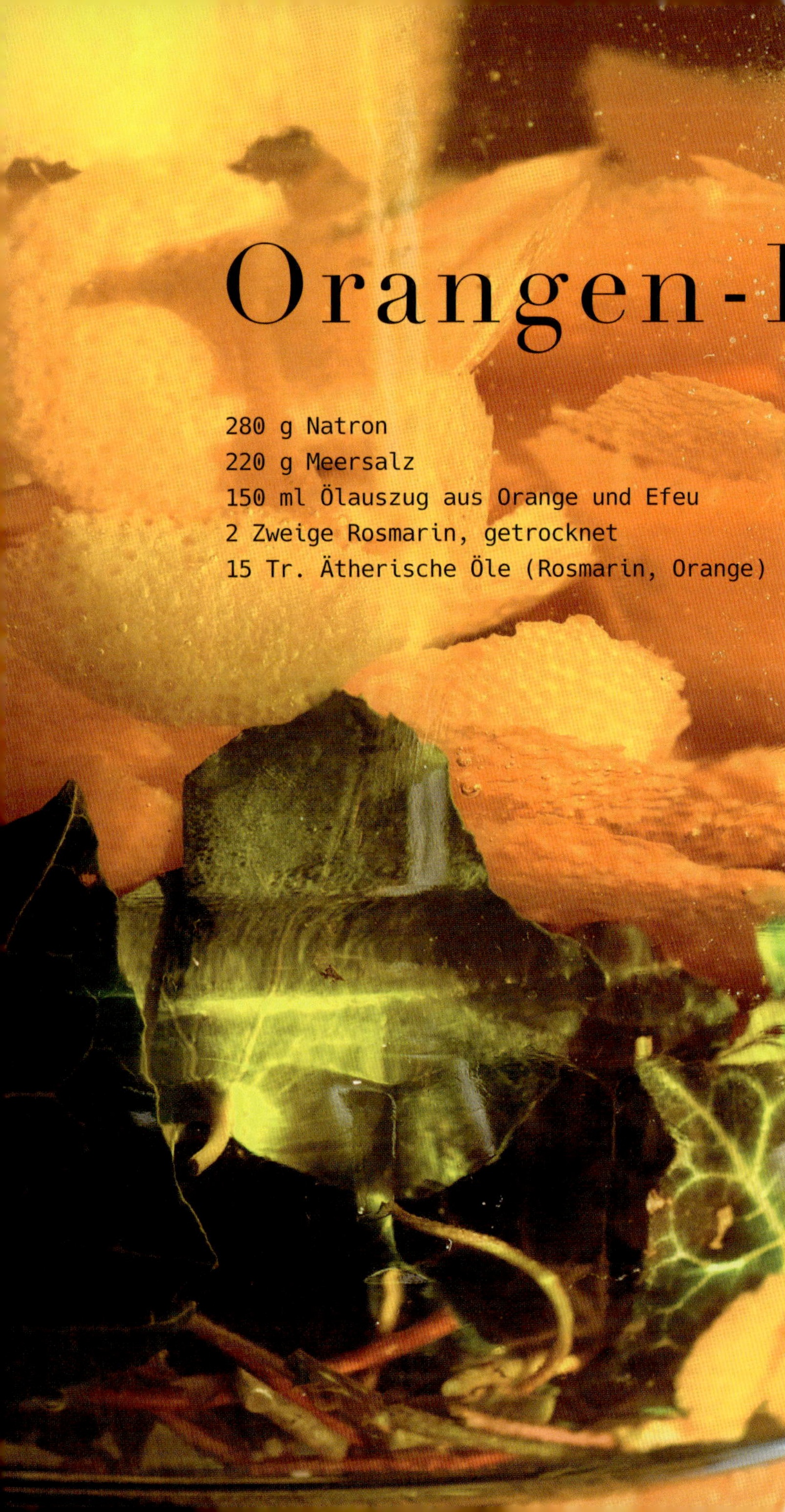

280 g Natron
220 g Meersalz
150 ml Ölauszug aus Orange und Efeu
2 Zweige Rosmarin, getrocknet
15 Tr. Ätherische Öle (Rosmarin, Orange)

Wir mischen Natron und Meersalz im Verhältnis 2:1. Dann geben wir den Ölauszug dazu und schneiden den Rosmarin schön klein. Alles verrühren wir und geben dann ätherisches Öl der Orange und des Rosmarins zur Verstärkung hinzu. Gut verrührt geben wir die Mischung in Gläser und können dieses Scrub als Trockenmittel zum Haut abreiben verwenden oder beim Baden als Peeling.

Natron

Antibakteriell, adstringierend und entzündungshemmend wirkt Natron. Es reduziert Unreinheiten, beseitigt abgestorbene Hautzellen, wirkt basenbildend und schonend. Natron reguliert den pH-Wert der Haut und lässt sie besser atmen. Dadurch wird die Faltenbildung reduziert. Außerdem regt Natron allgemein die natürliche Talgproduktion an. Naturnatron kommt als Mineral selten vor. Das hier verwendete Natron wird aus natürlichem Kochsalz über eine chemische Reaktion hergestellt. Gern wird es auch in Deos verwendet, da es geruchshemmend wirkt. Übrigens hilft auch ein Esslöffel Natron im Kühlschrank gegen Gerüche.

Meersalz

Desinfizierend und voller Mineralien wirkt das Meersalz auch als kleines Scheuermittel. Wir verwenden eine eher feine Körnung für dieses Scrub.

Alte Hautschuppen werden durch Natron und Meersalz abgeschrubbt, gleichzeitig die Durchblutung gefördert und die hauteigene Talgproduktion zur Selbstpflege angeregt.

Olivenöl

Antibakteriell, entzündungshemmend, für die Haut schützend und pflegend ist das Olivenöl. Es enthält Antioxidantien, Mineralien und Vitamine. Als gutes Trägeröl eignet es sich hervorragend für einen Ölauszug. Olivenöl dringt langsam und tief ein und fördert die Durchblutung.

Orange – Citrus aurantium

Der Apfel aus China, die Orange, sorgt für gute Laune und Lebensfreude. Sie enthält Polyphenole, die entzündungshemmend, antioxidativ und immunstärkend wirken. Außerdem enthalten sind Vitamin B, das Serotonin freisetzt, ein Glückshormon, und Vitamin C, das auch die Aufnahme von Eisen verbessert. Auch die weiße Haut ist gesund, sie enthält eine Vielzahl an sekundären Pflanzenstoffen. Das aus der Orange gewonnene ätherische Öl wird als belebendes und entspannendes Mittel beigefügt. In unser Scrub kommt die Orange als belebende, vitalisierende, stimmungshebende Frucht.

Efeu – Hedera helix

Immergrün, Wintergrün, Mauerpfau, Baumtod heißt die Pflanze, die sich an Bäumen und Mauern emporwindet. Ihre Beeren sind für uns giftig, werden von Vögeln gern gefressen. Die ganze Pflanze enthält Saponine, vor allem eben in den Beeren sind sie hoch konzentriert. Als Tee kann man Efeublätter verwenden, aber auch hier auf Dosis und Verträglichkeit achten – manche reagieren allergisch. Als Tee wirkt Efeu bei Erkrankungen der Atemwege lindernd, gern mischt man ihn mit anderen Hustenkräutern. Die Efeublätter kann man gut als feines Naturwaschmittel[10] verwenden. Ein weiterer Wirkstoff des Efeus ist das Hederin. Es wirkt gefäßverengend und wird daher auch gern bei Orangenhaut angewendet. Haut und Bindegewebe werden gestrafft. Efeu fängt an zu wachsen und entwickelt je nach Pflanzenstadium unterschiedliche Blätter. Es gibt die dreizackigen, die fünfzackigen, aber auch ovale Blätter.

Rosmarin – Rosmarinus officinalis

Nach Kneipp ist Rosmarin ein Kopfkraut, hilft also für ein helles Köpfchen, indem es die Konzentration und das Erinnerungsvermögen verbessern soll. Die enthaltenen ätherischen Öle sind krampflösend und anregend. Wie das Olivenöl fördert auch Rosmarin die Durchblutung, was Rosmarinöl auch als gutes Massageöl, besonders bei kalten Füßen, ausmacht.

Ätherische Öle – Rosmarin und Orange

Rosmarin und Orange sind beides Stimmungsheber. In ihrer Konzentration als ätherisches Öl verstärken sie die Wirkung der Kräuter und Kräuterauszüge.

Lippenbalsam mit Hagebutte

Für 3 Tiegel à 15 ml
15 g Hagebuttenkernöl
10 g Jojoba-Wildrosenöl
5 g Bienenwachs
10 g Sheabutter
5 Tropfen Rosenöl

Die Öle und das Bienenwachs im Wasserbad erhitzen, bis das Bienenwachs beinah geschmolzen ist. Von der Kochstelle nehmen und unter Rühren abkühlen lassen, etwa auf 35° C. Dann die Sheabutter (alternativ Kakaobutter oder halb/halb) hinzugeben und sobald die Masse am Rand fest wird, das ätherische Öl hinein träufeln. So in kleine Tiegel füllen, erkalten lassen und erst dann den Deckel darauf geben. Kondenswasser am Deckel führt zu Schimmelbildung.
6 Monate haltbar.

Dieser Balsam versorgt unsere Lippen reichhaltig. Auch bei trockenen Hautstellen oder kleinen Schürfwunden, oder zur Narbenheilung kann dieses Öl aufgetragen werden.

Hagebuttenkernöl
In diesem Öl sind reichlich Linol- und Linolensäuren enthalten. Es spendet viel Feuchtigkeit und pflegt die Haut. Gesättigte und ungesättigte Fettsäuren wie Palmitinsäure, Ölsäure, Linolsäure und Linolensäure, Lycopin, Tocopherol bzw. Vitamin E, Beta-Carotin, mehrere B-Vitamine, Vitamin C, Zink, Natrium, Kalzium, Magnesium, Eisen, Kupfer und Phosphor sind Bestandteile.
Das Öl spendet Feuchtigkeit, lindert Juckreiz, revitalisiert und strafft die Haut und hilft außerdem bei Narbenheilung.

Wachs
Wir geben Wachs zur Festigung des Balsams hinzu. Mehr im nächsten Kapitel.

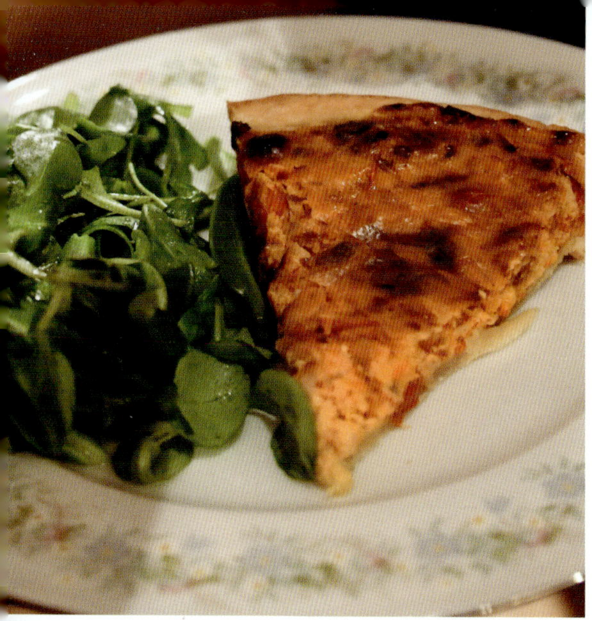

Hagebutten-Kürbis-Tarte

Für den Teig

225 g Dinkelmehl
110 g Butter
1 TL Salz
50 ml Wasser
5 g Hagebuttenkernöl
10 g Jojoba-Wildrosenöl
5 g Bienenwachs
10 g Sheabutter
5 Tropfen Rosenöl

Alles zu einem glatten Teig verkneten. Falls es zu bröckelig ist einfach noch ein wenig Wasser zugeben. Ausrollen und in die Form geben, den Rand 3–4 cm in die Höhe drücken.

Für den Belag

250 g Kürbis
200 g Hagebutten
200 ml Apfelsaft o. Weißwein
1 Orange, Schale
125 g Käse, gerieben
250 g Schmand
3 Eier
Muskat, Salz
Chilifäden

Kürbis sauber machen und raspeln, Hagebutten waschen, Stiele und Blütenkelch abschneiden und die Kerne heraus holen. Alle Härchen wirst du nicht wegbekommen, aber sobald das Grobe weg ist, im Wasserbad noch mal waschen, um die feinen Härchen zu lösen, abgießen und die sauberen Hagebutten abtropfen lassen. Zusammen mit dem Apfelsaft die Früchte 10 Minuten weich kochen. Hier kannst du auch die Chilifäden mit hinzugeben. Wenn du magst, kannst du das auch in Weißwein auskochen. Mit Orangenschale, Salz und Muskat würzen. Zwiebeln in der Pfanne glasig anschwitzen und die Kürbisraspel hinzugeben, eine halbe Stunde bei schwacher Hitze dünsten. Die Hälfte der Hagebutten hinzugeben, den Rest pürieren und ebenfalls mit vermischen. Die Eier, Schmand und Käse verrühren, noch mal gut würzen und zur Kürbismasse geben. In die Form füllen.

200° C – 45 Minuten

Dazu schmeckt ein frischer Salat mit Kapuzinerkresseblüten und Lärchendressing (S. 138).

Man sieht nur mit dem Herzen gut...

Herz Balsam

20 g Eisenkraut-Sesamöl (Auszug)
20 g Marienblatt-Mandelöl (Auszug)
20 g Rosenweihrauch-Jojobaöl (Auszug)
7 g Bienenwachs
10 Tropfen ätherisches Öl Eisenkraut

Alle Öle werden zusammen mit dem Wachs erhitzt, bis es schmilzt. Dann das Gefäß vom Herd nehmen und unter rühren abkühlen lassen. Sobald der Balsam beginnt fest zu werden, gibst du das ätherische Öl hinzu. In kleine Tiegel abfüllen, erkalten lassen und dann verschließen. Mindestens 6 Monate haltbar. Kühl und dunkel lagern.

Der Balsam ist für Meditationen und Momente der Ruhe geeignet. Im Buch Umpflanzen von Renato Strassmann habe ich einmal eine Anwendung von Meditationsbalsam gelesen, die ich seitdem so verwende. Du salbst deine Fußsohlen, mittig, an der Stelle, die den Boden beim Laufen nicht berührt. Dann trägst du den Balsam um und in deinem Nabel, den Solarplexus, auf und auch auf die Vertiefung im oberen Bereich deiner Ohren, der Cymba conchae.[11]

Eisenkraut – Valeriana officinalis
Im Frauenkräutertee hast du davon schon gelesen. Eisenkraut ist stark und fein, zäh und geschmeidig machend, es gibt dir die Härte des Eisens, das du nach deiner Form schmieden kannst.

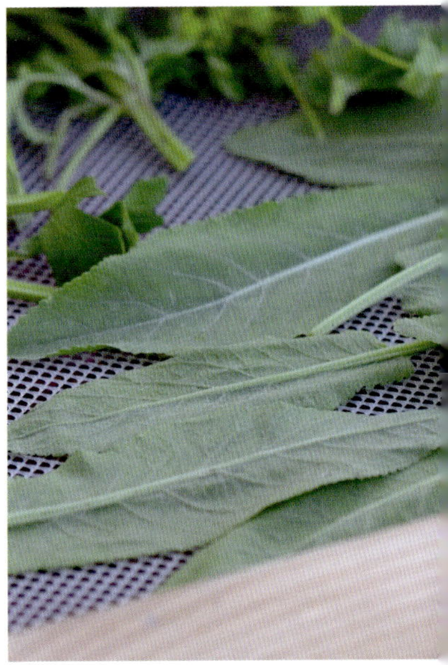

Marienblatt – Chrysanthemum balsamita, Tanacetum balsamita, Balsamita major
Balsamkraut, Frauenminze, Bibelblatt oder Gebetbuchpflanze genannt, auf gut bayerisch „Schmeckblattl". Diesen Namen hat es vom Gebrauch als kleine Erfrischung während der Predigt. Ist sie zu langweilig riecht man daran, um nicht einzuschlafen. Gut schmeckt es als Würze für Eistee. Als Aufguss für ein Bad ist es belebend. Korbblütler-Allergiker sollten es meiden. Die enthaltenen ätherischen Öle können bei manchen Menschen Hautirritationen hervorrufen. Als Tee aufgegossen wird Marienblatt zur Linderung von Kopfschmerzen und Magen-Darm-Beschwerden angewendet, fördert die Menstruation und löst krampfartige Beschwerden während der Periodenblutung. Lösend und anregend geben wir einen Ölauszug davon dazu.

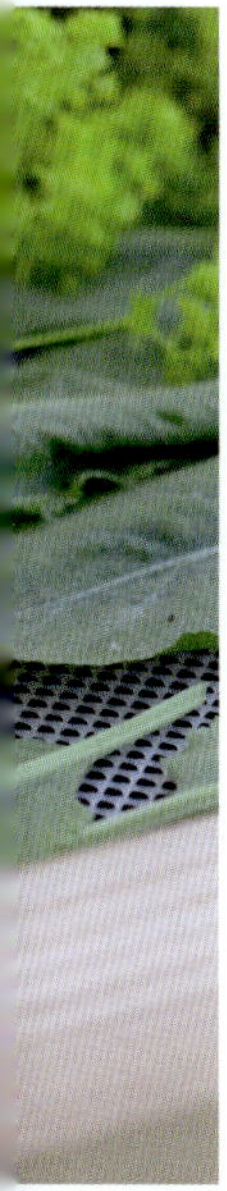

Rosenweihrauch – *Iboza riparia*
Die Blätter werden als Tee in Afrika bei Magenbeschwerden, Erkrankung der Bronchien und Malaria eingesetzt. Die getrockneten Blätter kann man zerreiben und einatmen. Der Duft lindert Kopfschmerzen. Diese duftverströmende Pflanze wird auch gern zum Räuchern verwendet. Dafür schneidet man die Stängel in circa 2 cm lange Stücke. Der Rauch wirkt schützend, reinigend, klärend und harmonisierend. An einem lauen Sommerabend, den die Mücken zum Graus machen, kann dir der Rosenweihrauch gute Dienste leisten. Der Geruch erinnert genau an die beiden Namensbestandteile, an Rose und an Weihrauch. Es ist aber nicht der im Handel erhältliche Rosenweihrauch. Dieser entstand übrigens auf dem Berg Athos. Serbisch-Orthodoxe Mönche sollen Gummi olibanum, mit Ölen, unter anderem Rosenöl, vermischt und verknetet haben. Diese wurden dann zu Rollen geformt und in Magnesium getaucht. Das war dann der Rosenweihrauch. Wir verwenden einen Auszug der Pflanze.

Mit ihrer klärenden und harmonisierenden und schützenden Kraft wird ein Dreibund an Kräutern in den Balsam gerührt. Wenn du dir Zeit für eine Meditation nimmst, dann nimm dir, wie beschrieben, die Kraft der Kräuter mit hinzu und schau, wie sie dich begleiten.[12]

In Milch und Honig baden ist eine verheißungsvolle Wohltat. Wenn dazu noch Rosen und feinstes Rosenöl mit ätherischem Öl hinzukommen, ist es eine einzigartige Auszeit.
Die Milch erwärmen und dabei Honig einrühren. Ein Vollbad einlassen und die Milch-Honig-Mischung hinzugeben. Dann den Wildrosen-Jojoba-Ölauszug mit 5–10 Tropfen ätherischem Rosenöl hinein und selbst direkt hinterher. Entspannen, genießen und nimm dir Zeit für die Ruhe danach. Besonders intensiv ist es, wenn du dich einfach nur einwickelst und langsam trocknen lässt.

1 l Milch
300 g Honig
20 g Wildrosen-Jojoba-Öl
5–10 Tropfen ätherisches Öl

milk & honey

Früchte, Samen und der Bienen Werk versorgen uns im Winter und über das Jahr mit ihren Heilkräften. Die meisten Pflanzen haben ein Jahr lang nur das eine im Sinn – sich zu vermehren. Sie sammeln alles, was sie aufnehmen können, wachsen,

Von den an Sträuchern und Bäumen hängenden Früchten, von den Samen, die bald in die Erde fallen und der fleißigen Bienen Werk.

bilden die Blüte aus, freuen sich auf den Besuch der Bienen und Insekten und entwickeln dann den Samen. Die Fortpflanzung, der Arterhalt, das Weiterbestehen ist ihr Antrieb. Wir haben sie dann, meist im Herbst, vor uns. Die Früchte, die in den Hecken hängen, die Samen, die noch an den Pflanzen sind und bald abfallen werden. Jedes Samenkorn, jedes Fruchtnüsschen trägt in sich das Potenzial eine neue Pflanze zu werden. In kleinen Körnern, Schoten, Kapseln und Beeren ist alles angelegt, was sie für das nächste Jahr brauchen, die Inhaltsstoffe und das Wissen darum – es ist wie bei den Wurzeln. Diese kleinen Kraftpakete sammeln wir. Ob Hagebutten, Sanddorn, Vogelbeeren oder Schlehen, Fenchel, Anis, Wacholder, Pimpernüsse – so vieles kann uns Nahrung, Heilsames und Kreatives sein. Im Herbst ziehen sich auch die Bienen zurück. Nur ein kleiner Hofstaat mit der Königin verbleibt im Winter im Stock. Der Rest stirbt. Sie haben eine Saison lang emsig gearbeitet. Wir haben Honig gehortet, Wachs gesammelt, vielleicht ein wenig Bienenbrot und Propolis ergattert. Früchte, Samen und die Bienen – die Ernte liegt auf unserem Tisch.

Früchte, Samen & die Bienen

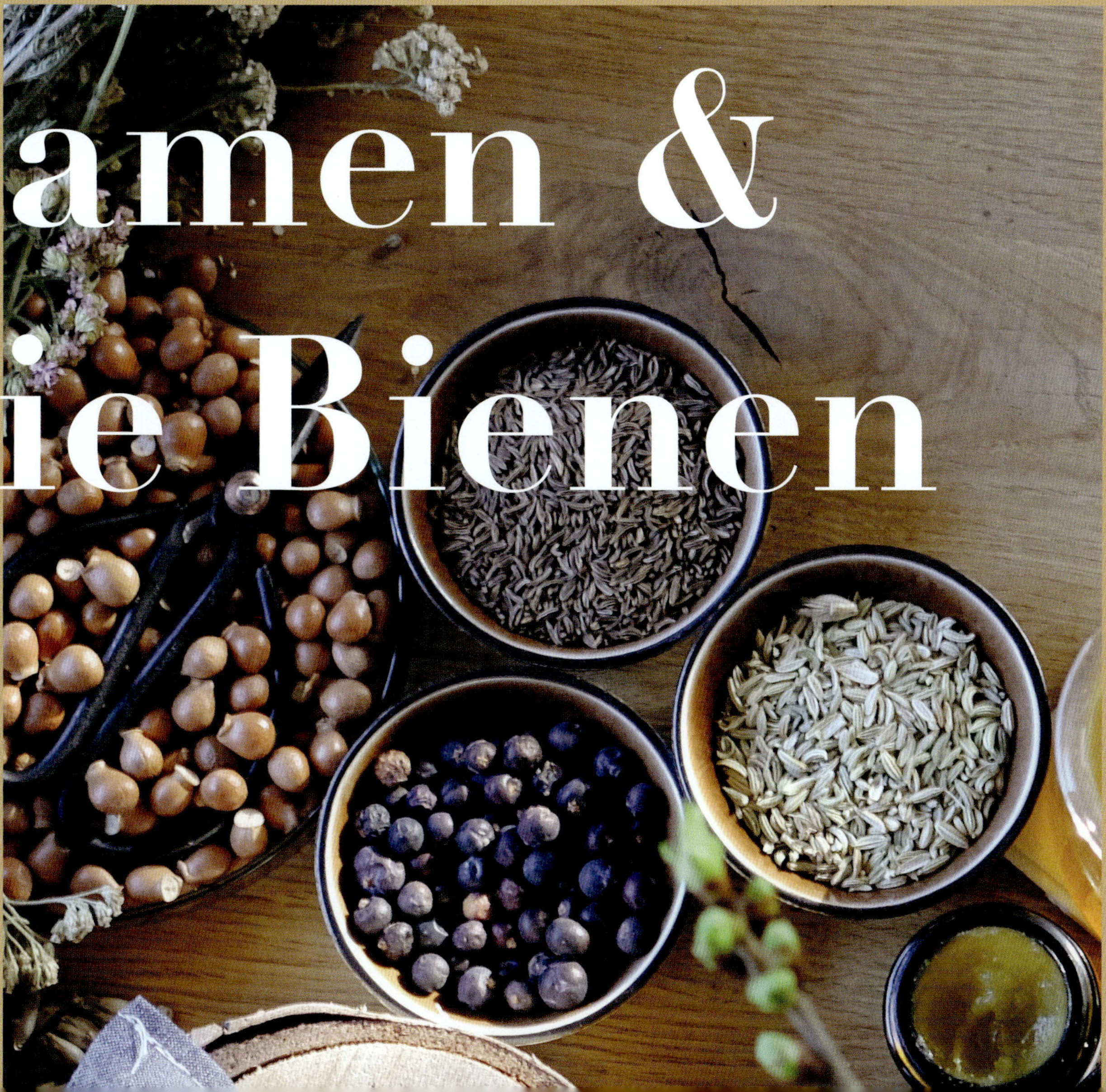

Hagebutte

Rosa rugosa
Rosa canina
Familie der Rosengewächse

Die Hagebutte ist eine Scheinfrucht, die eigentlichen Früchte, das sind die darin versteckten Nüsschen. Die Hagebutte ist auch nur die Bezeichnung der Früchte der Wildrosen, nicht aber der Name einer Pflanze, auch wenn dies öfters so verwendet wird.

Hagbuttenöl haben wir bereits in der Naturkosmetik verwendet. Dabei handelt es sich um Öl, das aus den kleinen Nüsschen gewonnen wird. Sie sind reich an wertvollen Inhaltsstoffen, vor allem an Linol und Linolensäure. Dieses Öl kann auch in der Nahrung verwendet werden. Es zieht schnell ein, regt die Zellteilung an, nährt die Haut und wird auch zur Faltenreduzierung verwendet.

Die kleinen Nüsschen werden in der Volksheilkunde auch gern bei Blasenbeschwerden oder allgemein als Hausmittel zur Blutreinigung eingesetzt. Die Hagebuttenkerne schmecken ein wenig nach Zimt und Vanille. Zur Gewinnung pult man sie aus der Hagebuttenschale heraus. Schale mit Fruchtmark kannst du zu einer wunderbaren Hagebuttenmarmelade weiterverarbeiten. Die Kerne müssen noch von den Härchen befreit werden. Dafür spülst du sie gut unter Wasser ab. Das Wasser kannst du übrigens gern zum Gießen verwenden, für den Abfluss ist es viel zu schade. Die gesäuberten Kerne müssen nun gut getrocknet werden. Wenn du beim Arbeiten von Juckreiz geplagt bist, dann zieh Handschuhe an.
Die getrockeneten Kerne kannst du nun trocken in einem Glas lagern.

Oder du verarbeitest sie weiter – zu Kaffee. Wie man Wurzeln rösten kann, so können auch Kerne geröstet werden (S. 16). Manche Kaffeearten haben auch einen Geschmack nach Zimt und Vanille. Durchs Rösten lockst du diese Geschmacksstoffe noch ein wenig hervor. Allerdings ist dieser Kaffee ein wirklich dünner. Aber probieren kann man ihn auf jeden Fall. Viel häufiger werden die Kerne aber als Blasentee zubereitet, man spricht hierbei vom Kernles-Tee.

Auch die Schalen oder getrockneten Früchte kann man als Tee zubereiten (S. 60). In der Schale der Hagebutte ist reichlich Vitamin C enthalten, 25 g davon decken deinen Tagesbedarf ab. Daneben gibt es ein Wirkstoffspektrum an anderen Vitaminen, Pektinen, Fruchtsäuren und Gerbstoffen, auch Carotinoiden. In der Kräuterkunde zählen sie zu den „Immunboostern". Ein Bad mit Hagebuttensud angereichert, wirkt belebend und ausgleichend auf die Haut. Dafür weichst du eine

An Weihnachten und zum Jahresbeginn eine Hagebutte essen, wendet Pech und Unglück ab, besänftigt das Schicksal. Volksgut

gute Handvoll Hagebuttenschalen über Nacht in einem Liter Wasser ein und lässt sie am nächsten Tag eine halbe Stunde bei schwacher Hitze ziehen. Dann noch mal zugedeckt eine Viertel Stunde ruhen lassen, abseihen und zum Badewasser geben. Wenn dir danach ist, kannst du hinterher deinen Körper mit einer feinen Bodylotion mit Hagebuttenkernöl[13] verwöhnen.

Die Hagebutte hat auch eine interessante Namenszusammensetzung. Hage und butte. Butte ist verwandt mit Butzen und bedeutet so viel wie Kernhaus. „Hage" kann sich auf „hagen" – den Dornbusch beziehen oder auf „hag" – die Hecke. Hexen hießen früher auch hagazussa, die Heckenbewohner oder Heckenwächterinnen. Die Hecke ist hierbei ein trennendes Element, das ein Haus umgibt und Schutz bildet, aber auch eine Trennung zwischen der bewussten und unbewussten Welt darstellt. Die Hexen waren Wissende, die zwischen diesen Reichen vermitteln konnten. Hag im Wort kennen wir auch in einem anderen Wort – behaglich. Wenn wir uns so fühlen, sind wir geborgen. Wenn wir beheckt sind, dann umgibt uns ein Schutzraum, in uns breitet sich ein Wohlgefühl aus.

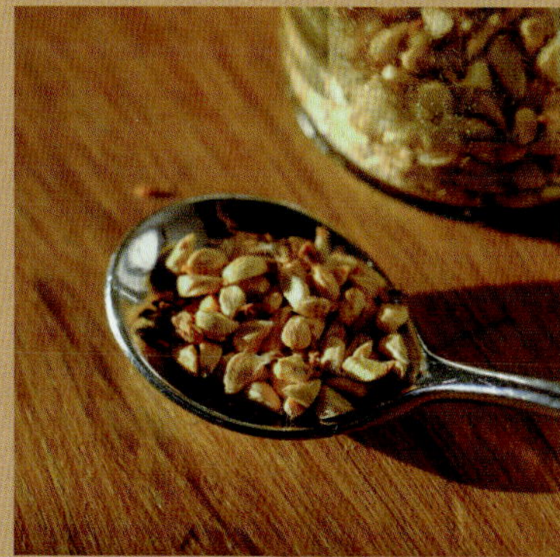

Kernles Tee

1 EL Hagebuttenkerne
250 ml Wasser

Die Kerne mit dem kalten Wasser bedecken und zugedeckt über Nacht stehen lassen. Am nächsten Tag diesen Sud zum Sieden bringen und ca. 20 bis 30 Minuten leicht köcheln lassen. Dann abseihen und genießen. Harntreibend, bei Blasenentzündung.

Die Vogelbeere ist giftig, das sagte man uns als Kinder. Es stimmt aber nicht. Vogelbeeren können, richtig zubereitet, wunderbar schmecken. Der Trick ist das Einfrieren der Früchte. Dadurch werden die Bitter- und Gerbstoffe umgewandelt und die Beeren sind genießbar, wenn auch immer noch mit einer bitteren, sauren Note. Eine Alternative ist auch das Einlegen in Essig über Nacht. Die Früchte können auch nach dem ersten Frost geerntet werden, dann hat die Natur den Umwandlungsprozess vollzogen. Allerdings sind zu diesem Zeitpunkt schon viele Früchte faul oder bemehlt. Daher eignet sich die Gefriermethode meiner Meinung nach am besten.

Vogelbeere

Sorbus aucuparia
Familie der Rosengewächse

Neben den Beeren kannst du auch die Blüten ernten und sie als Würze in Desserts, zum Ansetzen von Likören oder als Tee verwenden, sie haben ein mandelartiges Aroma.
Die Beeren enthalten wie die Hagebutte viel Vitamin C. Daher werden auch sie als „Immunbooster“ oder bei Erkältungskrankheiten in der Volksheilkunde gern verwendet. Am liebsten aber ist mir die Verwendung in der Küche. Einmal getestet macht es richtig Freude, sich Vogelbeer-Küchenexperimenten zu widmen.

Die Vogelbeeren sind eine wichtige Nahrungsquelle für Vögel im Winter. Daher beim Sammeln auch an diese kleinen Gesellen denken. Über 70 Arten lieben diese Früchte.

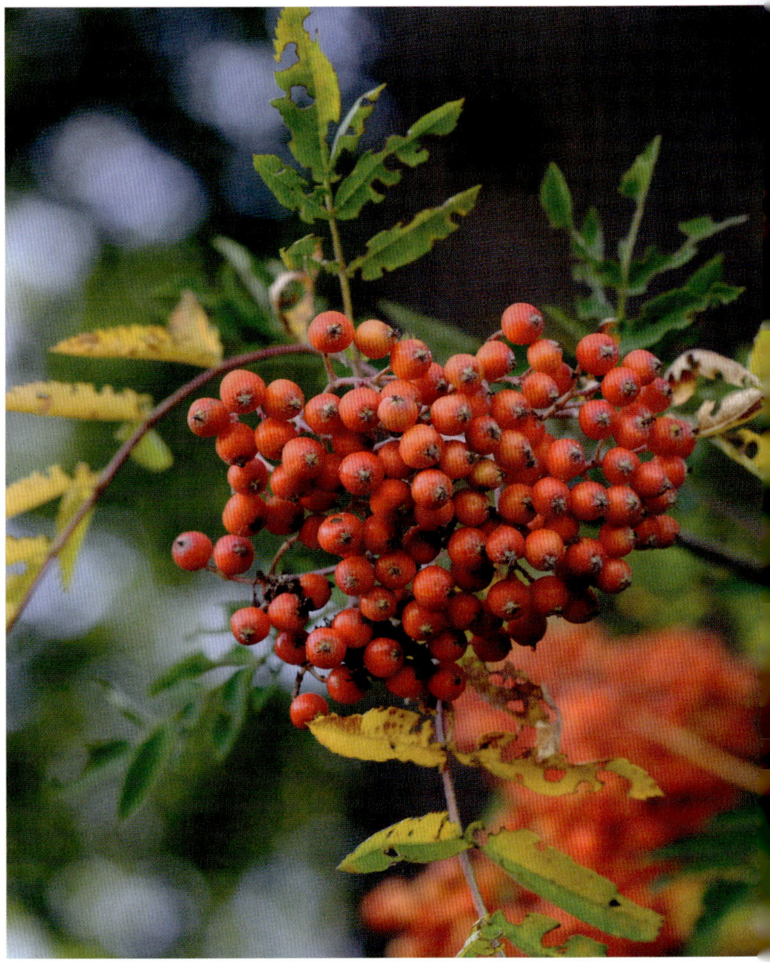

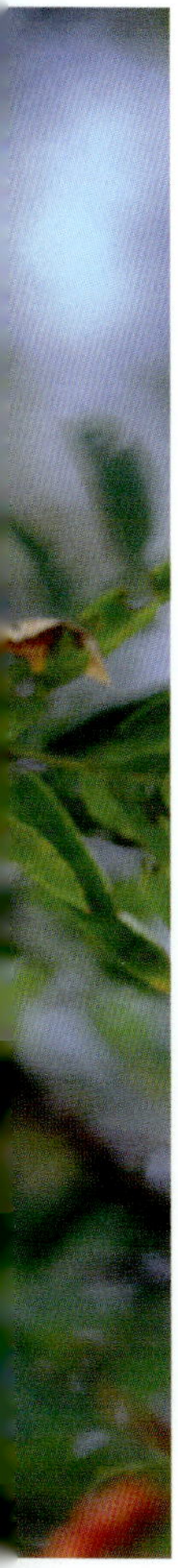

Vogelbeer Essig

0,7 l Weißweinessig
Vogelbeeren
Vogelbeerblüten
Sternanis

Die Flasche gut zu einem Drittel mit Vogelbeeren auffüllen. Wenn vorhanden, ein paar Blüten der Vogelbeere mit hinzugeben und Sternanisrädchen zerhacken, ebenfalls mit hineingeben. Diese Flasche lässt du nun 3–4 Wochen dunkel und kühl gelagert ausziehen. Dann kannst du den Ansatz filtern und in zwei 350 ml Flaschen abfüllen.

Diesen fein aromatischen Essig kannst du wunderbar für Herbst- und Wintersalate verwenden. Hervorragend schmeckt der Essig zum Beispiel als Dressing mit Honig gemischt und über die Rote Beete gegeben.

Die Esche blüht, erst danach entwickeln sich die Eschenblätter.

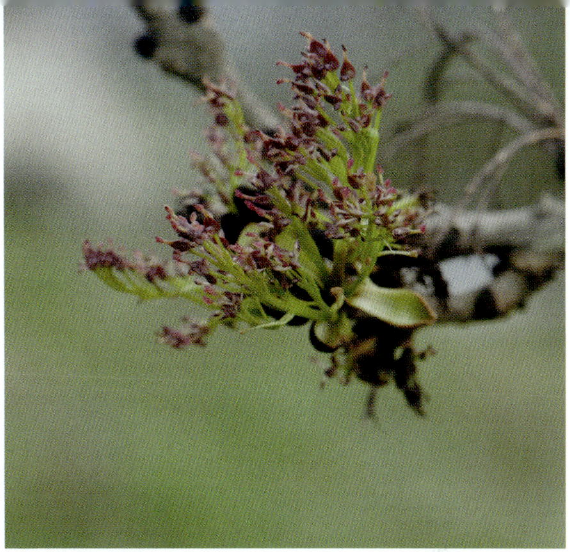

Vogelbeer Eschen-Chai

Handvoll Vogelbeeren
Handvoll Eschenblätter
500 ml Wasser
200 ml Rohrohrzucker
1 Orange
5 Kardamomkapseln
5 Pimentkörner
1 Zimtstange
Chilifäden

Alles aufkochen und zehn Minuten sieden lassen. Filtern und im Kühlschrank aufbewahren. Zügig aufbrauchen. Willst du ihn länger haltbar machen, musst du mehr Zucker verwenden. Mindestens 64 % Zucker unterbindet die Bakterienbildung. Das kannst du auf alle Sirup-Zubereitungen anwenden.

Vogelbeer Chutney

100g Vogelbeeren
400 ml Rotweinessig
200 g Zwiebeln
200 g Tomaten
2 Paprika, rot
⅛ l Rotwein
1 TL Salz
1 TL Pfeffer
¼ TL Zimtpulver
¼ TL Galgant
3–4 Chilifäden, fein gehackt
250 g Gelierzucker 2:1
250 g Brauner Zucker

Die Vogelbeeren über Nacht in Rotweinessig einlegen. Am nächsten Tag die Zwiebeln und Paprika klein schneiden. Die gehäuteten Tomaten auch in kleine Würfel schneiden. ⅓ der Zwiebeln in eine Pfanne geben und leicht glasig anbraten, nicht braun werden lassen. Mit dem Rotwein ablöschen und zum Vogelbeersud geben. Alle anderen Zutaten hinzugeben und etwa 1 Stunde einkochen lassen. Dann den Gelierzucker und Zucker einrühren. Nochmal aufkochen lassen und heiß in saubere Schraubgläser abfüllen.

Schmecken hervorragend zu Gegrilltem, Gebratenem und auch zum Fondue.

10 Kartoffeln
10 EL Öl
Kräuter
Pfeffer
Meersalz

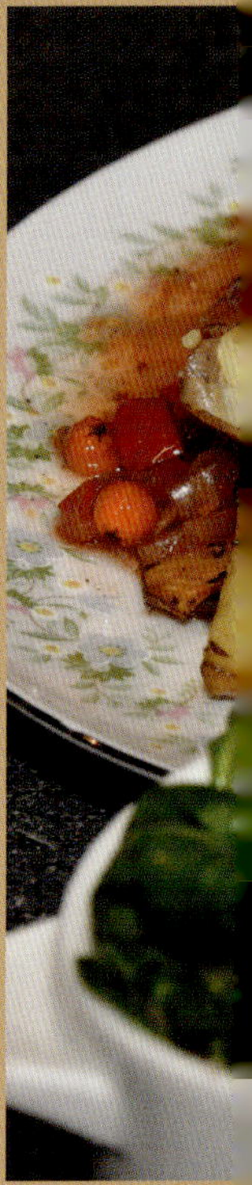

Die Kartoffeln gut waschen und in Wedges schneiden. Öl in eine Schüssel geben und die Kräuter (Rosmarin, Dost, Griechischer Oregano, Brennnesselsamen, etc.) hinzugeben. Etwas Pfeffer dazu und das Öl über die Kartoffeln geben. Die Spalten gut marinieren und auf ein Backblech geben. Schön lose verteilen und in den Ofen schieben.

180° C – 25–30 Minuten

Schmecken als Beilage zu Bratlingen, Fisch, Fleisch und Salat, aber auch mit Dips und Kräuterquark.

Kräuter Kartoffel

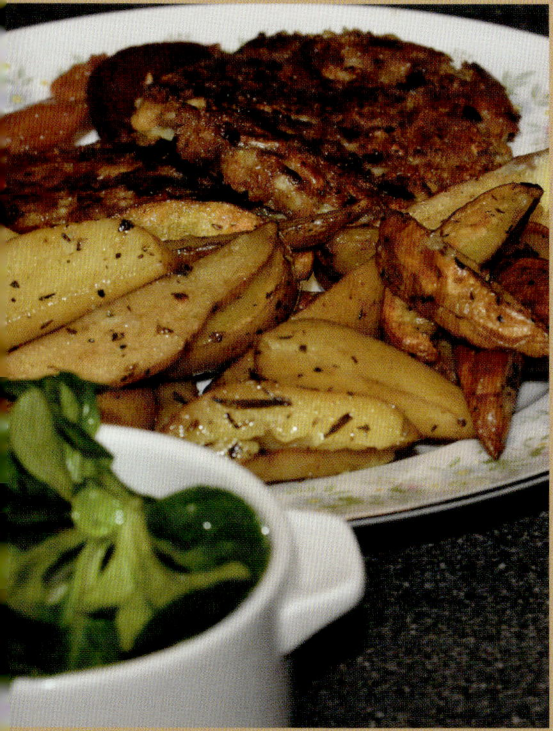

Kräuter Bratlinge

200 g Dinkelflocken
50 g Sonnenblumenkerne
50 g Pinienkerne
2 Zwiebeln, gewürfelt
1 Ei
¼ l Wasser, warm
1 EL Brühe
200 g Reibekäse
1 Tasse Kräuter, klein geschnitten[14]
1 TL Curry
1 TL Salz
1 TL Pfeffer
1 TL Kurkuma
etwas Muskat
1 EL Dijon-Senf
4–5 Chilifäden, gehackt

Dinkelflocken, Sonnenblumenkerne, Pinienkerne, Zwiebeln, 1 Ei verrühren. Brühe in ¼ l warmem Wasser einrühren und hinzugeben. Alles gut durchmengen und ein wenig ziehen lassen. Währenddessen die Kräuter (Beinwell, Giersch, Knoblauchrauke, Sauerampfer, Kresse, Wiesenbärenklau, Gänseblümchen, Bärlauch, Kerbel, Petersilie, Estragon, Schnittlauch usw.) klein schneiden und zusammen mit Käse und den Gewürzen hinzugeben. Nochmals alles gut vermengen und die Bratlinge formen. Je dünner, desto stärker sind die Röstaromen. In Butterschmalz kross ausbraten. Man kann sie auch kalt genießen.

Die Bratlinge können auch am Vortag zubereitet werden.

Und noch eine Vitamin C Bombe steht in den Hecken, der Sanddorn. Hast du schon mal einen Sanddorn gesehen, der Jahr für Jahr keine Früchte trägt? Dann ist das entweder ein männliches Exemplar oder aber eben der Paarungspartner fehlt. Sanddorn ist zweigeschlechtlich, daher pflanzt man jeweils Mann und Frau in einen Garten. Im Spätsommer bis Frühherbst leuchten die orangeroten Früchte aus dem Baum. Sie vom Baum zu pflücken ist ein bisweilen schmerzliches Unterfangen. Sanddorn ist wirklich dornig. Diese kleinen Beeren herauszuholen hat mir den ein oder anderen Dorn unterm Fingernagel beschert. Aber die Mühe lohnt sich.
Die Beeren fühlen sich samtig bemehlt an. Beißt man hinein, schmeckt man den Inhaltsstoff Vitamin C. Ein Biss in eine Zitrone ist nichts im Vergleich. In ihnen sind auch B-Vitamine, Mineralien, Folsäure, Magnesium und Kalzium enthalten, Superfood aus der Hecke. Wie den Sauerklee (S. 115), kannst du auch diese Früchte roh in Honig einlegen und hast heimisches Vitamin C bevorratet. Am Sandstrand in den Dünen steht er gern, aber auch im Hausgarten fühlt er sich wohl.
Der Sanddorn hortet sogar noch mehr Wertvolles in seinem Innersten. Die Kerne sind voll mit Provitamin A und Vitamin E und mit fetten

Sand Dorn

Hippophae rhamnoides
Familie der
Ölweidengewächse

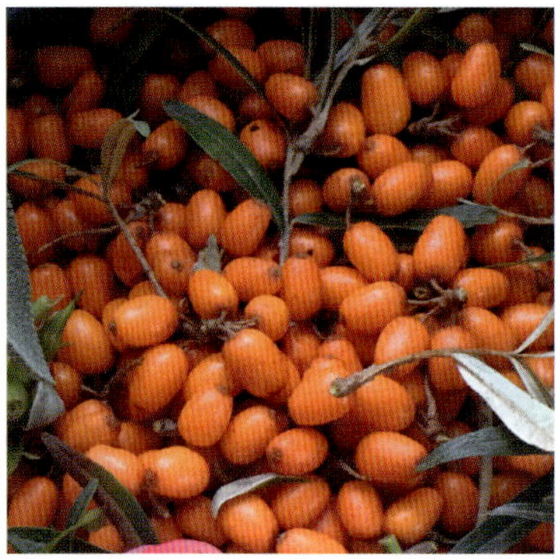

Ölen, die auch im Fruchtfleisch enthalten sind. Aus Kern und Fleisch wird das Sanddornöl gewonnen. Es leuchtet Rotgold. Eines der hautfreundlichsten Öle ist es und hilft sowohl der Jugend bei Akne, allgemein bei Sonnenbrand und entzündeter Haut, als Sonnenschutz, wirkt auch elastizitäts- und regenerationsfördernd, also auch im Alter ein gutes Mittel für die Haut. In der Küche ist Sanddorn mit Süße versehen ein wunderbar farbiger, schmackhafter Akzent. Du kannst einen Saft daraus machen und ihn zum Aufspritzen von Wasser verwenden oder ihn spirituos mischen (einmal blättern). Auch in Glühwein gibt der Sanddorn eine wunderbare Note hinzu. Es ist, als würde die Wärme, die Sonne und das knallige Orange in einer Samtnote in den Rotwein übergehen. Mit Zimt und Walnüssen gekocht ein wohliges Getränk.

„So hilft der Sanddorn dem Menschen, sich bei Überforderungen wieder zurechtzufinden und die Anforderungen, die er an sich stellt, den eigenen Kräften anzupassen."
Renato Strassmann[15]

Schlehen hängen im Winter dunkelblau in den Zweigen. Sie sind matt und oft von Frost bezuckert. Den Frost brauchen sie, damit sich die bitteren Gerbstoffe an die Proteine binden und weniger herb, weniger sauer schmecken. Entweder in der Natur oder im Gefrierschrank (dafür am besten ohne Folie, möglichst mit direktem Kontakt einfrieren) kann dies geschehen. Dieser Strauch hat eine dunkle Rinde und wird auch Schwarzdorn genannt. Ein schöner Kontrast zur weißen Blüte (mehr dazu S. 185).
Schlehe kommt aus dem Slawischen von „(s)li", was bläulich heißt. Der Slibowitz, Pflaumenschnaps, hat seine Herkunft auch in diesem Wort.
Unreife Früchte kann man wie WildOliven einlegen. Die reifen Früchte verarbeitet man gern zu Likör, Mus, Aufstrich und Saft. Arzneilich werden auch getrocknete Früchte angewendet, zum Beispiel bei leichten Entzündungen im Mund- und Rachenraum. Außerdem sorgen die Antioxidantien wie Vitamin

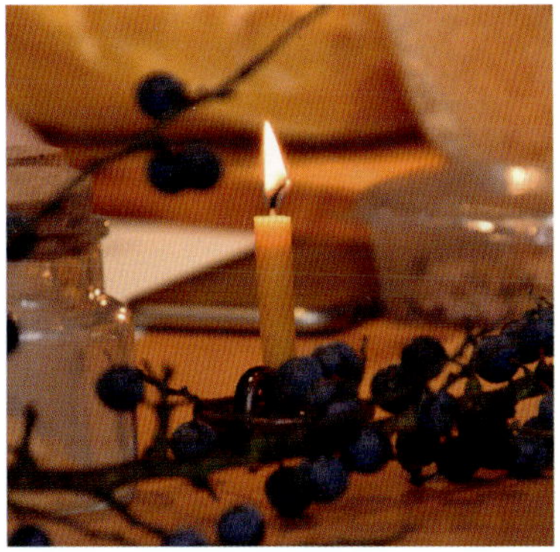

Schleh Dorn

`Prunus spinosa`
`Familie der Rosengewächse`

C dafür, freie Radikale einzufangen, die sonst den Zellen schaden und bei Rheuma, Arterienverkalkungen und Krebs eine Rolle spielen.
Die Heilwirkung ist schon lange bekannt. Unter anderem schrieb Hildegard von Bingen in ihrer Physica „Und die Frucht des Schlehdorns, nämlich die Schlehen, süße mit Honig und iss sie oft auf diese Weise, dann wird die Gicht in dir weichen. Aber wer im Magen schwach ist, der brate Schlehen (...) oder er koche sie in Wasser und esse sie oft, dies führt den Unmut und den Schleim vom Magen ab. Und wenn er ihre Kerne mit isst, wird es ihm nicht schaden."[16]
Auch Ötzi trug Schlehenfrüchte bei sich.
Die Früchte kann man getrocknet gut zum Aromatisieren verwenden oder als „Zahnweh-Kaugummi." Bei Zahnschmerzen kaut man die Beeren längstmöglich. Die enthaltenen Gerbstoffe ziehen zusammen und helfen so Entzündungen zu lindern. Du kannst aber auch 2 EL der Früchte wie einen Tee aufbrühen und ihn dann bei angenehmer Temperatur zum Gurgeln und Spülen verwenden. Schlehensaft kann der Verdauung wohl tun. Ob nun anregend bei trägem Darm oder beruhigend bei Durchfall – Schlehensaft und Schlehenfrüchte gleichen hier aus.

Schlehen Torte

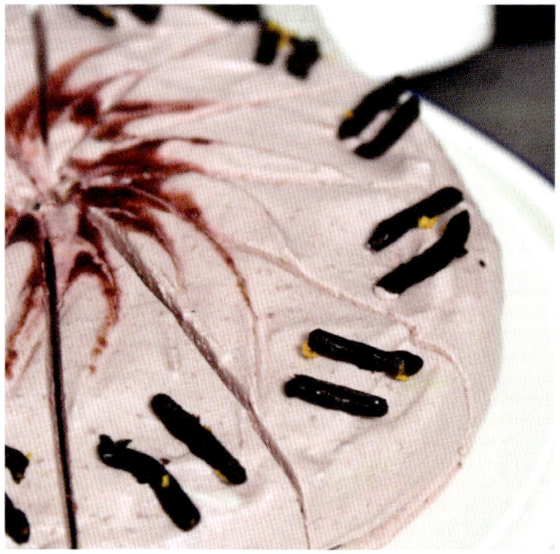

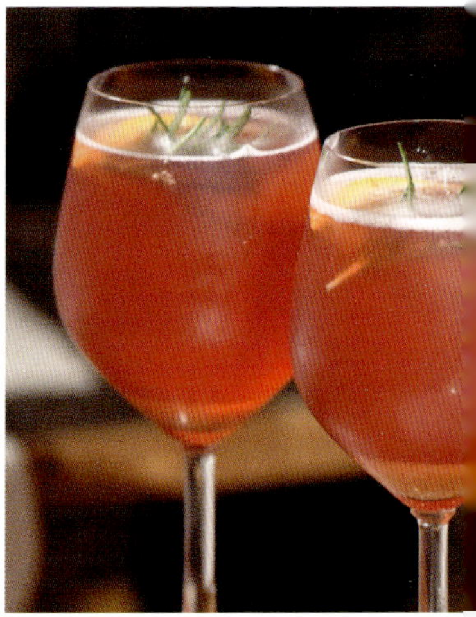

78

Für den Teig

1 Vanilleschote
200 g weiche Butter
3 Eier
150 g Waldhonig
150 g Mehl
½ TL Backpulver
150 g Haselnüsse, gemahlen
50 ml Milch

Für die Creme

1 kg Schlehen
300 g Äpfel
200 g Kirschen
ca. 250 g Zucker
100 ml Weißwein
6–8 Blatt Gelatine

Für die Sahne

300 ml Sahne
150 g Magerquark

Aus der Vanilleschote das Mark auskratzen. Die Butter cremig rühren und Eier, Honig und Vanillemark einzeln unterrühren. Mehl, Backpulver und Nüsse mischen und unter die Masse rühren, dann die Milch ebenso.
Den Teig in eine mit Backpapier ausgelegte Form füllen.

175° C – 45 Minuten

Hölzchenprobe machen! Kuchen etwas abkühlen lassen, dann auf ein Kuchengitter stürzen.
Ausgekühlt einmal quer halbieren.
Schlehen waschen und mit etwas Wasser in einem Topf aufkochen.
Äpfel waschen, vierteln, Kernhaus entfernen, würfeln und mit den Kirschen zu den Schlehen geben.
Etwa 10 Minuten weichkochen, dann durch ein Sieb passieren.
Püree mit Zucker und Weißwein aufkochen. Auskühlen lassen.
Mit etwas Püree den Boden tränken. Dann ⅔ des Pürees in eine Schale füllen. Die Menge abmessen und dementsprechend die Blätteranzahl bestimmen. Je nach Saftgehalt der Früchte ist dies unterschiedlich. Gelatine, wie auf der Packung beschrieben, einarbeiten.
Tortenring um den Boden stellen.
Fruchtmasse einfüllen und den Deckel darauf legen. Erkalten lassen.
Sahne steif schlagen, Quark und das Püree löffelweise unterheben.
Torte mit der Quark-Sahne-Masse einstreichen und bis zum Servieren kalt stellen.
Mit Erlencracker dekorieren (siehe rechts).

Schlehen Sprizz

Saft aus Kirsche, Schlehen, Zucker und Weißwein (wie für Schlehentorte)
Sekt oder Weißwein
Mineralwasser
Spritzer Orangensaft, frisch gepresst
Orangenscheibe

Alles gut gekühlt verwenden. Sektglas oder Weißweinglas mit 4 cl Saft füllen, mit Sekt halb aufgießen. Den Orangensaft hinzugeben. Rest mit Mineralwasser auffüllen und die Orangenscheibe als Dekoration an den Glasrand stecken.

Ingwer Punsch

1–2 Ingwer, daumengroße Stücke
1 l Orangensaft
0,7 l Weißwein
4–5 Körner Piment

Püriere den Ingwer (1 oder 2 Stücke, je nachdem welche Schärfe du dir wünschst) mit 250 ml kochendem Wasser und lasse ihn eine Stunde ziehen. Erhitze den Orangensaft, gib das gefilterte Ingwerwasser und wenn du magst, zerstoßene Pimentkörner dazu. Lasse es ein paar Minuten leicht köcheln. Filtere den Sud erneut und gib den Wein hinzu. Nochmals erhitzen und genießen.

Erlen Cracker

Handvoll Erlenschwänzchen
1 TL Kaffeepulver
150 g Schokolade, nach Geschmack
Zimt
Orangenzesten

Die Erlenschwänzchen in der Pfanne ohne Öl erhitzen und feines Kaffeepulver darüber streuen, ganz leicht mit anrösten. Die Schwänzchen herausnehmen und im Wasserbad Schokolade schmelzen und das lose Kaffeepulver einrühren. Die Kätzchen in die Schokolade tauchen und auf einem Backpapier auflegen. Über die noch warme Schokolade ein wenig Zimt und Orangenzesten streuen. Snacken oder auf die Schlehentorte legen.

Trink Wärme

Schlitten-Punsch
1 l Schlehensaft
1 l Quittensaft
1 l Rotwein
Piment
1 l Roter Tee
200 ml Quittensirup
½ l Johannisbeersirup

Schl(ehen-Qu)itten-Punsch: Alles in einen Topf geben und aufkochen, 3–4 Stunden ziehen lassen. Die Milde der Quitte und die zusammenziehenden Gerbstoffe ergeben einen besonderen Geschmack. In Maßen wirkt Schlehe gut auf die Verdauung, bei zu viel, abführend.

Holunder-Glühwein
3 l Wein
2 l Holundersaft
3 Stangen Zimt
5 Nelken
Kardamom
3–4 Fäden Muskatblüten
300 ml Holunderlikör

Alles zusammen in einen Topf geben und aufkochen, bei geringer Hitze 3–4 Stunden ziehen lassen.

Sanddorn-Punsch
1 l Apfelsaft
1 l Quittensaft
Saft zweier Orangen
200 ml Sanddornsaft
3 Nelken
2 Piment
3–4 Fäden Muskatblüten

Alkoholfrei. Alles zusammen in einen Topf geben und aufkochen, bei geringer Hitze 3–4 Stunden ziehen lassen.

Würziger Apfeltee
Ayurvedische Teemischung
Brennnesseltee
Apfelsaft, naturtrüb
Chilifäden
Pfeffer
Galgant
Nelken
Piment
Zimt
Kardamom
Äpfel
Sahne

1 Liter Tee aus der Ayurvedischen Teemischung (Sweet Chili von Ayurveda, oder PukkaTees mit Süßholz) mit Chilifäden und Brennnesselkraut kochen. Es darf gut würzig sein. Mit Apfelsaft mischen und die Gewürze hinzugeben. 3–4 Stunden bei schwacher Hitze ziehen lassen. Die Äpfel hinzugeben und die Teemischung noch mal aufkochen lassen. In die Gläser füllen und mit einem Klecks Schlagsahne und einer Prise Zimt servieren.

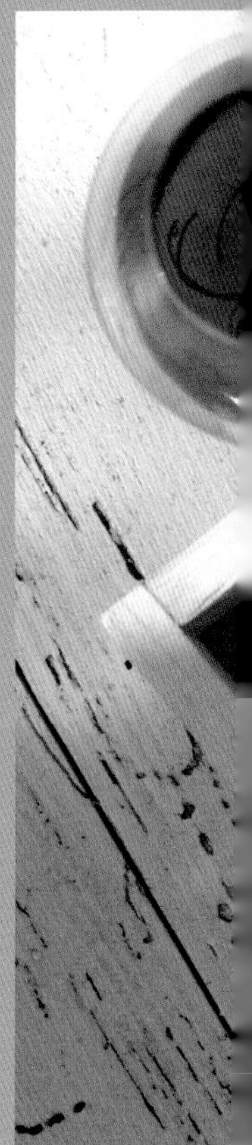

Liköre

Die Zutaten in die Flasche geben und an einem sonnigen Ort mindestens 4 Wochen ziehen lassen. Ich lasse sie meistens 2–3 Monate ziehen.
Abfiltern und dunkel lagern.

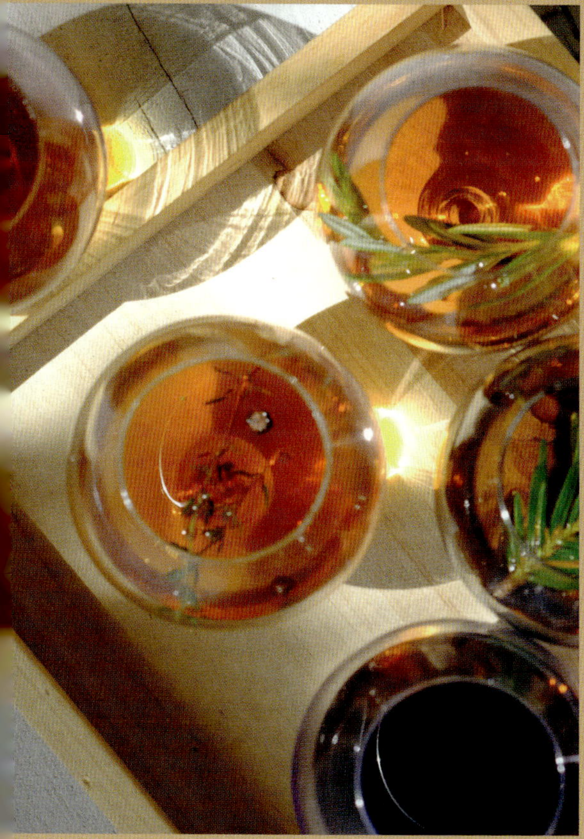

QuittenFeuer
Quitte
Wacholder
Thymian
Pfefferkörner
Wodka

QuittenRosi
Quitte, in Scheiben
Rosmarin
Nelke
Orangenzesten
Weißer Rum

WaldQuitte
Quitte
3 Sternanis
Tannennadeln
Brauner Rum

Frau Holle
Holunderbeeren
Sternanis
Galgant
Brauner Rum

ChiliButte
Hagebuttenschalen, gemörsert
Chilifäden
Zimtstangen
Piment
Whiskey

Vogelbeer Cidre

Vogelbeersaft
Cidre
Eiswürfel

2 Handvoll Vogelbeeren im Entsafter zu Vogelbeersaft verarbeiten. In eine saubere, sterilisierte Flasche abfüllen. Einen kleinen Schuss Saft ins Glas geben, Eiswürfel dazu und mit gekühltem Cidre auffüllen. Schmeckt herrlich herb und erfrischend! Nichts für Süße, aber für Campari und Aperol-Liebhaber ist es ein Vergnügen.

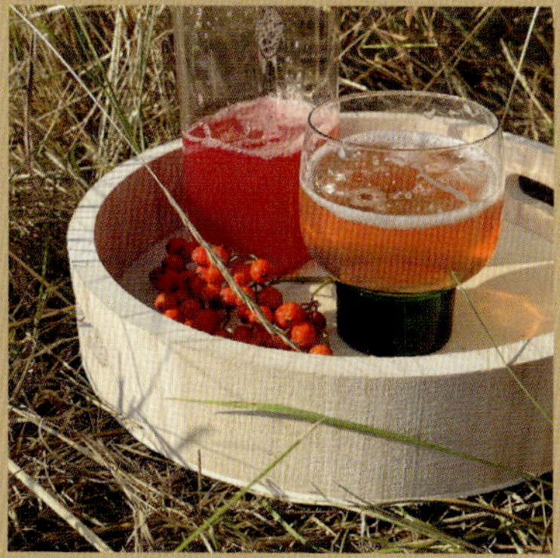

Quitten Lippen

10 g Quittenöl (Ölauszug aus Quittenschalen mit Jojobaöl)
5 g Bienenwachs, in Plättchen
2 Messerspitzen Zimt
2 Lippenstifthülsen

Für das Quittenöl reibst du von den Quitten den Flaum ab und schälst sie dann. In den Schalen sind wertvolle Wachse gebunden. Diese ziehen wir nun wie auf S. 32 beschrieben in Jojobaöl aus. Diesen Ölauszug erhitzt man mit dem Wachs auf maximal 65° C. Sobald sich die Wachsplättchen auflösen, nimmst du die Salbe vom Herd und gibst Zimt hinzu, mit Hilfe eines Siebs. Zimt regt die Durchblutung an und sorgt für volle Lippen. Diese Mischung füllst du in die Lippenstifthülsen ein. Wenn es etwas zu viel ist einfach direkt anwenden.

Das Quittenöl ist nicht nur guter Schutz für die Lippen, du kannst das Öl auch in der Hautpflege verwenden. Ersetze beispielsweise bei der Nagelcreme auf S. 61 das Wildrosenöl mit Quittenöl.

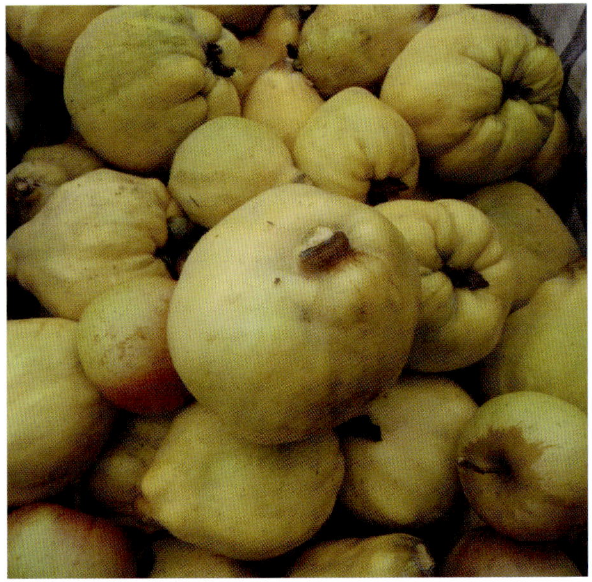

Quitte

Cydonia oblonga
Familie der Rosengewächse

Die Quittenfrucht ist schon ein besonderes Ding. Erst schützt sie sich mit Flaum, dann hat sie eine Haut mit Wachs und dann auch noch hartes Fruchtfleisch, das übrigens sehr viel Pektin enthält. Den Goldapfel, wie meine Kinder ihn nennen, kann man schön aufpolieren und hat so den guten Quittenduft im Raum, mit Nelken verziert wirds weihnachtlich aromatisch. Die Quitte schmeckt gut entsaftet. Je nach Reifegrad und Dauer des Prozesses kann man gelben, orangen oder sogar wunderbar roten Saft erhalten. Diesen kann man gut zu Gelees oder auch zu Punschvariationen weiterverarbeiten.

Mispel

Mespilus germanica
Familie der Rosengewächse

„Germanica" im Namen trägt die Mispel, das „deutsche" wird bisweilen mit Pünktlichkeit und harter Arbeit assoziiert. Da passt es doch, dass diese Frucht auch „Steinapfel" heißt. Es ist eine eher unscheinbare Frucht, die herb-säuerlich, ja leicht nussig schmeckt und lange hart ist. Bis der Frost kommt, dann wird sie süß und weichschmelzend – Erntezeit. So kann man die Frucht gut roh, als Aufstrich, Kompott, Chutney oder beispielsweise mit in den Rotkohl geben. Fein geschnitten ist sie auch auf einem herzhaften Galette[17] mit Ziegenfrischkäse, Bacon und Honig-Senf-Kaviar ein Gedicht.
Wie die Quitte arbeitet sie mit Flaum als erstem Schutzmantel, in dem sich die Feindlinge verfangen. In trockenen Jahren kann es sein, dass sie die Reife nicht vollendet und ihre Früchte einfach abwirft.
Ergattert man welche kann man sie wie rechts beschrieben anwenden. Sie enthalten Apfelsäure, Zitronensäure, Gerbstoffe, Carotin, Vitamine, Kalium, Kalzium, Phosphor, Magnesium, Eisen und das darmsanierende Pektin.
Aus den gerbstoffhaltigen Blättern kann man bei Entzündungen einen Tee gurgeln.
Die Mispel steht in der Pflanzensprache für die Stärkung der Selbstheilungskräfte.

Mispelmus

Mispeln, gerieben

Reibe die Mispeln frisch und gefriere sie wie Eiswürfel ein. Von der Größe her sollen die Würfel in etwa 1 Esslöffel entsprechen. Bei Erkältungen, Magenunwohl, Verdauungsproblemen, als krampflösendes Mittel und als Winterkur kannst du sie anwenden. 1 EL täglich einnehmen.

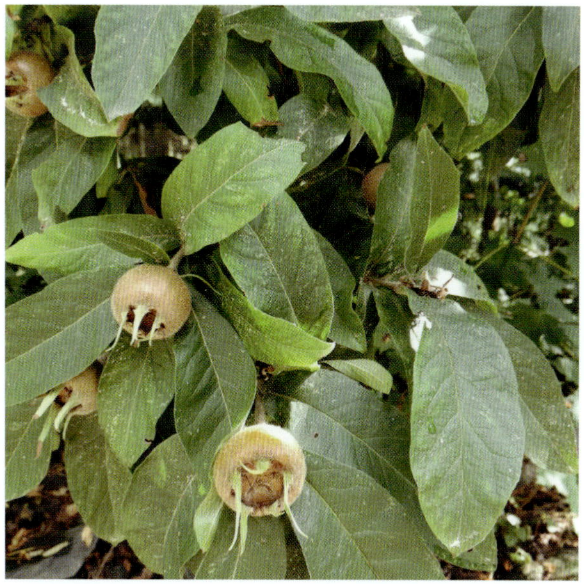

Pimper Nuss

Staphylea pinnata
Familie der Pimpernussgewächse

Pimpernuss ist ein eigener Name, da denkt man schon mal ans „pimpern". Eine Zeit lang galt die Pimpernuss als aphrodisierendes Mittel, was aber nicht belegt ist. In eine ganz andere Richtung geht die Nuss als Werkmaterial – sie wurde auch zu Rosenkränzen verarbeitet. Daher hat sie ihren Namen Betermacher. Sie ist selten geworden und steht in Bayern auf der Roten Liste.[18]
Die Namen einer Pflanze geben uns oft Hinweise. Kulinarisch sagt uns der Spitzname „Pistazienstrauch" auch das Knabbern der Nüsse als Delikatesse an. Natürlich kann man sie, wie die anderen Früchte und Samen dieses Kapitels auch, in Alkohol einlegen. Gut schmeckt dieses Pimpernuss-Likörchen: Nüsse zu ⅓ in eine Flasche (0,7 l) gefüllt, mit 1 EL Schlehen, einem angeknackten Schlehenkern, der Schale einer halben Orange, 50 g Kandiszucker und braunem Rum aufgefüllt. Auch pur ist der Pimpernusslikör einen Ansatz wert.
Den Namen Pimpernuss hat der Strauch vom Geräusch, das die Nüsschen in der aufgeblasenen Hülse im Wind erzeugen.

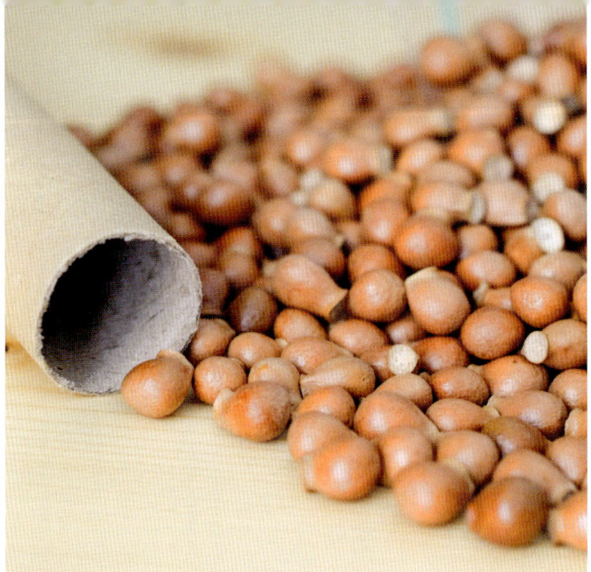

Rassel Nuss

„Was rasselt so schön in des Rassel's Raum?
Das kann doch nur die Pimpernuss sein."

Aus den Fruchthüllen herausgelöst liegen die kleinen Pimpernüsse vor uns, die auch an einen Totenkopf erinnern sollen. Diese kleinen Nüsschen kommen nun in ein Rohr. Nimm dafür eine leere Toilettenrolle, die leere Rolle des Geschenkpapiers oder einfach zusammengerollten Karton. Verschließe eine offene Seite mit Papier. Je dünner, desto besser hörst du sie. Je fester, desto dumpfer wird der Ton. Dann füllst du die Nüsse hinein. Wenige klingen anders als viele. So bastelst du dir deine kleine Rasselbande und kannst losrasseln.

Engelwurz

Angelica archangelica
Angelica sylvestris
Familie der Doldenblütler

Die Engelwurz ist auch bei mir im Garten eingezogen. Es ist die erste hier. So richtig mit ihr in Berührung kam ich durch eine Kräuterfortbildung. In der Vorstellrunde haben wir von uns und den Doldenblütlern erzählt. Eine Teilnehmerin erzählte von der Engelwurz, ihrer Sonne im Garten. Ich weiß nicht, was mehr strahlte, die Pflanze in ihrem Garten oder ihr ganzes Gesicht, sie war ... entzückt ist wohl das beste Wort. Dann bekam ich durch Zufall im Herbst einen Samen. Das war 2018. Und jetzt: Steht sie da, die wunderschöne, mächtige Blüte. Zur Pflanze, vor allem zur Wurzel findet ihr auf Seite 26 weiteres. Jetzt geht es um die Samen.

Die Blüte ist in einer Dolde aufgebaut. Von einem zentralen Punkt gehen alle Blüten aus. Daran sind die Döldchen, die wieder von einem zentralen Punkt ausgehen. An der Blüte laben sich Bienen, Fliegen und andere Insekten, es schwirrt richtig um die süßlich riechende Blütenpracht. Man kann diese auch für Süßspeisen verwenden. Auf der Dolde bilden sich viele pralle Samenkörner. Diese ernten wir. Sie eignen sich grün eingelegt in Salzlake, reif als Gewürz, eingelegt in Öl und in Likören, gern auch Magenbitter. Die Samenkörner kannst du auch pur als Tee aufbrühen oder aus ihnen einen Sirup herstellen. Auch in Erkältungstinkturen und Erkältungssalben beziehungsweise den dafür verwendeten Ölauszügen sind sie eine wertvolle Zutat. Wie die Wurzeln steigern die Engelwurzsamen die Abwehrkräfte, helfen bei Magen-Darm-Beschwerden, wirken antibakteriell, bei Bronchitis, Menstruationsbeschwerden und Blähungen. Sie wird auch „Engelpfurz“ genannt. Dem Brauch nach verteilt man Samen, um im Hof negative Energien zu vertreiben. Die lichtvolle Sonnenpflanze speichert die Sonne im Samen und in der Wurzel, gibt sie der Seele stärkend weiter und hilft uns körperlich und psychische Leiden besser zu verdauen. Körperlich lässt sie im Mund den Speichel fließen, regt die Magensäfte und auch die Produktion von Gallenflüssigkeit an. Verwenden kannst du die Samen wie die Wurzel, sie ist etwas sanfter. Die Furanocumarine sorgen für eine erhöhte Lichtempfindlichkeit. Das bedeutet, du neigst eher zu Sonnenbrand. **Achte darauf!**

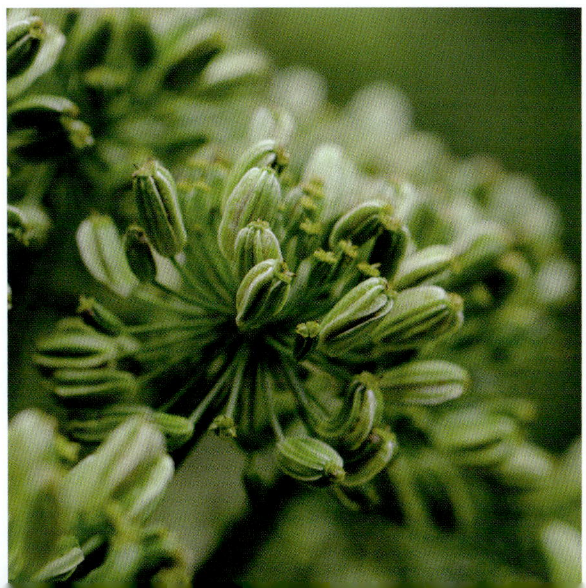

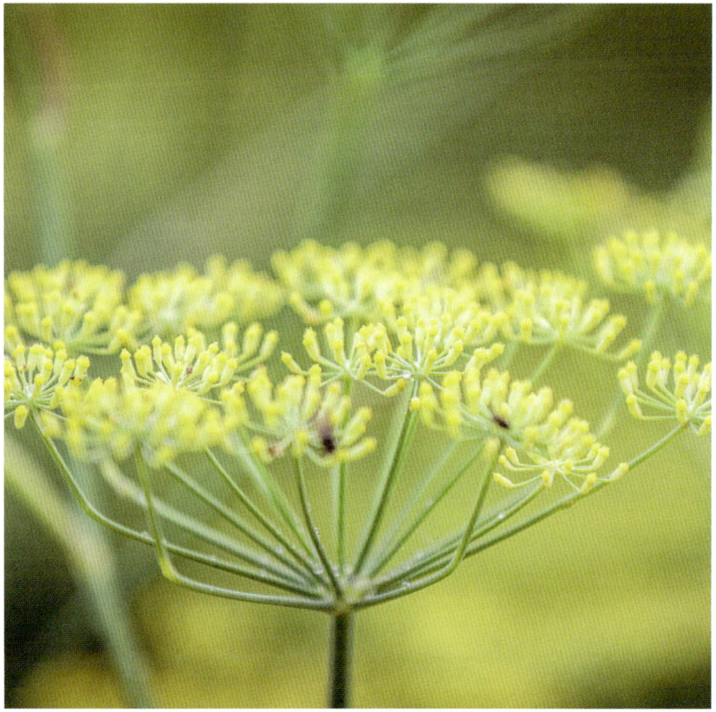

Magenwohl

Fenchel
Anis
Kümmel
Korn

Die Samen zu gleichen Teilen in den Mörser geben und schön fein pulverisieren. Das zermahlene Gut in ein Schraubglas geben, so dass ein Drittel befüllt ist. Mit Korn aufgießen und 4 Wochen in der Sonne ausziehen lassen, filtern, abfüllen. Bei Unwohlsein und Magenproblemen einen Zuckerwürfel beträufeln und langsam im Mund zergehen lassen.

Fenchel

Foeniculum vulgare
Familie der Doldenblütler

Wenn wir Fenchel kaufen ist es meist die Knolle. Diese kann man anbraten, mit in die Suppe geben, fermentieren und auch roh verspeisen. Gut schmeckt eine im Kräutersalzteigmantel gegarte Knolle. Auch die Stängel, die feinen Blätter und die Blüten kann man kulinarisch verwenden.
Die Fenchelsamen sind in Küche und Heilkunde wertvoll, ob als Brotgewürz oder feines Kräuteröl, oder als Tee bei Erkältungen. Die Früchte (auch die Blätter) enthalten bis zu 6 % ätherisches Öl, Flavonoide, Eiweiße und Cumarine.
Die ätherischen Öle wirken krampflösend, schleimlösend und blähungstreibend. Gern wird Fenchel als Tee oder Öl als Windchensalbe für Säuglinge verwendet. Stillenden Müttern wird Fencheltee zur Unterstützung ihrer Kleinen empfohlen. Aber auch unserem Magen können die Samenkörner eine Wohltat sein, wie links im Magenwohl-Schnaps. Zur Verwendung mörsert man die Körner gut an. Kaut man die Körner im Mund klein, erfährt man die antibakteriellle Wirkung gegen Mundgeruch. Auch innerlich sollen sie für guten Körpergeruch sorgen. Diese Gartenpflanze ist selten verwildert. Wichtig ist daher ihr Anbau, weil wir dadurch auch einem wunderschönen Schmetterling helfen – dem Schwalbenschwanz. Er legt seine Eier gern auf dem Fenchel ab.[19]

Anis

Pimpinella anisum
Familie der Doldenblütler

Pimpinella trägt diese Pflanze im Namen und ist somit verwandt mit der Kleinen und der Großen Bibernelle (Pimpinella saxifraga / major). Erkennen kann man dies gut an den gesägten Blatträndern, die gegenüberliegend angeordnet sind.
Diese Samen werden gern in Kombination mit denen des Fenchels verwendet. Auch hier sind viele ätherische Öle, wie Anethol und Estragol, Flavonoide, Cumarinderivate und Furocumarine gebunden. Zur Linderung von Husten, Krämpfen, Blähungen und Darmkoliken nutzt man sie in der Heilkunde.
Für eine Tasse Tee verwendet man 1 gestrichenen Esslöffel gemörserte Samenkörner. Diese gießt man mit siedendem Wasser auf und lässt sie 15 Minuten zugedeckt ziehen. Die Tropfen am Deckel lässt du wieder in den Tee tropfen. Ätherische Öle sind flüchtig, sie wollen abhauen. Der Deckel hält sie davon ab. Sie sammeln sich daran in kleinen Tropfen. Durch das Zurückgeben nutzt du die Wirkkraft der Samenkörner besser.
Nicht häufig, aber hin und wieder, mag ich auch eine Anisbutter. Dazu mischt man 125 g Butter mit 2 EL zerstoßenen Samenkörnern, 2 EL Honig und gibt etwas Pfeffer hinzu. Aufs Brot oder auf gegrillte Rote Beete oder aber mit Schafgarbe zu Karotten schmeckt sie fein.

Kümmel

Carum carvi
Familie der Doldenblütler

Mit dem Schnaps aus Kümmel, dem Kümmerling, hab ich meine eigene Erfahrung gemacht. Gefühlt kann er dir den Magen umtreiben. Als Magenbitter ist er auch bekannt. So reiht sich in die Doldenblütlerreihe auch der Kümmel in dieser Wirkweise ein. Flavonoide, Cumarine, ätherische Öle, fettes Öl und Eiweiß sind darin enthalten. Es gibt Kümmel-Funde aus ägyptischen Gräbern.
Kümmel kann man überall mit hinzugeben, um die Verdauung zu fördern, zum Sauerkraut, zum Eintopf, zu Suppen, in Gemüse- oder Fleischgulasch, in die Semmel oder ins und aufs Brot und auch in Getränken als Würzzutat.
Der lateinische Name ist wohl so manchen Eltern von Zäpfchen für Säuglinge bekannt – um der Darmbewegung wieder Schwung zu verleihen.

Kümmelbad

5 EL Kümmelsamen, zerstoßen
1 l kochendes Wasser
15 Tropfen ätherisches Kümmelöl

Gieße die Samen mit heißem Wasser auf und lasse dies eine Viertel Stunde ziehen. Vollbad einlassen, den Sud hinzugeben und das ätherische Öl einträufeln. Regt an, lässt Müdigkeit weichen und entspannt tiefgehend. Nachpflegen mit einem Kümmel-Ölauszug und einer halben Stunde Ruhe.

Bienen vertilgen für 1 kg Wachs ca 4–10 kg Honig. Drüsen am Hinterleib pressen winzige Plättchen heraus (farblos), diese werden gekaut und zum Wachswabenbau verwendet. Es verfärbt sich durch die Nutzung, das Befüllen mit Honig. Das gelbe Wachs hatte schon Honig bevorratet, die Rohwaben noch nicht, sie sind heller.

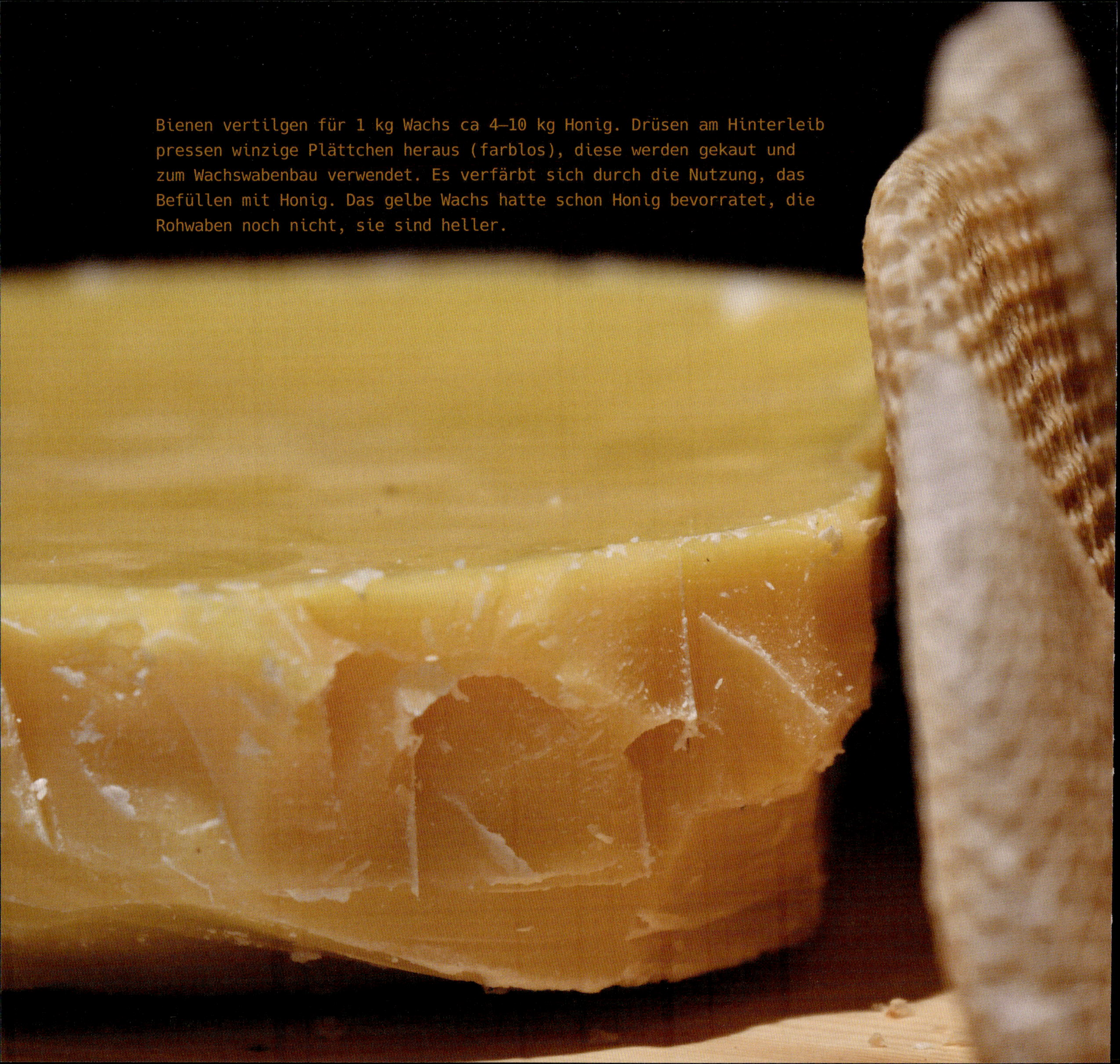

Wachs

Bienen vertilgen für 1 kg Wachs ca 4–10 kg Honig. Drüsen am Hinterleib pressen winzige Plättchen heraus, die farblos sind. Dieses wird gekaut und für den Wachswabenbau verwendet. Anfänglich sind die Waben sehr hell, erst mit der Zeit und der Nutzung verfärbt sich das Wachs und erhält die wachsgelbe Farbe. Je älter, desto brauner werden die Waben. Für die Verwendung in Salben und den Kontakt mit Lebensmitteln nimmt man das schöne gelbe Wachs.
Eine vollständige Analyse von Wachs gibt es bis heute nicht. Bisher wurden schon mehr als 300 Einzelstoffe gefunden.
In der Naturheilkunde wird Wachs gebraucht, um aus den Heilkräuterölauszügen Salben, Lippenpflegestifte und weitere Naturkosmetik herzustellen. Traditionell sind Kerzen aus Bienenwachs. Lederwaren werden mit Wachs behandelt, um die typische glänzende Oberfläche zu erhalten, auch das Holz können wir mit einem Wachsprodukt einlassen. Fleisch kann in Bienenwachs getaucht und zur Reifung gebracht werden. Wachs umhüllt das Fleisch luftdicht und lässt es im eigenen Saft reifen. Roastbeef und Flatsteaks schmecken hervorragend zart. Heute erhalten wir das Wachs von Imkern, früher bezeichnete man sie als Zeidler. Dieses Wort leitet sich von lateinisch „cidlarii“ ab, was so viel heißt wie „dem Mensch etwas wegnehmen, dem Baum etwas wegnehmen“. Dieser Beruf war früher sehr angesehen, da man in der Winterzeit die Leuchtkraft der Kerzen brauchte. Sie waren lange Zeit die Hauptlichtquelle, um die Arbeitszeiten zu verlängern. Mit der Zeit wurde Wachs von Petroleum abgelöst, die Kerzen dann aus Paraffin hergestellt. Auch Met, ein Ferment aus Honig, stellte man her, dieses wurde vom Bier abgelöst und statt Honig gab es dann auch Zuckerrohr. So verlor das Imker- und Zeidlerwesen an Stellenwert. Heute erlebt es eine Renaissance. Das Bewusstsein um die Wichtigkeit der Biene als Bestäuberin und Rohstofflieferantin ist da und auch das Wissen, dass wir in der Verantwortung sind in der Arterhaltung von Flora und Fauna – auch wenn die Biene dieses Paket nicht alleine stemmen kann. Dazu braucht es die Vielfalt an Fliegen, Käfern, Schmetterlingen und anderem Getier[20].
Wachsmalkerzen, Wachsperlen, Wachspolituren und Wachstücher werden wieder verwendet und gern auch selbst hergestellt. Auch in Wachsmittel zum Haltbarmachen von Obst, Lacken und als Trennmittel bei Süßigkeiten (Kennzeichnung mit E901) wird das natürliche Material verwendet.

Frischhaltefolien sind effizient, schnell drauf gemacht und erfüllen ihren Zweck gut. Doch sie ergeben auch viel Müll, einmal verwendet schmeißt man sie weg. Mit Baumwollstoffen und Wachs kann man leicht eine ökologische Alternative herstellen: Bienenwachstücher.

Bienen Wachs Tuch

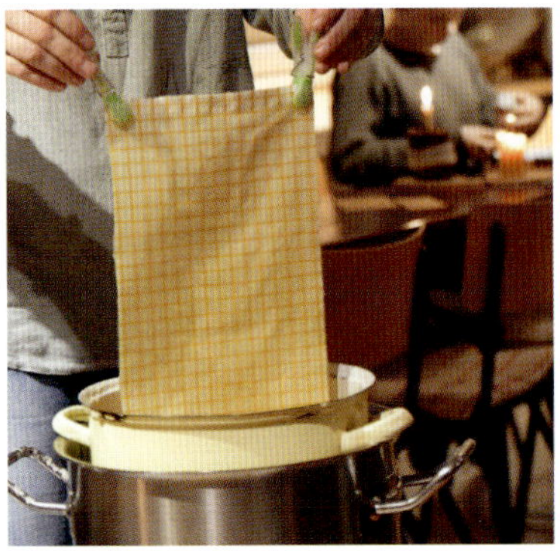

Stoffzuschnitte

Aus Bio-Baumwolle. Für kleine Gefäße wie Tassen eignen sich 10 x 10 cm, für normale Schüsseln 20 x 20 cm und etwas größere 30 x 30 cm.
Brottücher schneidet man in der Regel auf 50 x 60 cm zu.

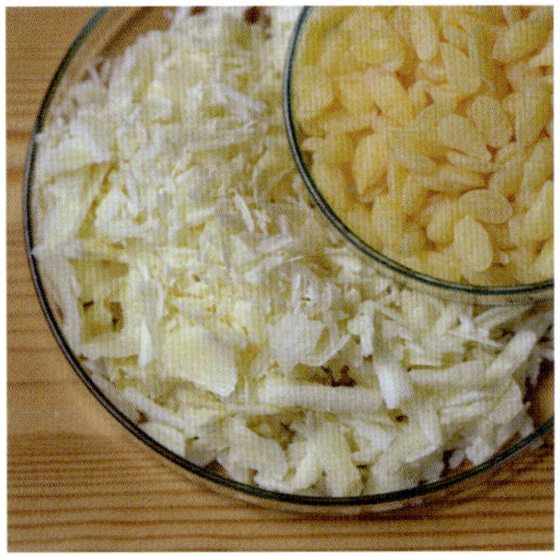

Wachs

Bienenwachs in guter Bio-Qualität. Das Wachs soll schön gelb sein. Am besten beim Imker in der Umgebung nachfragen. Für mehrere Tücher kann man einen Block schmelzen. Gern kannst du sie wie auch für die Naturkosmetik gehobelt oder als kleine Wachspastillen (Bild) verwenden. In dieser Größe schmelzen sie schneller.

Jojobaöl

Als Weichmacher, damit das Wachs nicht bricht und gut in den Stoff eingearbeitet werden kann.

Propolis & Ätherisches Fichtenöl

Als Desinfektionsmittel, damit sich keine Schimmelpilze ansiedeln können.

4 Teile Wachs
1 Teil Jojobaöl
5 Tropfen ätherisches Fichtenöl, je 100 ml
5 Tropfen Propolis à 100 ml

Das Wachs mit dem Jojobaöl langsam bei geringer Stufe im Wasserbad schmelzen. Unter Rühren Propolis und das ätherische Öl hinzugeben. Nun kann das Wachs verwendet werden. Dazu gibt es verschiedene Varianten:

Tauchen

Die Tücher mit Wäscheklammern nehmen (Achtung: Wachs ist heiß!) und eintauchen. Herausnehmen, auf eine Glasplatte oder Backpapier legen und mit einem Spatel das überflüssige Wachs abnehmen (einfach wieder mit in den Topf). Dann das Tuch eben ausbreiten oder aufhängen.

Backofen

Der Backofen ist eine weitere Alternative. Das Wachsgemisch erkalten lassen und fein herunterschneiden. Auf dem Tuch gleichmäßig verteilen und in den Backofen schieben. Auch hier kann man mit dem Bügeleisen nachbessern.

Heizplatte

Alternativ kann man das flüssige Wachs auch mit dem Pinsel auftragen. Hier eignet sich die Kombination mit einer Heizplatte gut. Diese heizt von unten und garantiert, dass sich das Tuch vollsaugt.

Ausbessern

Kleine Stellen, die nicht satt vollgesogen sind, kann man leicht beheben: ein kleines Stück darauf legen und in den Ofen schieben. Bei 50° C schmilzt es und zieht schön ein. Oder du legst ein Stück Wachs auf die Stelle, darüber Papier und bügelst das Wachs ein.

Verwenden

Die erkalteten Tücher sind einsatzbereit. Schüssel oder Tasse nehmen, Tuch darauf und den Rand nach unten drücken. Die Handwärme macht das Wachs weich und das Tuch schmiegt sich an den Rand.

Mit lauwarmen Wasser und etwas Bio Spülmittel reinigen. Nicht für Fleisch verwenden. Nicht erhitzen.

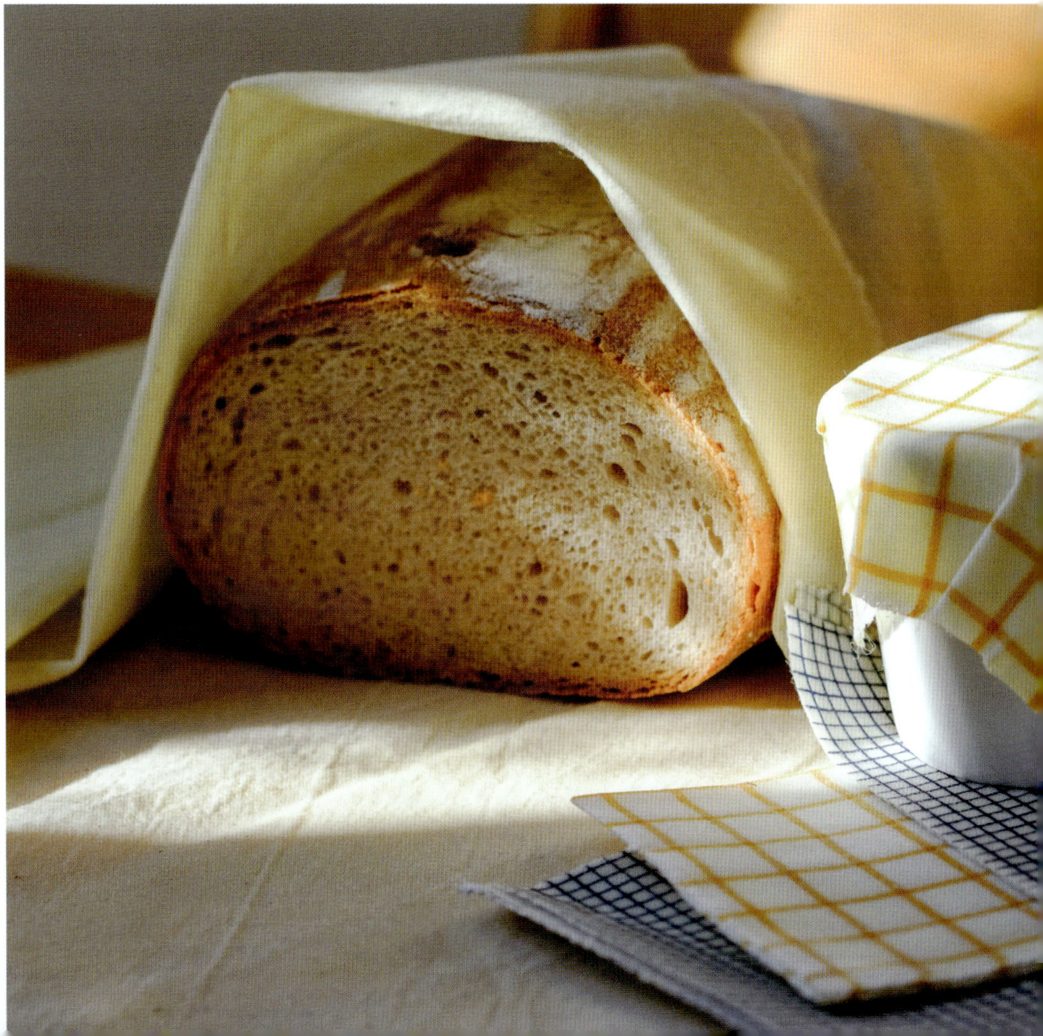

Brustwickel

Wachs
Tuch

Für einen Brustwickel taucht man ein Tuch so groß wie die Brust (für Babys 10 x 14 cm, Erwachsene 20 x 30 cm oder größer) zwei Mal in das im Wasserbad geschmolzene Wachs. Ich verwende auch gern die Mischung der Wachstücher dafür. Dieses kann man lagern und bei Husten und Bronchienbeschwerden auf die Brust legen. Darauf kommt ein dickes Tuch (Teddystoff, Fleece, Wolldecke). Das Wachs beruhigt die Bronchien. Verstärken kann man die Wirkung mit der Auflage einer Wärmflasche. Bei Säuglingen wirklich nur wenig einfüllen, es reicht auch die Handwärme oder der Körperkontakt von Mama oder Papa.

Möbelwachs

40 g Wachs
100 ml Leinöl

Das Wachs in Flocken oder Pastillen im Wasserbad schmelzen und vom Herd nehmen. Leicht abkühlen und das Leinöl hinzugeben. Immer wieder umrühren. Sobald die Masse am Rand beginnt fest zu werden in Schraubgläser abfüllen. Nach ca. 10 Minuten ist das Wachs einsatzbereit.
Mit diesem Wachs kannst du Holz versiegeln. Ein weiches Tuch nehmen und wie bei der Schuhcreme in das Tuch einarbeiten. Mit kleinen feinen Kreisbewegungen in das Holz einarbeiten. Am besten einmal jährlich, bei stärkerem Gebrauch gern öfter, den Vorgang wiederholen und so die Politur auffrischen. Eine einfache Lösung zum Versiegeln von Holz – und das ganz ökologisch. Vor allem eine Freude für Flächen, die mit Lebensmittel in Kontakt kommen.

Honig

Honig stellen die Bienen her, um ihren Energiebedarf zu decken und für den Winter einen Futtervorrat anzulegen. In 500 g Honig steckt das Lebenswerk von 200 Bienen. Die Bienen sammeln den Nektar oder Honigtau von den Pflanzen und reichern ihn dabei mit Enzymen an. Dann fliegen sie zurück zum Bienenstock und übergeben ihn den Stockbienen. Diese verarbeiten das Sammelgut durch Kauen und lagern es in den Zellen ein. Sie überprüfen, ob der Honig reif ist. Hat er die notwendige Reife erreicht, schließen sie die Wabe mit einem Wachsdeckel. Diese Wabenplatten entnehmen die Imker (Deckelwachs), entdeckeln die Waben und schleudern den Honig heraus.

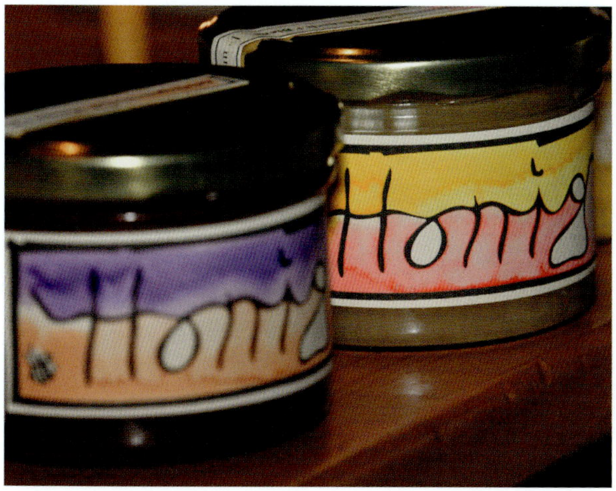

Es gibt verschiedene Honigernten, Frühlingshonig, Waldhonig, Lindenhonig und viele mehr. Blütenhonig stellen die Bienen aus Nektar her. Es gibt auch Honigtauhonig, den die Bienen auf den Nadeln und Baumblättern von den Insekten einsammeln. Es sind deren Ausscheidungen.
Honig kannst du verspeisen, als Medizin verwenden, wie im Oxymel (S.141) oder zum Einlegen wie den Sauerklee (S. 115). Gern wird Honig auch in der Naturkosmetik dazugegeben wie in der Nagelpflege (auf S. 61).

Honig mit Milch

In ein Glas warme Milch rührt man 1–2 EL Honig ein. Diese nahrhafte wärmende Speise stärkt das Immunsystem und hilft bei Erkältungen.

Das Land, in dem Milch und Honig fließen, so wird Kanaan in der Bibel beschrieben. Sie stehen symbolisch für die Fruchtbarkeit des Lebens. Milch spenden Tiere, die Wasser zum Leben benötigen und Honig kann auch für die Datteln stehen, die in diesem Land wirtschaftlich schon immer eine große Rolle spielen.

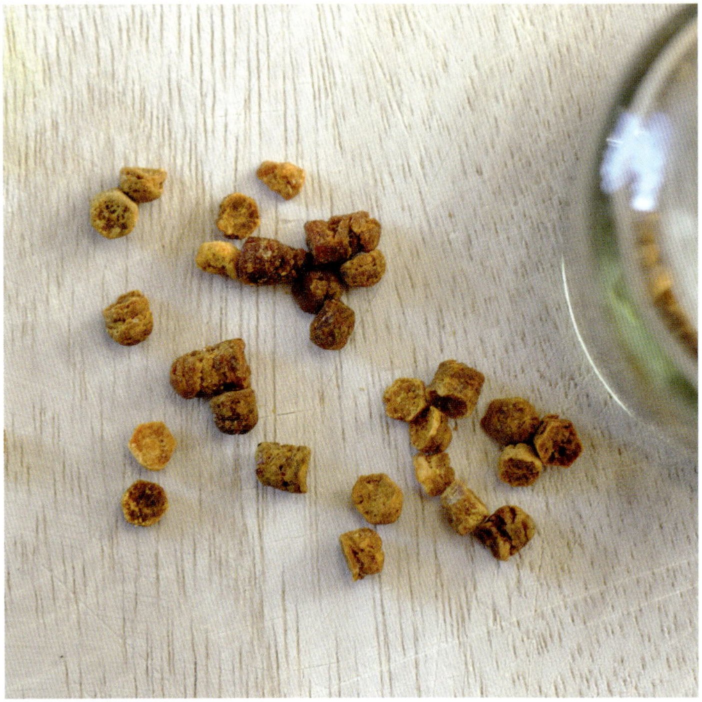

Das Bienenbrot hat noch seine sechseckige Form der Wabe. An den Schichten kann man die unterschiedlichen Pollenarten erkennen.

Perga

Die fleißigen Bienchen sammeln nicht nur Nektar und Honigtau ein. Auch Blütenpollen verstauen sie in ihren „Pollenhöschen" und überreichen ihn im Bienenstock an die Arbeiterinnen.

Diese sammeln sie in Waben, dichten ihn ein. Diese eingestampften Pollen werden als Bienenbrot bezeichnet. Es dient zur Aufzucht der Bienen und die Stockbienen fressen es. Frischer Pollen verdirbt sehr schnell, daher mischen die Bienen Speichel, Enzyme und Drüsensekrete bei, was durch biochemische Prozesse zur Fermentierung führt. Zuletzt wird das Brot mit einer hauchdünnen Schicht Propolis eingestrichen, so haben Bakterien, Pilze und Parasiten keine Chance. Perga enthält eine Vielzahl wertvoller Nährstoffe. Hochwertige Proteine, freie Aminosäuren, Vitamin B, C, D, E, K und das Provitamin A. Mineralstoffe, Magnesium, Kalium, Eisen, Mangan und Phosphor sind dicht an dicht in den fermentierten Blütenpollenpaketen zusammengepresst. Hin und wieder ein Bienenbrot eingenommen liefert uns eine Vielzahl an wertvollen Inhaltsstoffen und stärkt unser Immunsystem.

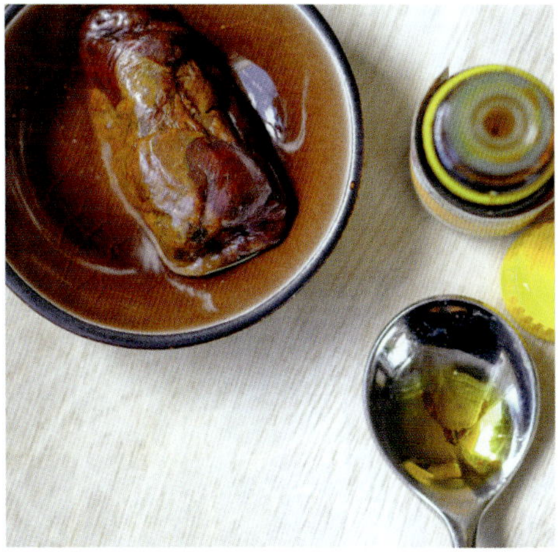

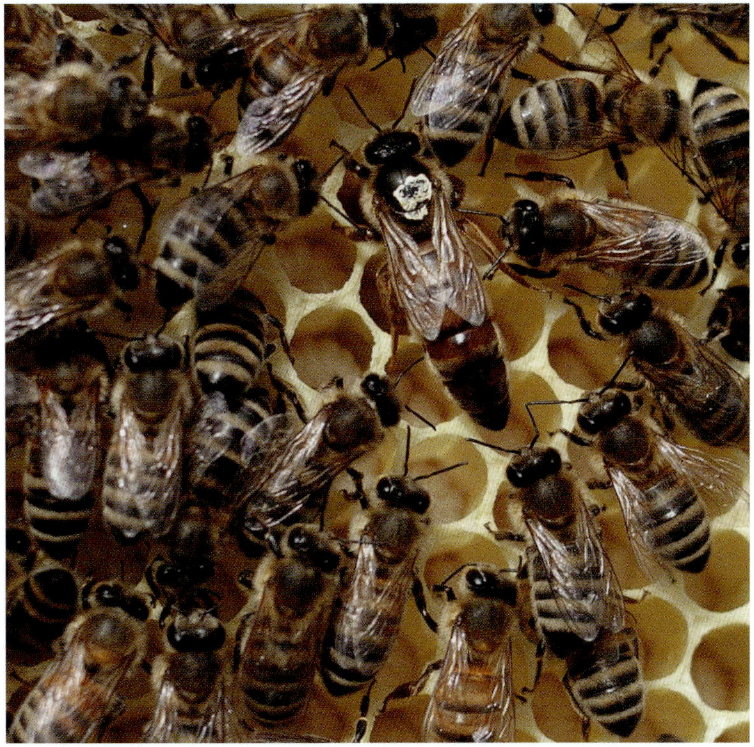

Propolis

Propolis dient als Schutzschild gegen Keime. Propolis besteht aus dem Harz von Bäumen sowie aus sogenanntem Pollenbalsam. Weiterhin enthält es diverse Flavonoide und Phenole. Die genaue Zusammensetzung variiert und hängt davon ab, wie viel Harz die Bienen in den Herbstmonaten aufnehmen können. Pro Jahr kann ein Bienenvolk im Durchschnitt zwischen 200 und 500 Gramm Propolis selbst produzieren.
Es setzt sich aus Bienenwachs, Harz und ätherischen Ölen zusammen. Dazu kommen Pollen, organische Teilchen pflanzlichen Ursprungs, Mineralstoffe, Flavonoide und Spurenelemente, sowie auch Aminosäure. Insbesondere Kalium, Magnesium, Kalzium, Vitamin H und Eisen sind in Propolis in konzentrierter Form enthalten. Es wirkt antibakteriell, antifungal und antiviral. Dieses Mittel gilt als natürliches Antibiotikum.
Es wird angewendet bei Erkältung, Warzen oder sonstigen Hautirritationen, zur Regeneration der Mundschleimhaut und auch bei Zahnfleischentzündungen.
Man kann 10–15 Tropfen der Propolistinktur in ein Glas Wasser träufeln, auf Brot oder pur einnehmen.
Nimmt man ein Glas, sollte man dieses dafür zur Seite stellen. Manchmal lösen sich Bestandteile der Tinktur nicht oder nur schwer von der Oberfläche (Harze).

Gelée Royale ist die Hauptspeise der Königin des Volkes. Dieses Gelée ist eine nahrhafte Substanz, die von jungen Ammenbienen produziert wird und bedeutende Mengen an Nährstoffen enthält, die für das Zellwachstum und die Fortpflanzung wichtig sind. Alle Larven erhalten von diesem. Sie werden damit in den ersten drei Tagen gefüttert. Die Königinnenlarven erhalten es weiter und die Königin erhält es ihr Leben lang. Sie wird übrigens 5–6 Jahre alt und kann zu Hochzeiten bis zu 2000 Eier täglich legen.

Gelée Royale

In einem durchschnittlichen Bienenstock werden ungefähr 500 g Gelée Royale produziert. Junge Bienen scheiden dies zwischen ihrem 6. und 12. Tag über die Oberkieferdrüsen aus. Es ist ein proteinreiches, zucker- und fetthaltiges Sekret, das darüber hinaus auch reich an Vitaminen, Mineralstoffen, Salzen, Aminosäuren und Lipiden ist. Vor allem befinden sich darin viele Vitamin B-Arten, die sich positiv auf dein Stressniveau auswirken. Danach beginnen die Bienen Nektar zu sammeln und 30–45 Tage nach dem Schlüpfen ist das Leben der gewöhnlichen Arbeiterinnen vorbei.

Die Gewinnung von Gelée Royale ist umstritten. Manche preisen es als Allheilmittel und wunderbares Anti-Aging-Mittel. Die darin enthaltenen Fettsäuren geben deinen Hautzellen Elastizität und Frische.
Andere Imker verweigern das Sammeln. Um es zu gewinnen entnimmt man die Bienenlarven und saugt ihnen das Sekret ab. Man belässt lediglich das Gelée Royale, um die Königinnenlarven zu nähren. Dieses Verfahren bringt die Bienen in Aufruhr, da es ihr Fortleben sichert. Dieses besondere Sekret ist sicher für manche Resistenzen und das Wohlversorgt-Sein der Bienen im Kindesalter zuständig.
Da die Gewinnung arbeitsintensiv ist, wird Gelée Royale meist importiert. Zu beachten ist hier auch, dass es Bienenstöcke gibt, deren Futterquelle nicht die Blümchen, sondern Futterlösungen sind. Im Winter werden die Bienen zugefüttert. Mit einer Zuckerlösung können sie so für den Winter gerüstet sein. Das ist bei der Gewinnung von Honig wichtig, da ihnen ihre eigenen Vorräte fehlen. Manche Imker haben sich hierauf aber spezialisiert und sind so kaum von Wetter und Natur abhängig. Also achte darauf, wo dein Honig und deine Bienenprodukte herkommen. Entscheide selbst, wie du zu Gelée Royale stehst. Für Allergiker ist es nicht geeignet – es kann starke Reaktionen hervorrufen.

In China werden die Kaiser damit versorgt. Es soll ihnen ein langes Leben, Energie und Vitalität bescheren und Krankheiten vorbeugen. Auch Königin Elizabeth soll es zu sich nehmen, um der Müdigkeit vorzubeugen.

Mohn Marillen Dessert

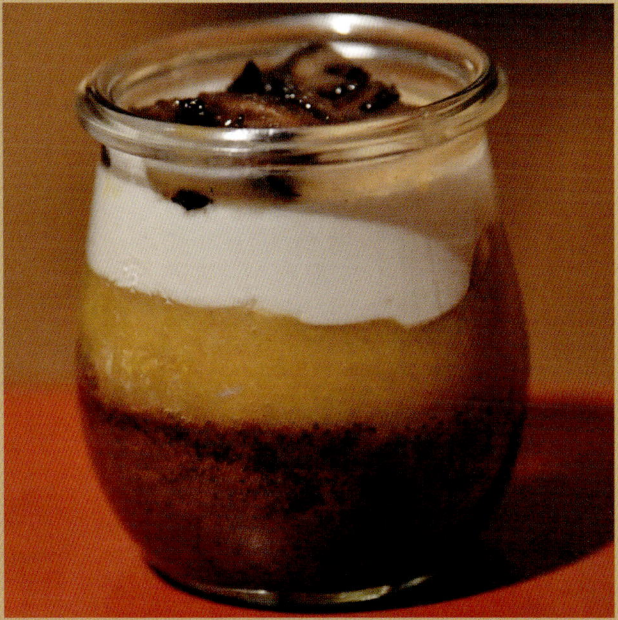

Für den Teig
150 g Joghurt
1 Joghurtbecher Olivenöl
4 Eier
230 g Zucker
180 g Mehl
180 g Mohn
½ Pck. Backpulver
Orange, Schale gerieben

Für die Honigcreme
150 g Joghurt
3 EL Honig, weich

Für das Marillenkompott
300 g Marillen
Zimt
ggf. Zucker

Zum Dekorieren
Schwarze Nüsse

Eier trennen und Eiweß steif schlagen. Eigelb, Joghurt und Öl schaumig schlagen, den Zucker löffelweise zugeben. Mehl und Backpulver gesiebt unterrühren. Die Hälfte des Mohns mahlen und alles, auch die Orange, in den Teig geben. Eischnee unterheben.

160° C - circa 60 Minuten

Der Kuchen ist recht wählerisch, manchmal ist er schon nach 50 Minuten fertig, mal braucht er auch länger. Stäbchenprobe machen!

Für die Honigcreme Joghurt mit dem Honig verrühren. Wenn der Honig fest ist, kannst du ihn im Wasserbad leicht erwärmen, dann wird er schön weich und lässt sich gut unterheben.
Die gut gereiften Marillen gibst du in einen Kochtopf und erhitzt diese, dann streust du eine gute Prise Zimt hinein und pürierst alles schön fein. Schmecke die Masse mit Zucker ab. Dann füllst du die Honigcreme und darauf das Kompott in Gläser. Darauf gibst du 2–3 Schwarze Nüsse und ein wenig vom Sud. Fertig!

Oben: Weinflasche. Unten: zwei Bücher.

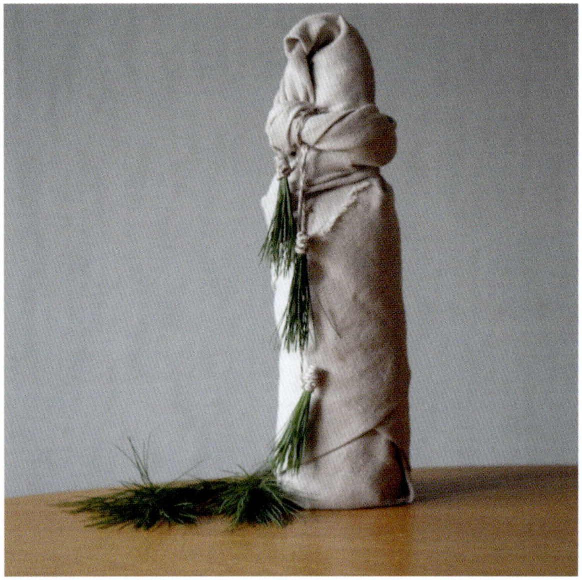

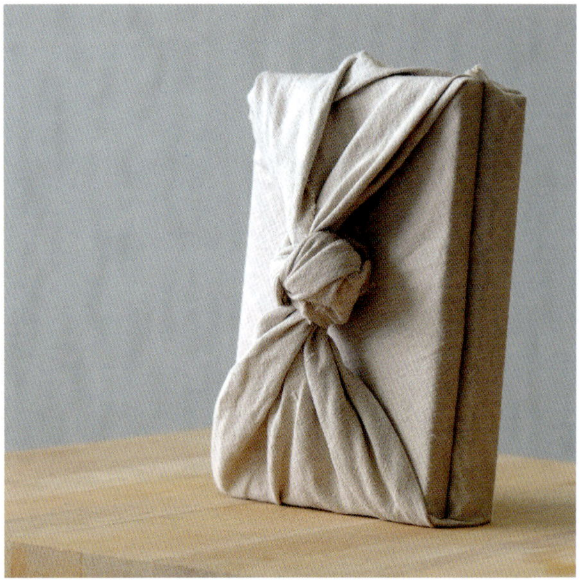

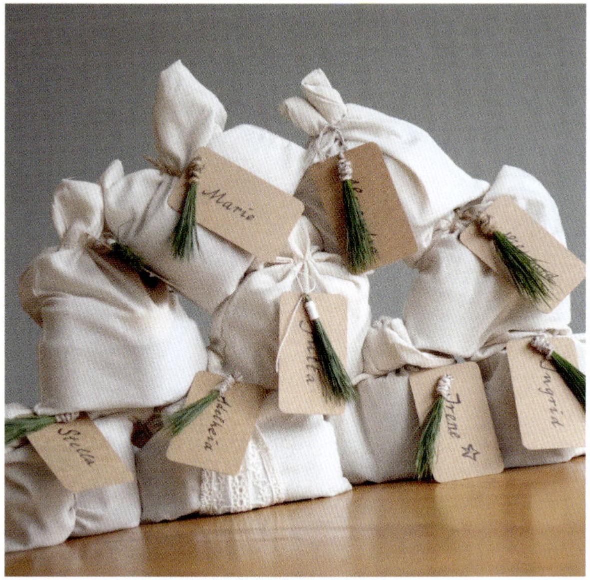

Stoffgeschenke

Nicht nur mit Bienenwachstüchern kann man Müll vermeiden, auch einfach mit Tüchern. Alternativ zu Geschenkpapier kannst du auch alles in Stoff einpacken. Traditionell wird dies in Japan mit einem quadratischen Tuch gemacht, dem Furoshiki. Es galt früher als besondere Ehrerbietung und hohe Wertschätzung, ein Geschenk in Stoff einzupacken. Auch heute ist es wieder ein Symbol, nicht auf das äußere Bild des Verpackens hinzuwirken, sondern mit besonderer Achtung eine nachhaltige Geschenkverpackung mitzugeben. Gern packe ich in Leinentuch ein. Diese Tücher sind nicht eingesäumt. Weiterverwenden kann man sie zum Filtern von Ölauszügen und Alkoholansätzen oder wenn es ein feines Leinentuch ist zum Abdecken von bestimmten Fermenten.

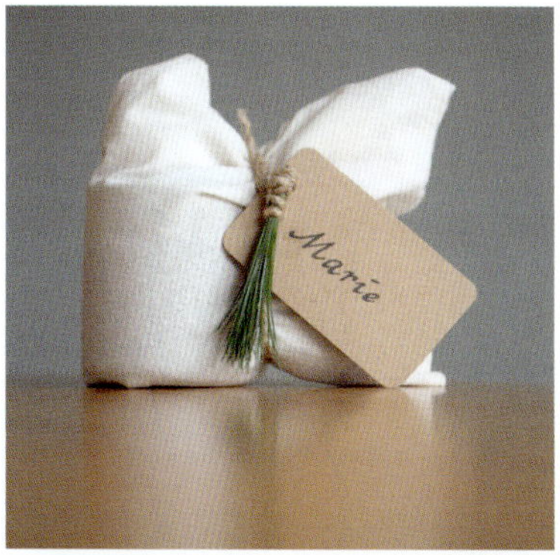

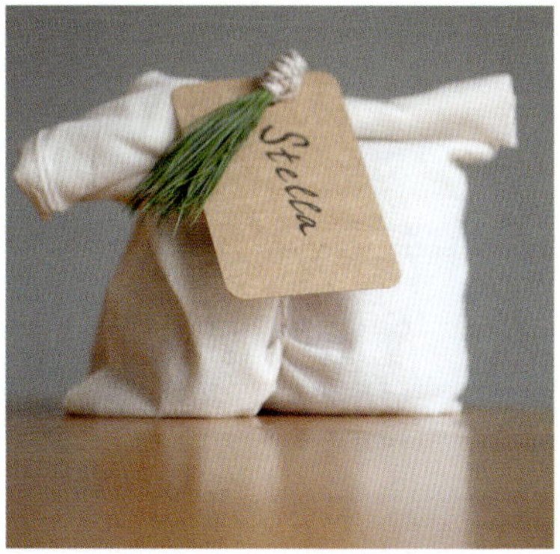

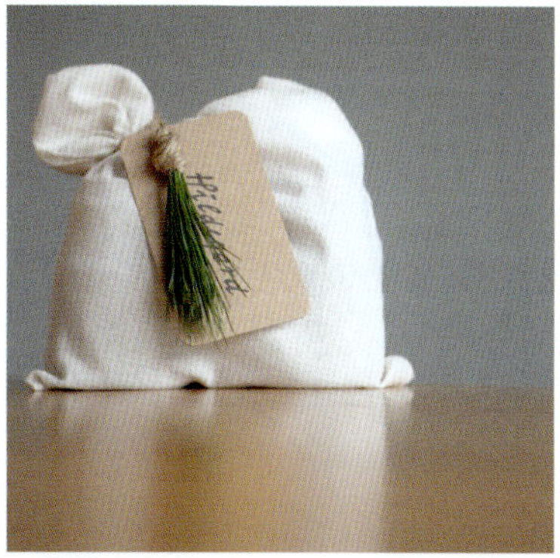

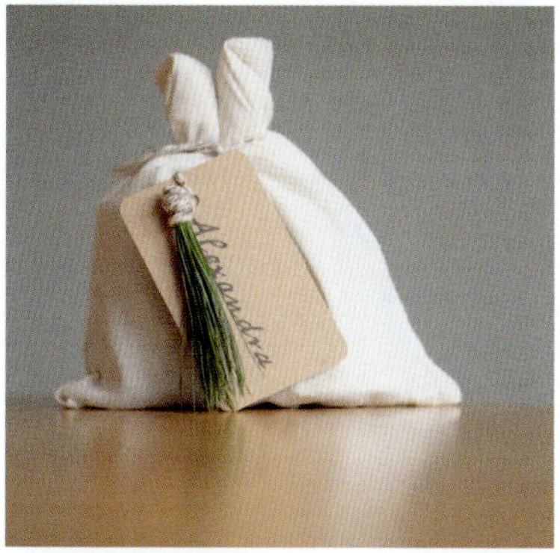

Möglichkeiten,
eine Kleinigkeit
nicht mit einem Tuch,
sondern einer
kleinen Tasche
einzupacken.

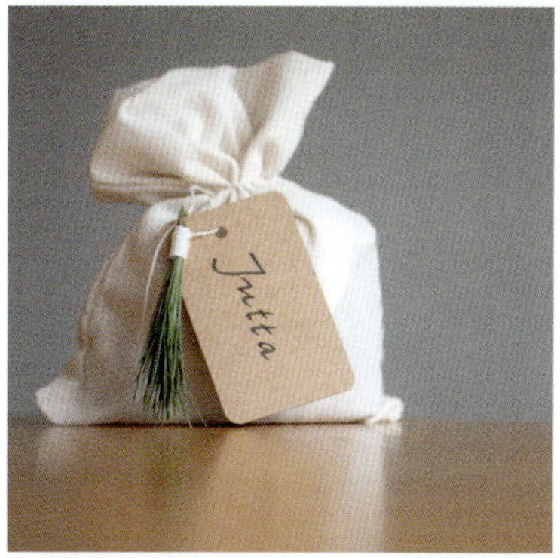

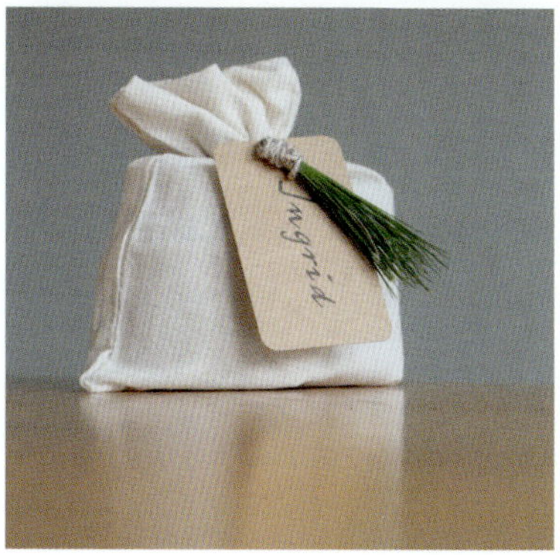

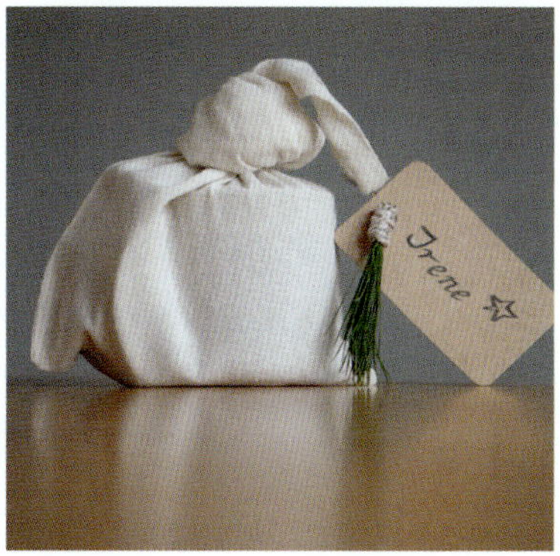

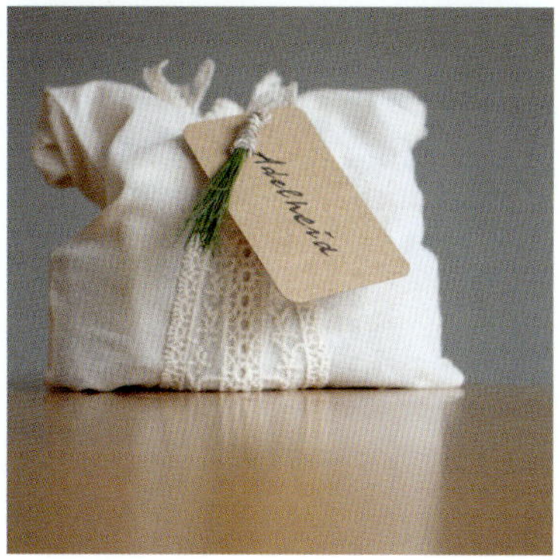

Im Unterholz

Dunkel ist's unterm
Blätter- und Nadeldach.
Moose, Farne, Flechten
und so manches Gestrüpp
genießen diese Gefilde.

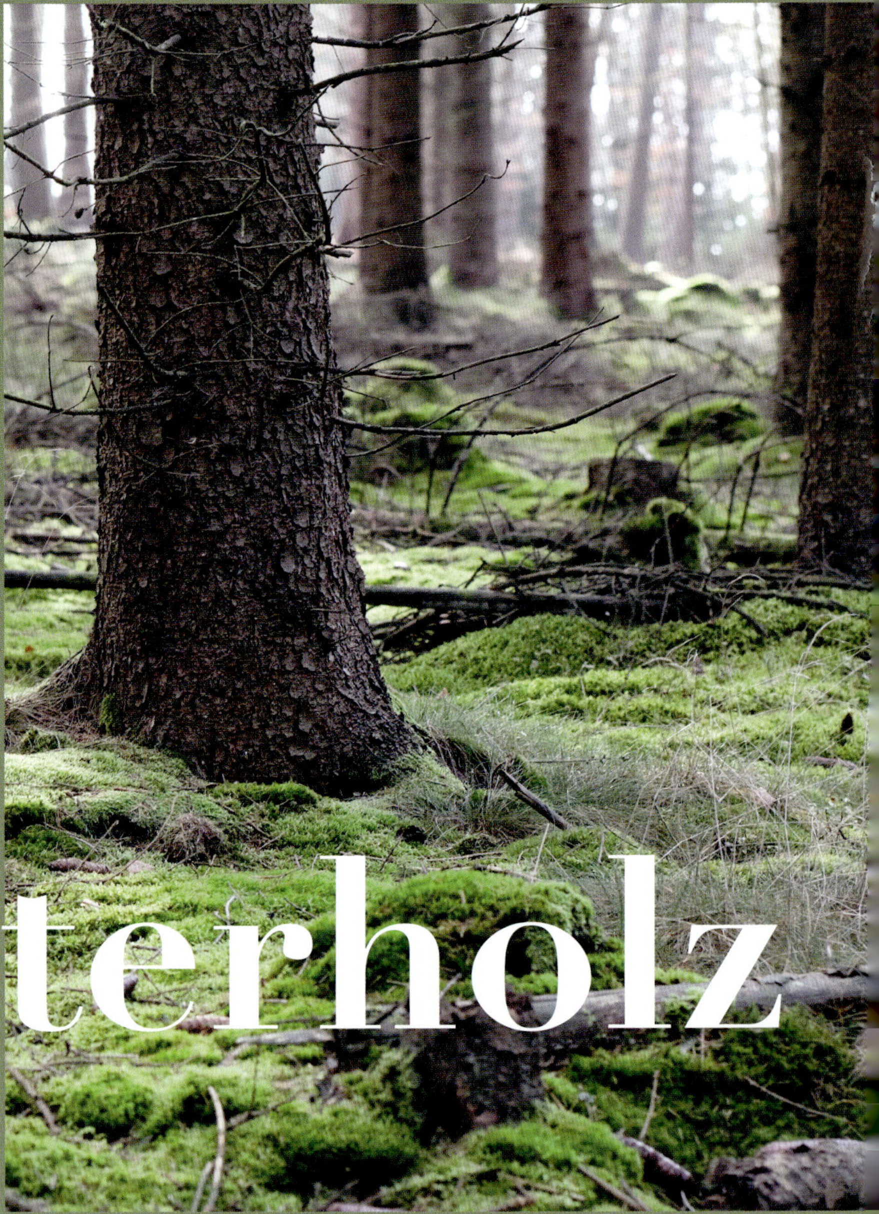

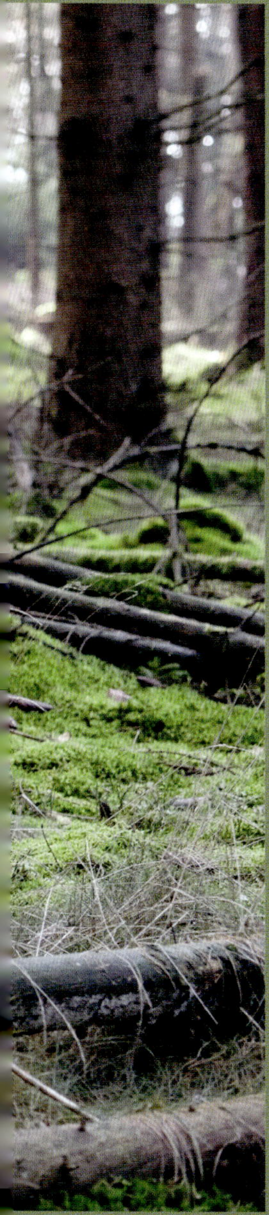

Im Unterholz, unter den Baumkronen wachsen Gräser, Moose, Flechten und Farne. Sie begnügen sich mit dem Licht, das durch die Baumkrone dringt und besiedeln den Boden. Brombeeren, Himbeeren, Brennnesseln, Huflattich, Pestwurz, Wachtelweizen, Preiselbeeren und Heidelbeeren tummeln sich dicht an dicht, wenn ein Baum umfällt oder abgesägt wird. Licht fällt auf den Waldboden und gibt ihnen Raum zum Leben. Ein Dickicht entsteht. Nach und nach wachsen aus diesem Strauchwerk neue Bäumchen. Das Unterholz ist die Kinderstube der Bäume. In ihrem Dornenwerk sind die kleinen Sprösslinge vor Fraß geschützt. Werden die Bäumchen größer, wächst auch ihre Krone und im Unterholz wird's wieder schattig. Die Sträucher wandern weiter. Dann fühlen sich wieder die Moose und Farne unterm Walddach wohl. Das Unterholz ist ein wandelndes Wesen. Wir streifen hindurch und gehen über herabgefallene Äste. Beim Herumwandern, barfuß, wird spürbar, was es heißt, Gras über eine Sache wachsen zu lassen. Nach einem Sturm lagen entwurzelte Bäume da. Der Boden war offen. Steine und Erde lagen da. Jetzt ist die Kuhle grün. Ich gehe wie auf einer weichen Matte und spüre nur noch vage die einst scharfen Steine. Es kitzelt an den Beinen, die Farnwedel ragen herein.
Die Bewohner des Unterholzes helfen beim Zersetzen und bereiten den Boden für Neuankömmlinge. Sie helfen das Hinterbliebene wieder zu Erde umzuwandeln. Neues anzulegen und Altes wieder zurückzugeben – in den Kreislauf der Natur – das ist das vereinende Wesen der Unterholzgewächse. Auch uns können sie in unserem Lebenslauf begleiten – Neues entstehen und Altes gehen lassen.

„Ohne Moos, ohne Moos nichts los“, heißt es in einem Liedtext von Gunter Gabriel aus den 70ern. Moos ist hier als Synonym für Geld verwendet. Die Herleitung des Wortes Moos hat tatsächlich etwas mit Geld zu tun. Es stammt aus dem Hebräischen. Das Wort „moath“ heißt Münze. Moos ist etwas Weiches und Bequemes, wenn es in großer Menge vorhanden ist, kann daraus ein Polster werden.

Moose

Auf dem Waldboden liegt es da. Grün und unscheinbar. Bei Trockenheit wird es fast grau. Nach der Schneeschmelze ist es saftig grün. Es passt sich dem Wetter an, saugt, was es erwischt und wenn es nichts gibt, dann ist es trocken, nicht aber tot. Moos kann sterben, wenn die Trockenheit zu lange andauert. Diese Pflanzengruppe hat aber auch die Fähigkeit sich zurück zu ziehen und auf bessere Zeiten zu warten.

Moose sind wie Miniaturbäume. Wenn du sie ganz genau mit einer Lupe ansiehst, erkennst du die Furchen entlang ihrer „Stämme“, sie leiten das Wasser nach oben. Jedes Blatt besteht aus nur einer Zellschicht. Die Blätter sind wie mit kleinen Nieten besetzt und vergrößern so die Oberflächen, um auch die Feuchtigkeit aus der Luft „aufsaugen“ zu können.

Vorher liegt das Moos in einer Art Winterstarre. Darauf ist die Pflanze vorbereitet und lagert zu ihrem Zellschutz Proteine und Zucker ein. Vor allem letzteres sammelt das Moos reichlich, um sein Inneres zu konservieren. Jetzt ist vertrocknetes Moos nicht gerade ein Leckerbissen, sondern recht grob im Verzehr und auch würzig. Besser schon schmeckt das grüne Moos. Allerdings sollte man es nicht sofort nach einem Regenguss oder nach der Winterschmelze ernten. Sobald Feuchtigkeit eintritt saugt sich die Pflanze erst mal voll und schwemmt dabei auch Inhaltsstoffe aus. Wenn sie dann grün ist und mit Wasser und Licht arbeiten kann, dann kann die kleine Moospflanze wieder Notzeitenvorräte anlegen. Die einen Sorten schmecken milder, fast petersilienartig, die anderen herb bis würzig, manche auch einfach nur krautig-erdig. Moose leben aus ihrer Umgebung, richtige Wurzeln haben sie kaum. Die nietenartige Oberfläche und ihre fast magnetische Anziehungskraft ziehen nicht nur Feuchtigkeit aus der Umgebung, auch Mineralstoffe aus der Luft. Nicht aber nur diese, auch Abgase und andere in der Luft enthaltenen Stoffe werden aufgesaugt. Daher Moos nur in „guten“ Gegenden sammeln.

In der Heilkunde gibt es wenig Erwähnungen zu den Moosen. Das Torfmoos – wurde früher zuhauf geerntet und als Rheumapackung, bei Muskelentzündungen, Brüchen und Hauterkrankungen verwendet. Heute ist es geschützt!

Das `Goldene Frauenhaar – Polytrichum commune` nahm man als Matratzenfüllung und im Boots- und Hausbau zum Ausstopfen von Rissen. Es gilt auch als Schutz gegen bösen Zauber.

In der Suppe ist das `Gewöhnliche Wimpernmoos – Blepharostoma trichophyllumes`.

Suppe mit Moos

1 Teil Schwammerl, getrocknet
5 Teile Schwammerl, frisch
1 Zwiebel
Kräuter
Brühe
Sahne
Brennnesselsamen
kleine Handvoll Moos, zerkleinert

Weiche am Vortag die getrockneten Pilze in der doppelten bis dreifachen Menge Wasser ein. Dann schneide Pilze und Zwiebel klein. Brate die klein geschnittene Zwiebel glasig in Öl an und gib dann die Pilze dazu. Lass sie schön goldbraun werden, immer wieder wenden. Dann gibst du die Kräuter hinzu. Es eignen sich Dost, Quendel, Rosmarin, Wiesenknopf, etwas Spitzwegerich und weitere. Dann filterst du die gewässerten Schwammerl ab – Sud aufheben! Gib diese Pilze dazu und lass auch sie ein wenig anbraten. Dann gießt du den Sud dazu. Je nach Bedarf kannst du jetzt noch Brühe hinzufügen. Lass es langsam bei kleiner Hitze etwas einkochen. Wenn die Suppe dann schön reduziert ist, gib einen guten Schuss Sahne hinzu. Jetzt kannst du auch noch Brennnesselsamen und das Moos mit hineingeben. In einen Teller geben und mit ein wenig Moos servieren.

Wir brachen die Farne
zu Mitternacht,
mitten im dunkelsten Walde.
Der Mond war verhangen
und lange schon
ruhten die Gräser,
die bangen.

Wir brachen die Farne
und trugen sie heim
und schufen
ein sanftes Lager.
Doch nicht
um zu schlafen:

Wir liegen
und lauschen
dem murmelnden Bach
und schauen
und halten
die Träume uns wach.

Ingrid Streicher

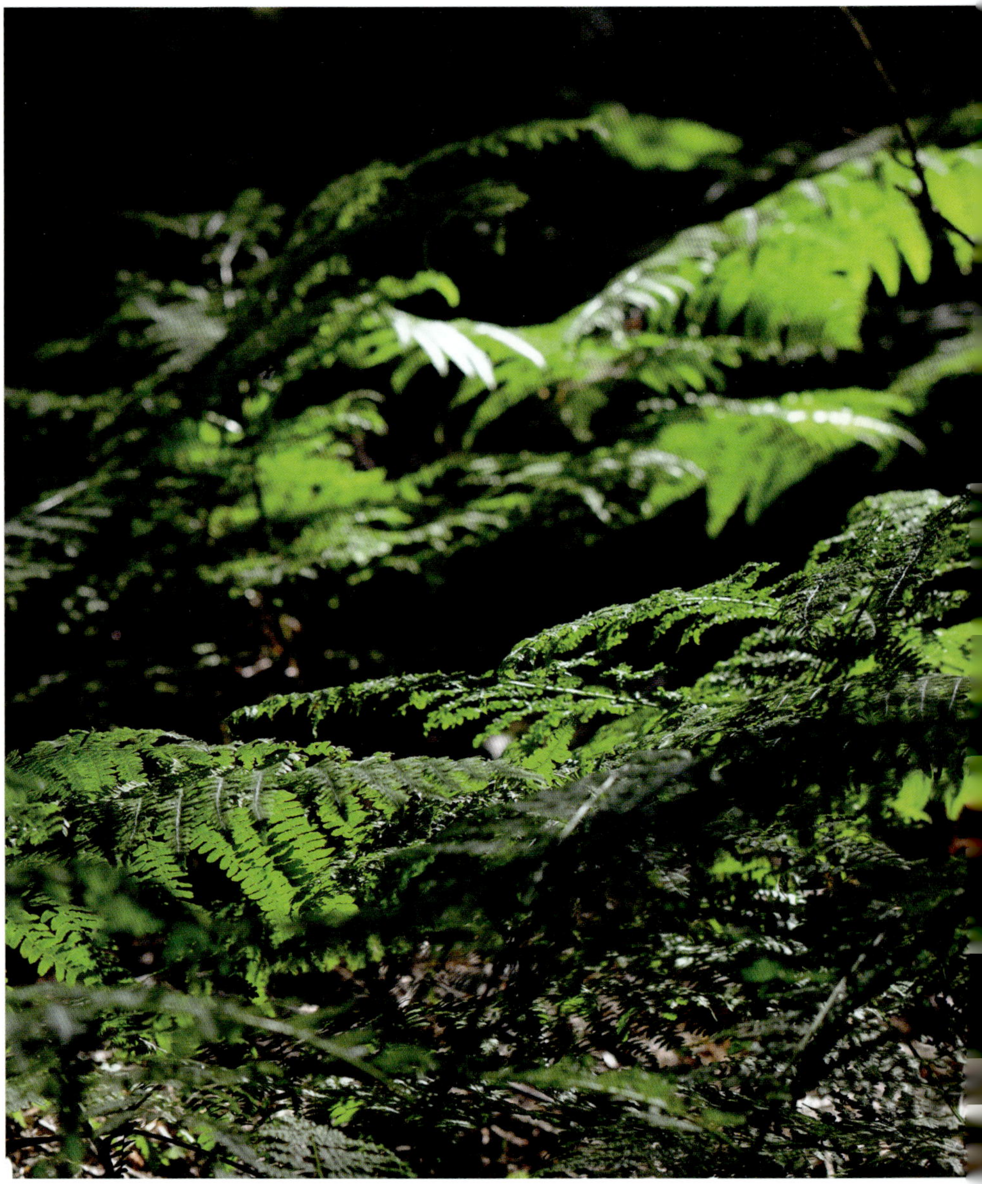

Farne

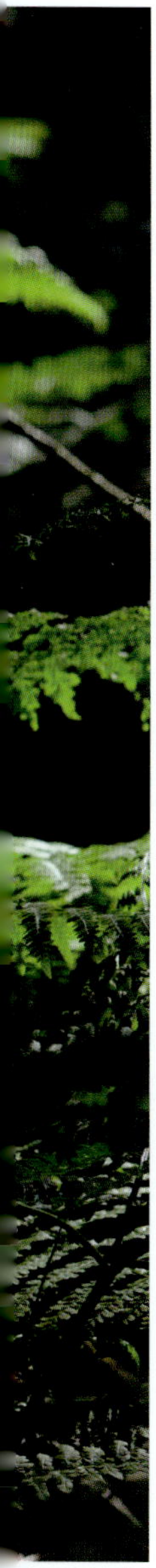

Nach dem Winter sieht man von der einen Art noch das Grün, von anderen nur die verdorrten braunen Wedel liegen. Im Frühjahr beginnt das Spektakel. Die kleinen eingerollten „Fiedelköpfe“ recken sich empor, sie entrollen sich, erst schiebt sich der Stängel empor und dann entrollt sich Blatt für Blatt und Blättchen bis Blättchen. Es ist wie Pflanzenyoga, wenn man sie regelmäßig besucht. Jetzt stehen sie da in voller Pracht, die Wedel der Farne. Diese Adlerfarne bilden im Unterholz ihren eigenen kleinen Wald.
Lange Zeit wusste man nicht, wie sich Farne fortpflanzen und daher orakelte man und schrieb ihnen mystische Kräfte zu (S. 37). Dann heißt es, wenn man zu Johanni zur Mittagsstunde unterm Farn seine Schuhe stellt und ein goldenes Samenkorn hineinfällt, habe man Glück und Gold.
Mit diesen Farnsamen, von denen keiner genau wusste, wie sie aussahen, gab es auf einmal viele. Man verkaufte sie – vermeintlich – doch das große Glück ließ wohl auf sich warten. Heute wissen wir, dass der Farn keine Blüte braucht, um sich fortzupflanzen. Er entwickelt unterm Blatt kleine Plättchenreihen. Sie enthalten Farnsporen, die wie auf kleinen Schlangen sitzen. Wenn sie reif sind, schnellen sie hervor und schleudern das Samenkügelchen weiter. Das Schleudern geschieht durch die Oberflächenspannung. Bei Trockenheit ziehen sich die Zellen zusammen, bis sie so unter Zug stehen, dass sie nachgeben und das Samenkorn davonfliegt, wie ein kleines Katapult. Das Samenkorn liegt auf der Erde und kann zu keimen beginnen. Ein flacher, münzengroßer Vorkeim in Form eines „Seerosenblättchens“ entsteht. Nach einiger Zeit entwickeln sich hier dann Ei und Samenzelle und erst dann verschmelzen diese und bilden aus dem befruchteten Ei die Wedel aus. Ein sehr eigenes Fortpflanzungsverfahren haben sich die Farne hier überlegt. Ein Samenkorn kann auch mehrere Jahre warten, bis es keimt. Dann gibt es noch weitere Arten wie die Rautenfarne, die Trauben bilden, um ihre Sporen zu entwickeln.
Aus ihnen werden kleine unterirdische Knollen, die mit Pilzen in Symbiose gehen und erst daraus Samen und Ei entsteht. Dieser Prozess ist noch ein wenig komplexer, als er hier zusammengefasst ist. Wer Genaueres wissen möchte, kann das bei David G. Haskell „Das verborgene Leben des Waldes – Ein Jahr Naturbeobachtung“ nachlesen.

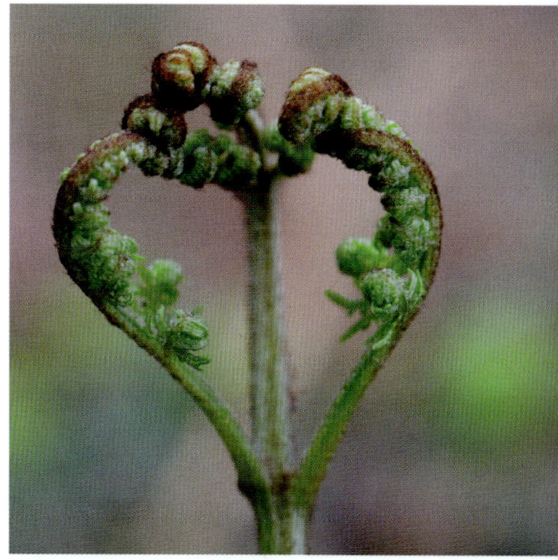

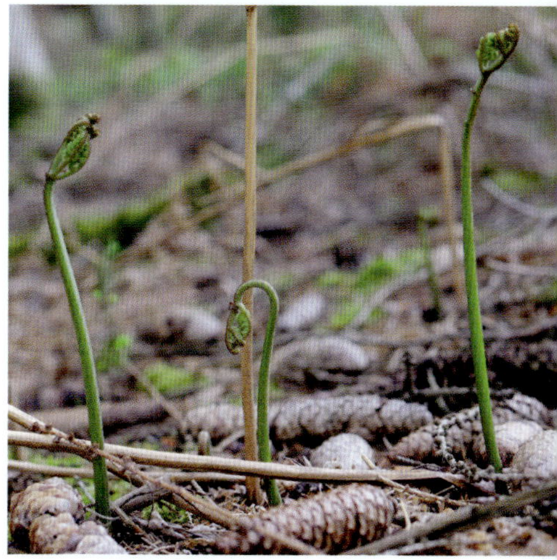

Rippenfarn – Blechnum spicant

Besonders angetan hat es mir der Rippenfarn. Er wächst in meiner Nachbarschaft in kleinen Kuhlen. Vor Jahrzehnten wurden hier Grabungen für Erduntersuchungen gemacht. Dadurch wurden andere Erdschichten, ich spreche von Kuhlen von 1,50 Tiefe, freigelegt und anscheinend die Sporen mit Licht und Wasser zum Keimen versorgt. Jetzt liegen die kleinen ledrigen Rosetten da. Durch ihre glatte Oberfläche wirken sie wie kleine Himmelsspiegel. Sie reflektieren das Licht, das durch das Walddach schimmert, fast bläulich wirken sie aus der Ferne. Sie fühlen sich kühl und stark an, wie feines Leder.
Aus ihm bereite ich mir eine Fettcreme zu. Das ist mein bewährtes Mittel bei Hornhaut. Als Barfußläuferin, wann immer möglich, bilden meine Füße ihren Schutz aus. Damit die Haut nicht rissig und hart wird, pflege ich sie mit dieser Creme. Meist fange ich mit einem Eichenrindefußbad (S.120) an. Dann wie hier beschrieben.
Der Rippenfarn kann auch in der Gesichtspflege mittels Tee, Tinktur oder Ölauszug verwendet werden. Die Auflage der Wedel ist nach Renato Strassmann[21] bei Beschwerden der Wirbelsäule, Bandscheibe und Rückenmuskulatur anzuwenden. Kulinarisch ist die Wurzel auf S. 35 beschrieben. Allerdings ist sie nur in geringen Mengen zu verwenden. Die Pflanze enthält Thiaminase, das Vitamin B1 im Körper abbaut. Dies ist lebensnotwendig und für das Nervensystem und auch die Sehfunktion bedeutend.

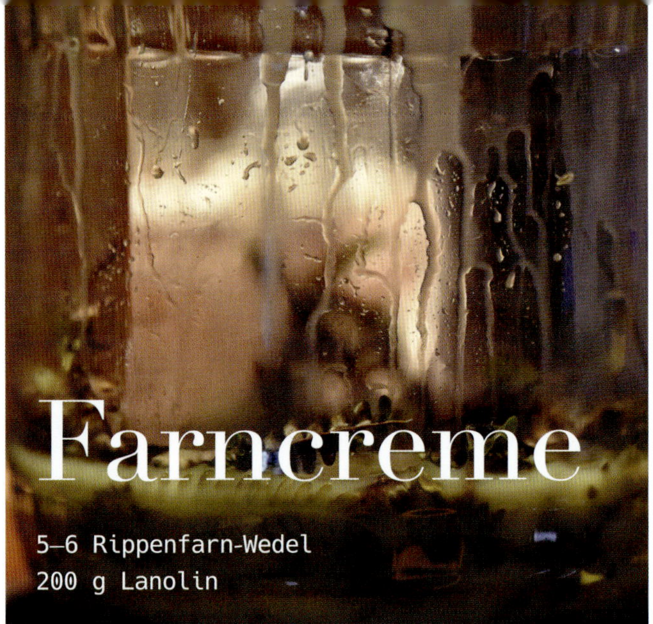

Farncreme

5–6 Rippenfarn-Wedel
200 g Lanolin

Bei ungefähr 50° C lasse ich die Farnwedel klein geschnitten ausziehen. Dann filtere ich die Wedel ab. Manchmal träufle ich in die etwas erkaltete Creme noch ätherische Öle hinzu (ich verwende hierzu eine Mischung aus Lavendel, Majoran, Melisse, Weihrauch, Narde, Zeder, Zypresse, Galbanum und Thymian, im Handel erhältlich). Es ist eine Mischung zum Blockaden lösen, von unten herauf. Dann füllst du sie in Tiegel ab.
Diese Creme trage ich dick auf, massiere sie ein und ziehe Socken darüber. So ruhen die Füße und ich eine halbe Stunde bis Stunde. Dann ziehe ich die Socken aus und massiere die Füße noch mal gut ein. Dann fange ich an, die Haut abzuzutzeln. Mit Bedacht arbeiten. Das geht nur, wenn die Haut schon richtig fest ist. Mache ich die Anwendung regelmäßig, wird sie gleich nicht so fest, dass das notwendig wäre.
Gehe sorgsam mit den Füßen um, vor allem, wenn Haut jung freigelegt wird. Auf diesen Flächen stehst du dein ganzes Leben und sie tragen all deine Last.

Wurmfarn – Dryopteris filix-mas

Die feinen Wedel des Wurmfarns ragen gleichmäßig empor. „Wurm-“ ist der Hinweis auf die Verwendung bei Würmern. In der Heilkunde wird hierfür die Wurzel (noch stärker in Dryopteris dilatata) verwendet. Sie enthält Filixsäure, die Würmer und weitere Darmparasiten lähmt. Dies soll sehr effektiv sein, aber hier wie immer unter ärztlicher Aufsicht mit Zutaten aus der Apotheke arbeiten. Es ist wichtig, die toten Tiere aus dem Körper zu bringen. Hier wirkt Glaubersalz gut. Auch im Plumpsklo fühlten sich die Tierchen wohl. Daher hat man um das Häuschen mit dem Herzen gern Wurmfarne gepflanzt, aber auch die Wedel als Klopapier verwendet oder sie zumindest immer wieder eingestreut.

Im Kraut ist auch Kalium enthalten, das zum Düngen verwendet wird und zudem Schnecken fernhält. Das getrocknete Kraut wird hierfür verbrannt und die aufgefangene Asche um Beete gestreut.

Schmerzlindernd und entspannend wird Farn auch als Liniment verwendet. Man kann diese Zubereitung auch als Wald-Franzbranntwein bezeichnen.

Strassmann beschreibt in seinem Buch „Urpflanzen“ eine weitere Anwendung – gegen Tinnitus. Dafür verwendet man die noch eingerollten Fiedelköpfe und soll „sie in den äußeren Gehörgang des betroffenen Ohres hineinlegen. Meistens trocknet der schneckenförmige Farnembryo in kürzester Zeit vollständig aus. Sobald die Farnschnecke trocken ist, wechseln wir sie

1 Handvoll Wurzeln
$\frac{1}{3}$ Alkohol (38–40 % vol.)
$\frac{2}{3}$ Wasser
dunkle Glasflasche

Als Liniment bezeichnet man ein Einreibemittel. In der Heilkunde nimmt man das Farnmittel bei Rückenschmerzen, Rheuma und Kopfweh. Allgemein wirken diese krampflindernd und entzündungshemmend.

Wurzeln in kleine Stücke schneiden, mit Alkohol aufgießen. Das Wasser hinzugeben. Man mischt hier die beiden Trägermittel, da reiner Alkohol auf der Haut trocknend wirkt. Nach 4 Wochen Ansatz abfiltern und in eine dunkle Flasche füllen. Dafür eignet sich Wurmfarn gut.Bei geschwollenem Fuß hilft die Tinktur oder ein Teeaufguss und bringt Elastizität.

Farn Liniment

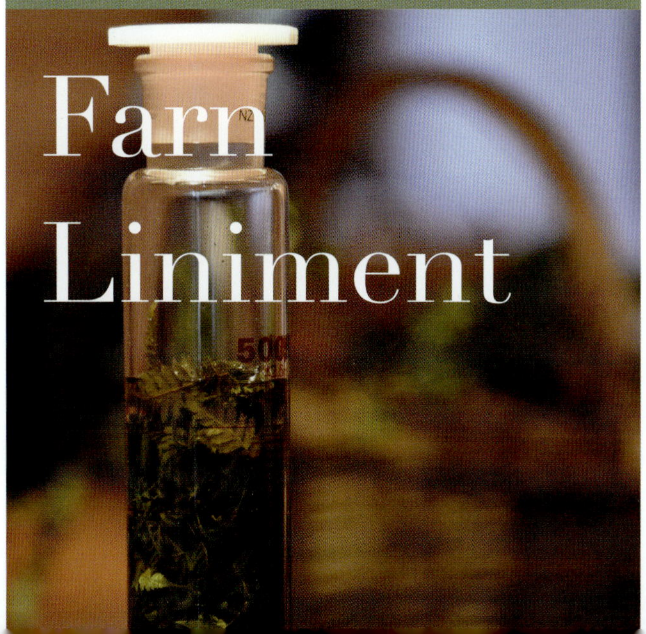

Farn Kissen

Farn, getrocknet (Wurm- / Adlerfarn)
Leinenkissen

Die Farnwedel erntest du, wenn sie noch grün sind, am besten im Juni. Trockne sie. Fülle das Leinenkissen nicht zu dick mit getrockneten Wedeln. Die festen Stiele kannst du dabei abstreifen. Dieses Kissen kannst du als Unterlage oder Auflage verwenden. In der Heilkunde wird es bei Verspannungen, Nervenentzündungen, Rückenschmerzen, vor allem im unteren Lendenbereich, und bei kalten Füßen angewendet.

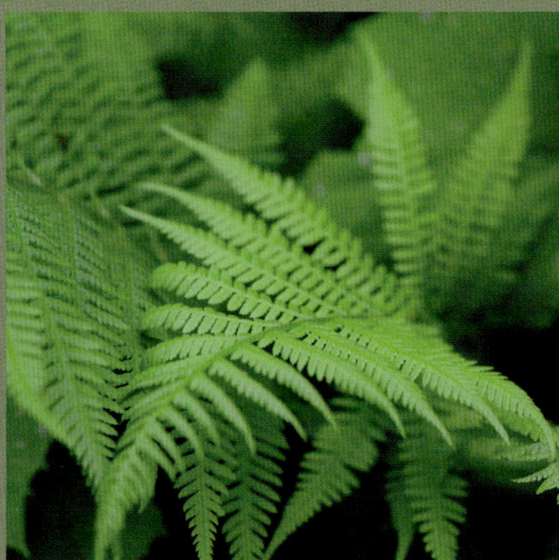

gegen frische aus. Diese Anwendung unterstützt und begleitet jegliche Behandlungsformen von Tinnitus."[22] Weiter beschreibt er als ergänzende Anwendung über Nacht das Einlegen von in Öl getunkten Wattebäuschen. Das Öl ist ein Mazerat aus eingerollten Farnen und Bilsenkraut.
Reines Wurmfarnöl kann man auch zum Massieren anwenden. Es wärmt, stärkt und wirkt energetisierend, ob als Wohltat oder Anwendung bei Schmerz.
Besonders ist auch die in „Urpflanzen" beschriebene Wedelauflage. Mit der Oberfläche zur Haut wird der Wedel auf die Wirbelsäule oder entsprechende Körperpartie aufgelegt. Zeigt die Spitze zum Kopf wird die den Rücken und dich stärkende Kraft des Farns genutzt, legt man die Spitze nach unten, die schmerzableitende Kraft. Man kann die Blätter mit der Spitze zu den Zehen auch mit in die Socken legen.

Adlerfarn – Pteridium aquilinum
Der Adlerfarn kann auch mit in das Farnkissen gegeben werden. Dessen Wurzeln enthalten bis zu 60 % Stärke. Da sie sehr fasrig sind, werden sie meist gebacken und pulverisiert und so als Streckmehl mit zum Backen verwendet. Die ganz jungen Triebe kann man in ganz kleinen Mengen auch wie Spargel zubereiten, aber zweimalig dünsten und Wasser unbedingt wegschütten. Wirklich auf Dosis und Verarbeitung besonders achten! Umschläge und Waschungen aus dem Wurzelsud werden in der Heilkunde bei Geschwüren und Verbrennungen empfohlen.

Engelsüß, Gewöhnlicher Tüpfelfarn – Polypodium vulgare

Ein in der Küche verwendbarer Farn ist der Tüpfelfarn, auch Engelsüßfarn genannt. Hierbei wird die Wurzel zu Aromazucker, Sirup, der an Lakritze erinnert oder süßlich-würziges Kräuteröl weiterverarbeitet. Im Wurzelstock sind Schleimstoffe, Gerbstoffe, ätherisches Öl, Saponin und das süß schmeckende Osladin gebunden.

Mauerraute – Asplenium ruta-muraria

Einen kleinen Exkurs zu den Rautengewächsen machen wir mit der Mauerraute. Sie wird auch als Teil der Hexensalben genannt. Diese Salbe soll dich fliegen lassen, zumindest in deinen Traumreisen. Die Mauerraute kann Stein, Zement und Beton auflösen und zerbröseln. Dann zieht die Pflanze weiter und überlässt das vorbereitete Material dem Moos. Starre Punkte in deinem Körper oder deiner Seele sollen mit Mauerrautenöl gelockert und beweglich werden. Dinge, die hart wie Stein wirken, oder Denkmuster, die wie Beton in dir verankert sind, können so zu porösem Material werden, das du neu zusammenfügen oder abtragen kannst. Die Verwendung in der Hexensalbe zeigt schon an, dass sie in anderen Ebenen arbeitet. Auch verräuchert, als Sonnen- oder Mond-Tee, Traumkissen oder wie das Herzbalsam angewendet, kann sie Träume oder Traumreisen fördern, dir deine Verhärtungen zeigen, dir dabei helfen, diese aufzulösen und zu innerem Wissen führen. Weitere Rautenarten sind die Botrychium-Arten, die auch faszinierende Wesen sind.[23]

Hirschzungenfarn – Asplenium scolopendrium

Rezept nach Hildegard von Bingen bei Chronischer Bronchitis, Lungenleiden und bei Asthma.

Hirschzungenfarnkraut-Elixier:

6g Hirschzungenfarnkraut, getrocknet
1 l Wein
100 g Honig
5 g langer Pfeffer
20 g Zimtrinde

Kraut in Wein kochen, restliche Zutaten hinzugeben, aufkochen lassen, filtern und abfüllen. Als Kur eine Woche dreimal täglich nach den Mahlzeiten und weitere 6–8 Wochen vor und nach dem Essen ein Likörglas einnehmen.

Matratzen

Als Füllung wurde Farn in das Bettlager gestopft. Es wärmt, lindert Schmerzen und hält Würmer fern.

Farnrhizome

An Johanni gegrabene Wurzelstücke sollen Schutz vor Verwirrung, Glück und behütete Mutterschaft bringen. Man trägt sie als Talisman oder Schmuckstück bei sich.

Verzauberung

Hildegard von Bingen schreibt über den Wurmfarn: „Der Farn hat große Kraft, dass ihn der Teufel fliehe. Der Mensch, der Farn mit sich trägt, sei vor Verzauberung geschützt.“

Farnsamen

In der Johanninacht gesammelte Sporen wurden Liebestränken beigemischt. Den Farnen wird aphrodisierende Wirkung nachgesagt. Die „Schacherei“ von Farnsporen hat enorme Ausmaße angenommen, so dass der Handel und die magische Anwendung 1511 per Gesetz vom Kaiser verboten wurde.

Flechten

Flechten wachsen auf Bäumen, sie nutzen sie als Standort, entziehen ihm aber keine Kräfte. Durch starken Pflanzenbewuchs aber hat die Rinde weniger Platz zum Atmen. Eine Flechte besteht aus zwei Lebewesen. Man spricht von einem Amalgam. Es ist die Verbindung von Bakterien oder Algen mit einem Pilz. Sie vereinigen sich so sehr, dass sie wie ein Organismus funktionieren. Solange sie sich brauchen und gut tun bleiben sie das auch. Das Beeindruckende ist, dass aus diesem gemeinsamen auch wieder zwei einzelne Lebewesen werden können. Es besteht die Möglichkeit, dass sie sich wieder trennen. Während ihrer gemeinsamen Zeit verflechten sie sich. Farblich fallen uns die bläulichen Gewächse auf, wenn wir durch den Wald streifen. Blau oder violett ist ein Hinweis auf das Beisein von Cyanobakterien (Cyan=blau). Sind sie grün, sind Algen mit im Verbund. Sind sie gelb oder silbern, hat sich der Pilzteil Sonnenschutzpigmente eingebaut. Häufig finden wir diese daher an sonnigen Standorten, im Dickicht eher selten. Flechten wurden zur Austreibung von bösen Geistern verwendet.

Bartflechte – Usnea barbata

Im Amalgam sind Flechtensäure, Lobarsäure, Usninsäure, Fettsäure, Linolensäure, Phenolsäure, Arachidonsäure, Bitterstoffe, Polysaccharid, Sterol und Vitamin C gebunden. Innerlich wie äußerlich sind sie anzuwenden, wenngleich man selten Hinweise findet. Als Puder bei Hautentzündungen und Pilzerkrankungen, als Tee innerlich und äußerlich keim- und entzündungswidrig, antibiotisch und fungizid (interessant: selbst halb Pilz ist die Flechte der Tod anderer Pilze). Auch als Gurgelmittel bei Halsschmerzen, als Salbe bei Abszessen und den beschriebenen Hautproblemen und als Tinktur innerlich wie äußerlich angewandt, hat die unscheinbare Pflanze ein enormes Wirkspektrum.

Parfum

Das Eichenmoos – Evernia prunastri, aber auch das Isländisch Moos – Cetraria islandica werden zur Gewinnung von ätherischem Öl genutzt und in der Parfümherstellung eingesetzt, zum Beispiel für After Shaves.

Räuchern

Geräuchert werden Flechten, um die Erotik zu wecken, um das Verschmelzen von Zweien zu fördern. Kraft, Wildheit, Stärke, Mut und Ausdauer, die Verbindung zu deiner urigen Kraft stärkt die Flechte. Der Rauch lädt Talismane auf.

Flechten Püree

mit Moosmayonnaise & Heidekrautblüten

Ich habe bei Lärchen und Eichen gesammelt. Flechten sind geschützt und dürfen nur vom Boden gesammelt werden. Jeder Sturm wirft dir wertvolle Geschenke vor die Füße.

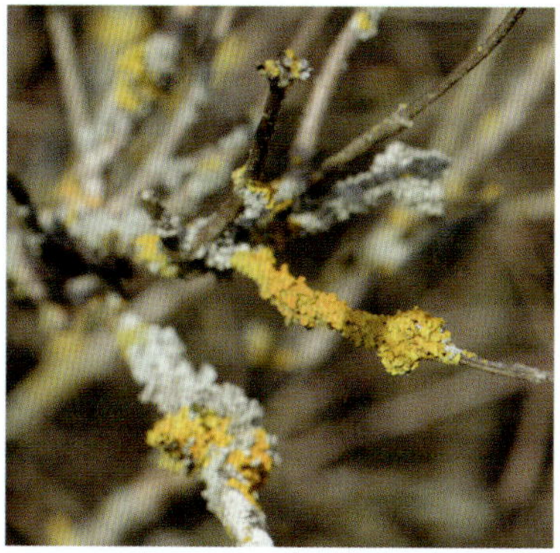

Für das Püree
300 g Kartoffeln
150 ml Milch
200 ml Sahne
20 g Flechten
200 ml Öl
50 g Butter
Rippenfarnpulver, Pfeffer, ggf. Salz

Kartoffeln kochen. Die Flechten unter Wasser abwaschen und sie 1 h im Wasser kochen. Das Wasser erkaltet als Gießwasser verwenden. Die Flechten getrocknet in heißem Öl kurz frittieren. Milch, Sahne, Flechten 1 h im Wasser kochen, trocknen. In heißem Öl kurz frittieren. Milch, Sahne, Flechte, Butter und Gewürze aufkochen und eine Viertel Stunde köcheln lassen. Die Kartoffeln hineinpressen und pürieren.

Für die Moosmayonnaise
1 Dotter
½ TL Senf
10 ml Weißweinessig (Heidekraut-Essig)
Prise Salz
100 ml Pflanzenöl
30 g Giersch
20 g Moos

Moos mehrmals mit kaltem Wasser waschen. Moos, Giersch und Öl mit Pürierstab mixen. Dotter, Essig, Salz und Senf separat miteinander verrühren. Das Moos-Öl langsam hinzugeben.

Wenn die Masse nicht fest wird: Ein Eigelb aufquirlen und die Masse noch mal unterziehen.

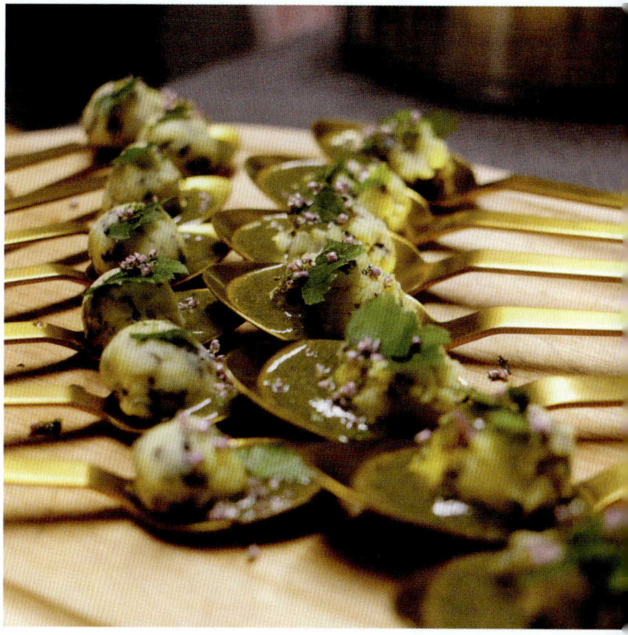

Heide Kraut

Erica-Arten
Familie der Heidekrautgewächse

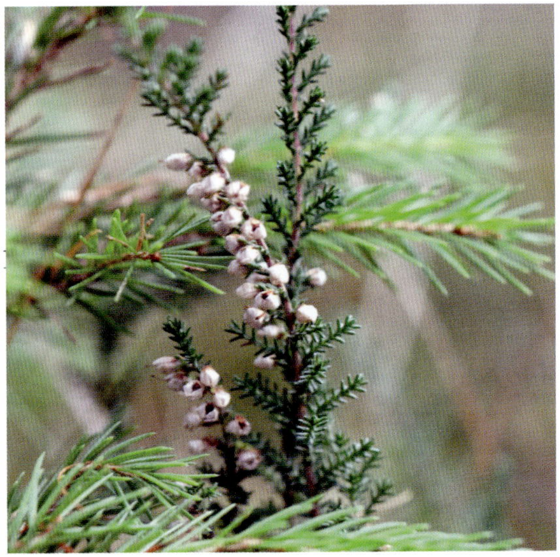

Wenn das Heidekraut bis an die Spitzen der Zweige blüht, dann kommt ein strenger Winter. Also sollte man die Wintersaat zeitig ausbringen. Bei tief stehenden Heidekrautblüten hingegen, ist späte Saat angesagt – so eine Bauernweisheit. Die Heidekrautblüten wurden früher als Streckmehl verwendet. In ihnen sind Vitamine, Flavonoide, Gerbstoffe, Saponine und weitere Inhaltsstoffe enthalten. In der Heilkunde werden sie als Tee oder Tinktur bei Husten und Bronchitis angewandt. Mességué empfiehlt Rheumageplagten täglich 2 Bäder mit großen Mengen Heidekraut zu nehmen zur Linderung. Die Heidestöcke wurden früher sogar von den Forstarbeitern im Wald geschlagen, da sie den Boden regelrecht ausziehen. So wie sie den Boden ausziehen, scheinen sie auch auf unseren Körper zu wirken.
Das geschlagene Heidekraut nutzte man als Brennmaterial. Besenkraut nennt man es, da man Besen und Kleiderbürsten daraus fertigte. Als Färbestoff erzeugt es Gelb- bis Brauntöne. Ungläubige, nicht bekehrte Menschen bezeichnete man früher als Heiden. Missionare kamen in die Ortschaften, doch die einzelnen Gehöfte besuchten sie zuerst nicht. Das waren diejenigen, die in den Heiden wohnten. Aus dieser ortsbezogenen Bezeichnung wurde dann erst das abfällige Wort „Heiden". Dabei wird erzählt, dass die Heiden blühen, wo Helden erschlagen wurden. Aus deren Blut entstand das Heidekraut. Man trug ein Stück des Holzes als Amulett oder einen Zweig, um sich vor dem Verzaubern zu schützen.
Heidekraut wirkt so unscheinbar und ist doch so stark. Wenn du einen Abhang hinunterkletterst und dich festhalten musst, dann ist Heidekraut ein sicherer Halt. Ich bin einmal ausgerutscht und habe einen Zweig davon erhascht. Die Pflanze hat dem Stand gehalten, ohne merklich nachzugeben.
In der Küche kann man die Blüten verwenden und aus ihnen ein Gelee kochen. Getrocknet sind sie eine schöne Zier und liefern Inhaltsstoffe mit. Im Frühjahr kann man die Triebspitzen ernten und ein aromatisches Kräuteröl oder Kräuteressig ansetzen. Selbst Bier kann man gut mit diesem würzigen Kraut aromatisieren. Pulverisiert kannst du es auch als Würze verwenden.

Sauerklee

Oxalis acetosella
Familie der Sauerklegewächse

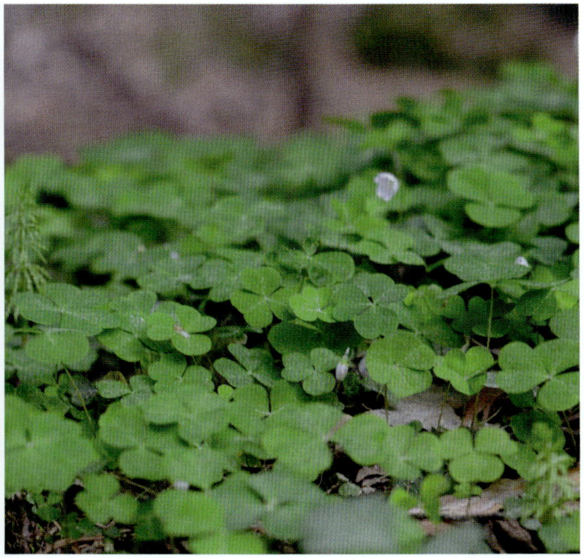

Im Unterholz wachsen auch Kleeblätter. Wunderschön herzförmig stehen die Blätter auf ihren filigranen Stielen. Wenn es heiß ist, klappen sie die Blätter ein und reduzieren die Verdunstung. Sie haben keinen hohen natürlichen Schutz dagegen, was ja auch der Grund ist, warum sie sich im Dickicht wohl fühlen.

Das ganze Jahr kann man Sauerklee speisen, vor der Blüte schmeckt er am besten. Frisch ist dieser Klee des Wanderers Notlösung bei Durst. Die Vitamin C-haltige Pflanze regt die Speichelbildung an, dadurch verschwindet das Durstgefühl. Es ist nur eine Zwischenlösung, Wasser solltest du dennoch aufsuchen. Er enthält Oxalsäure, die lange in hoher Dosis eingenommen nierenschädigend ist. Allerdings hat Sauerklee nicht mehr als Rhabarber oder Mangold, und du kannst so viel wie von diesem Gemüse essen.

„Blüht der Sauerklee reichlich, dann gibt's ein nasses Jahr."

Frisch

In Joghurt, Sahne oder Quark gegeben – zitronig frisch.

Tee

Sauerklee-Tee weckt die Geister und wirkt blutreinigend. Als Umschlag wirkt er bei Entzündungen lindernd.

In Honig

Diese Pflanze hat man zur Bevorratung zusammen mit den unreifen Samen auch gern in Honig eingelegt, um im Winter einen heimischen Vitamin C- Vorrat zu besitzen. Mit der Gabel zieht man den Sauerklee heraus und nascht ihn.

KleeKaltSchale

5 g Johannisbrotkernmehl
50 ml Wasser
2 Handvoll Sauerklee
400 ml Wasser
2 EL Zucker

Johannisbrotkernmehl ¼ Stunde in 50 ml Wasser einweichen. Klee, Wasser und Zucker fein pürieren, durch ein Tuch sieben. Die Flüssigkeit löffelweise in das eingedickte Johannisbrotkernmehl geben und gut verrühren (Klumpenbildung!). Diese Kaltzubereitung erlaubt den Erhalt der Inhaltsstoffe. Für die Apfelvariante einen Apfel reiben und nur eine Handvoll Klee mit 200 ml Wasser verarbeiten. Ansonsten identisch.

Him-

`Rubus idaeus`
`Familie der Rosengewächse`

Die roten Früchte sind eine Ansammlung kleiner Samenhäuschen, samtig umhüllt. Jeden Kern umgibt Fruchtfleisch, das herrlich schmeckt.

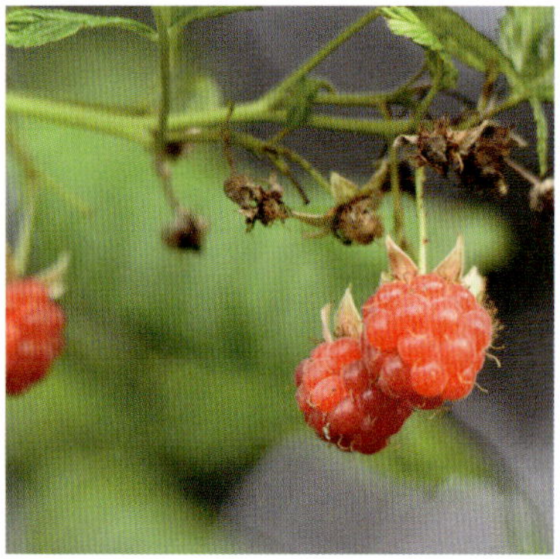

Im Frühjahr treiben die Blätter aus. Sie haben eine weißliche Unterseite. Sie sind voller Gerbstoffe, Flavonoide, Vitamin C und Aromastoffen. Bekannt ist der Himbeerblättertee als Geburtsvorbereitungsmittel. Er stärkt die Gebärmutter, löst Verkrampfungen und wirkt nach der Geburt auch milchbildungsanregend. Es ist aber auch ein milder Alltagstee.
Dann kommt die Blüte. Aus ihr kann man einen feinen Ölauszug herstellen und zur Salbe verarbeiten, zur Anwendung bei Gesichtsrose. Als Tee zubereitet sollen Augenentzündungen gelindert werden. Aus den Blüten werden die Beeren voller Mineralien wie Kalium, Magnesium und Mangan. Auch Eisen ist in ihnen gebunden. Bei Durchfall kann man die Beeren essen, bei Fieber einen Fruchtsaft oder als Tee aufgbrüht einnehmen.

Brom-

`Rubus fructicosus`
`Familie der Rosengewächse`

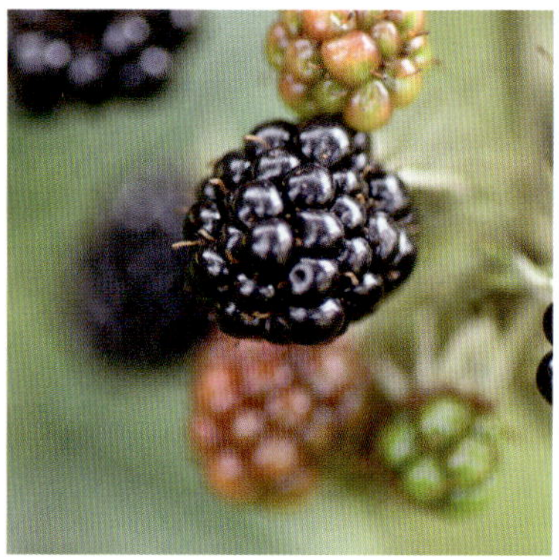

Dunkellila, fast blauschwarz sind die Brombeeren im Herbst. Sie glänzen in der Sonne. Über das Jahr können wir in dieser Pflanze mehrere Geschmacksnoten wahrnehmen: apfel, kokos- und rosenartig.

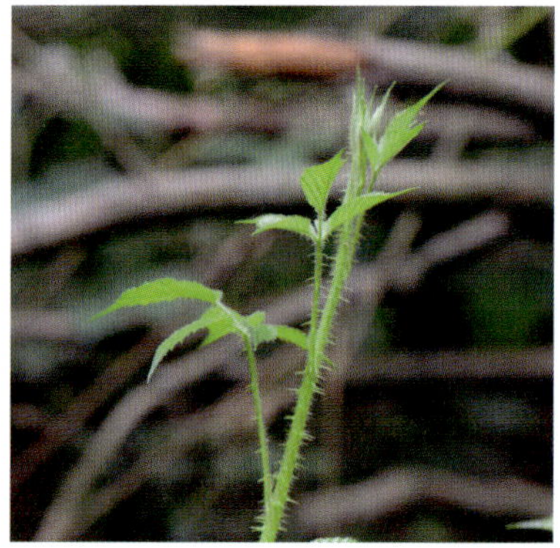

Blattsprosse und Triebspitzen kommen im Frühjahr hervor. Sie schmecken nussig aromatisch und du kannst sie ernten, solange die Stacheln noch wenig störend sind. Klein, so 2–4 cm groß, schmecken sie kokosartig und sind ein kleiner Wandersnack oder bereiten dir in der Küche Freude. In Hackkräutermischungen, als Bratgemüse oder erhitzt kannst du sie verwenden. Die etwas größeren Blätter schmecken nach Apfel.

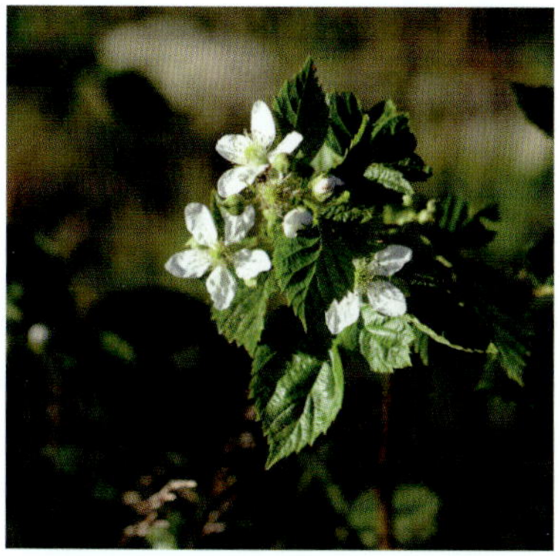

Die Blüten ergeben getrocknet und aufgebrüht einen guten Tee, der auch beim Kratzen im Hals hilft. Siehst du im Winter Laub an stacheligem Gewächs, so ist es die Brombeere. Durch den Winter kannst du von ihr naschen und auch einen Suppenfond daraus herstellen. Die Blätter enthalten Gerbstoffe Flavonoide und Fruchtsäuren. Sie werden arzneilich als Durchfallmittel sowie als

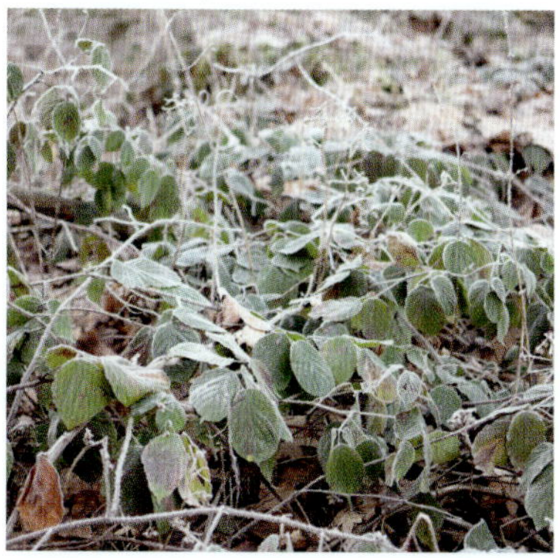

Gurgelwasser bei Mundraumentzündungen angewendet. Grüne Früchte werden nach Mességué als Brei bei Durchfall angewendet.[24] Frisch oder getrocknet sind die Beeren in Müslis und anderen Speißen von herzhaft bis süß zu verwenden. Bei Halsweh brüht man gern die getrockneten Früchte auf oder nascht sie (gut kauen). Sie enthalten Vitamin A, E, B, Mineralstoffe, Eisen und Magnesium, Zink, Mangan und Kupfer.[25] Die Farbe ist ein Hinweis auf die Anthocyane. Sie binden Radikale, was den Alterungsprozess verlangsamen soll. Ein Sprichwort sagt: Viele Brombeeren, dann kommt ein kalter Winter. Die Stacheln sind nach Hildegard von Bingen auch zum Eröffnen eitriger Zungengeschwüre zu verwenden. Spricht dich die Brombeere an, bedeutet dies in der Pflanzensprache, dass es Zeit ist, deinen Raum einzunehmen und ihn auch mit kleinen Grenzen zu versehen, damit es der deine bleibt. So kannst du deine Energie bewusst einsetzen, deine Pläne verwirklichen und nicht zu viel denken, sondern schöpferisch walten. Beim Durchstreifen eines Brombeerbuschs soll man Krankheiten abstreifen und hellsichtig werden können. Wer einen Brombeerzweig heimlich bei sich trägt, soll Hexen erkennen. Bei ungarischen Slowaken ist es Frauenbrauch, einen Brombeerstrauch ins Ehebett zu legen, um die Liebesglut zu erhalten. Unentdeckt hilft es, findet der Mann das Gestrüpp, bringt es Unglück.

Wald-Erdbeere

Fragaria vesca
Familie der Rosengewächse

Die Wald-Erdbeere ist ganz klein und unscheinbar und kann ganze Flächen bedecken. Die kleinen Mini-Erdbeeren schmecken fruchtig. Die dreiteiligen Blätter kommen im Frühjahr hervor. Ernten kannst du sie jetzt und die ganze Saison. Sie ergeben als Tee aufgebrüht und erkaltet einen wunderbaren Eistee. Pur oder mit Wald-Erdbeeren versehen und ein paar Holunderblüten dazu ein Genuss. Auch kann man die pulverisiserten Blätter als Breiumschlag zur Wundheilung anwenden.

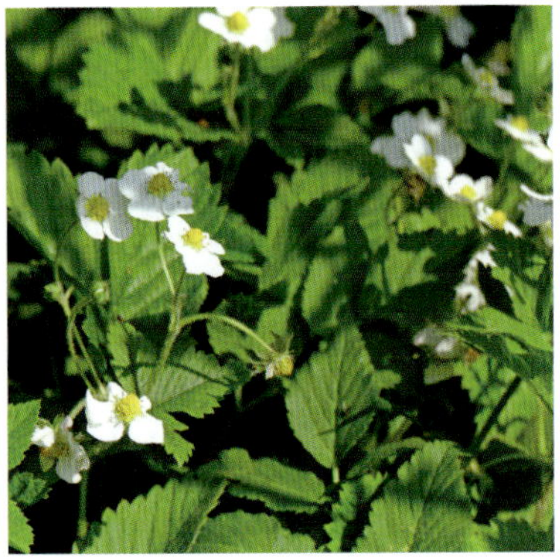

Auch die kleinen feinen Blüten kannst du trocknen und als Tee zubereiten. Als Blütenessenz[26] sagen sie dir auch, wenn du dich klein fühlst, geh erhobenen Hauptes, lass dich nicht erniedrigen und blüh in deiner Kraft. Sie schenken dir Würde, Demut und Selbstachtung. Die kleinen roten Beeren schmecken frisch. Als Brei zubereitet sind sie nach Mességué eine Hautlotion, die den Teint hundertmal besser als übliche Hautlotionen verbessert.[27] In den Beeren ist Folsäure, Vitamine (B/C/E/K), Eisen, Kalzium, Kobalt, Kupfer, Mangan, Phosphor, Zink, Fruchtsäuren und Phytosterine enthalten. Sie verwendet man in der Heilkunde bei Hautunreinheiten, Nierensteinen, Blutbildung, Fieber und Verstopfung und sie wirken sich positiv auf Leber und Galle aus.

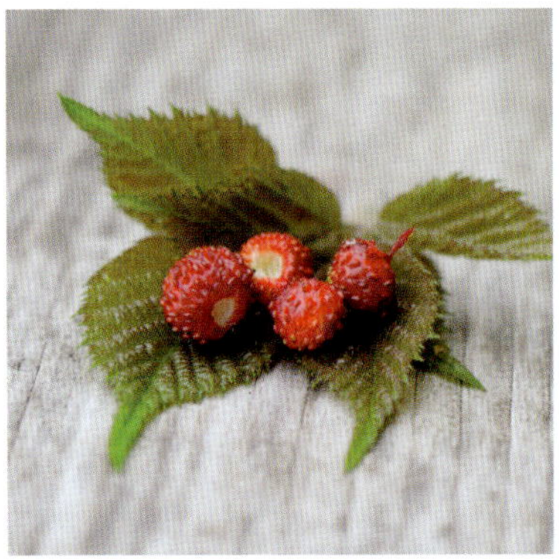

Die Wurzel und pulverisierten Blätter wurden mit Kreide gemischt als Zahnputzpulver angewendet, das das Zahnfleisch festigt. Wurzeln wirken beruhigend. Bei Nervosität brau dir einen Tee daraus. Die Wald-Erdbeere ist mit der nordischen Göttin Frija verbunden. Der Sage nach schicke sie die verstorbenen Kinder zum Erdbeerpflücken. Esse eine Mutter vor der Sonnwende von den Beeren, so gehe ihr Kind leer aus. Es ist auch der Brauch überliefert, fallen gelassene Erdbeeren für die verstorbenen Seelen zurückzulassen. Andernorts ist es Brauch, drei Erdbeeren auf einem Stein oder einem Kreuz als Opfer für die Toten zu legen. Die Wald-Erdbeere gilt auch als Demutssymbol Mariens.

Wald-Erdbeeren auf jungen Brombeerblättern

Haus Tee

Himbeer-Blätter
Brombeer-Blätter
Walderdbeer-Blätter

Mische die Blätter zu gleichen Teilen und bereite einen Tee zu. Diese Mischung ist ein gewöhnlicher Haustee, also ein Tee, den man im Alltag trank.

Schwarzer Haustee
Fermentiert kannst du die Blätter auch als „Schwarzen Tee“ zubereiten. Die Blätter lässt du anwelken, so dass sie „labberig“ sind. Dann verteile sie auf einem Geschirrtuch und walze mit dem Nudelholz darüber, um die Zellen zu brechen. Besprühe die Blätter fein mit Wasser und wickle sie fest in ein Geschirrtuch ein. Einen Tag hängen lassen. 4–5 mal wiederholen. Dann das Pflanzengut herausnehmen und gut trocknen lassen. Wie Tee zubereiten.

Berl Maske

Wald-Erbeeren

Mache einen Brei aus den Wald-Erdbeeren und trage ihn auf dein Gesicht auf. 10 Minuten einwirken lassen, abwaschen und dein Teint erstrahlt.

Rosé

1 EL Speisestärke
1 EL Himbeeren, pulverisiert

Beides in eine Mühle geben und gut vermischen. Sieben und nochmals gut durchrühren. Als loses Puder in ein Glas füllen und verwenden.

Brombeer Maske

4 EL Brombeeren, getrocknet
2 TL Natron
3 EL Quark

Gib die Brombeeren mit Natron in den Mörser oder in die Mühle und pulverisiere sie ganz fein. Dann rühre den Quark unter. Trage ihn als Maske auf dein Gesicht auf. Nach 10 Minuten Wirkzeit fange an, den Quark in kreisenden Bewegungen einzumassieren. Dann wasche alles gründlich mit kaltem Wasser ab. Reinigt, glättet und lässt die Haut frisch erstrahlen.
Die Maske kannst du auch mit frischen Brombeeren zubereiten, dann genügen 2–3 EL Beeren.

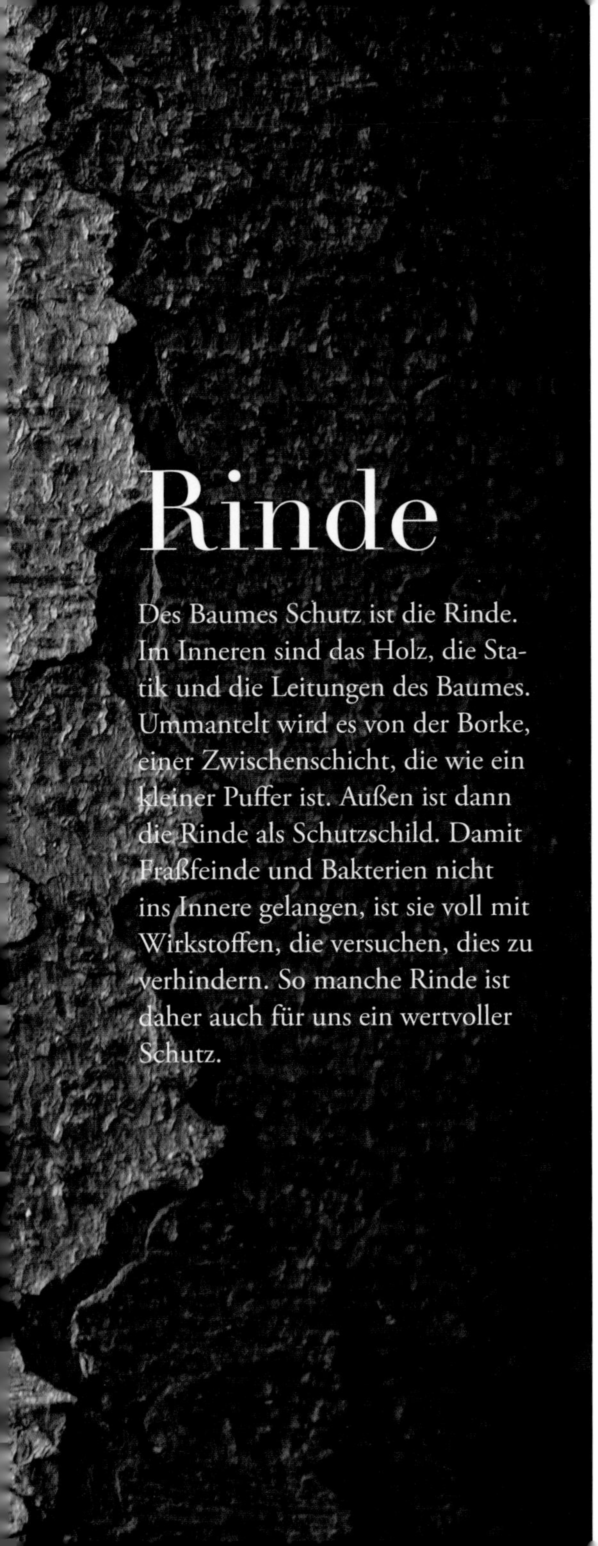

Rinde

Des Baumes Schutz ist die Rinde. Im Inneren sind das Holz, die Statik und die Leitungen des Baumes. Ummantelt wird es von der Borke, einer Zwischenschicht, die wie ein kleiner Puffer ist. Außen ist dann die Rinde als Schutzschild. Damit Fraßfeinde und Bakterien nicht ins Innere gelangen, ist sie voll mit Wirkstoffen, die versuchen, dies zu verhindern. So manche Rinde ist daher auch für uns ein wertvoller Schutz.

Buche

In ihrer Rinde hat die Buche Gerbstoffe eingelagert. Gerbstoffe wirken allgemein zusammenziehend, man spricht von adstringierend. Sie wirken entzündungswidrig. Buchenrinde als Tee gekocht wirkt fiebersenkend.

Eiche

Die Rinde der Eiche kann vielseitig angewendet werden. Man kann aus ihr ein Sitzbad, einen Umschlag, eine Tinktur oder eine Salbe herstellen. Sie helfen bei Entzündungen, Hautproblemen und Hämorrhoiden. Besonders wohltuend ist ein

Fußbad aus Eichenrinde
3 EL Rinde
1l kaltes Wasser

Im Topf zum Kochen bringen, 30 Minuten simmern lassen. Fußbad vorbereiten, Absud hinzugießen, 20–30 Minuten darin baden. Unbedingt die Füße im Anschluss mit reichhaltiger Salbe pflegen, denn Gerbstoffe wirken austrocknend. Gut auch bei Fußgeruch oder Hornhaut.

Eichenrindentee
2 TL Rinde
250 ml Wasser

10 Minuten ziehen lassen. Bei Mundraumentzündungen lauwarm gurgeln, bei Ekzemen mit Mulltuch auflegen, bei übermäßiger Schweißbildung (Füße) mit lauwarmem Tee waschen. Bei Durchfall maximal 2 Tassen pro Tag, maximal 3–4 Tage in kleinen Schlucken als Tee trinken.

Eichenrindensitzbad
25 g Eichenrinde
5 g Kamille
5 l Wasser

Bei Hämörrhoiden und Analjucken, lindert und unterstützt. 20 Minuten sieden lassen, maximal 2mal täglich 3–5 Minuten baden. Mit pflegender Salbe eincremen, wirkt stark austrocknend.

Erle

Die Erle ist ein natürliches Gerbmittel für Leder. In der Heilkunde wird bei Entzündungen eine Abkochung als

Auflage verwendet. Innerlich eingenommen wirkt Erlenrinde fiebersenkend.

Esche

Schneide die Rinde der jungen Zweige und die Knospen klein und fülle das Glas zu ⅓. Weiteres siehe Tinktur. Anwenden wie Melissengeist.

Holunder

Der Holunder wird als Apotheke des armen Mannes bezeichnet. Alle Teile, wenn auch manche aufgrund der Blausäureglykoside kaum noch Verwendung finden, sind heilsam. Die Holunderrinde und -wurzel werden prinzipiell bei Ödemen, Blasenleiden, Muskel- und Gelenkrheumatismus angewendet. Eine Besonderheit gibt es bei Wirk- und Ernteweise: Zieht man die Rinde von unten nach oben ab, so wirke sie auswurffördernd, also oben raus. Zieht man sie von oben nach unten, wirke sie abführend, also unten raus. Holunder ist allgemein als starke Schutzpflanze und Verbindung zur Schattenwelt, zur Anderswelt, bekannt. Verräuchert soll sie die Aufnahme zu dieser ermöglichen.

Kirsche

Kirschenrinde erntet man im Frühjahr von April bis Mai. Amygdalin, Harz, Stärke, ätherisches Öl, Tannin und Gallussäure sind in ihr gebunden. Junge Zweige werden geschält und pulverisiert. Als Einreibung oder Umschlag wirkt sie in der Heilkunde bei rheumatischen Beschwerden, zur Ausleitung von Giftstoffen und als Tee zubereitet gegen nervöse Magenbeschwerden. Die Kirsche harzt nicht, sondern bildet sogenannten Kirschgummi aus. Den kann man einfach lutschen bei Halsbeschwerden.

Kastanie

Die Kastanie wird gern als Venenmittel und zur Linderung von Krampfadern beschrieben. Als Umschlag oder Einreibung kocht man 250 g auf 1 l Wasser. Eine Tasse Tee mit 1 TL Rinde pulverisisert aufgekocht, hilft bei Durchfall. Man erntet sie im März/ April oder Oktober/ November.

Linde

Lindenrinde enthält einen Bitterstoff Tiliacin, Xantophyll. Lindenbast verwendet man als Breiumschlag zur Wundheilung. Als Tee verwendet man das Bastholz, zerkleinert bei Leberbeschwerden, zur Entwässerung, zum Ausspülen überschüssiger Harnsäure und bei Blasenentzündung. In Frankreich ist dieses als `aubier de tilleul` bekannt.

Weide

Weidenrinde enthält Acetylsalicylsäure, das auch im Aspirin enthalten ist. Als Kopfweh- oder Schmerzmittel kann es in Form von Tinktur oder Tee angewendet werden. Außerdem hilft es bei Krämpfen und Schmerzen:

Schmerztee

1 TL Weidenrinde
1 TL Gänsefingerkraut
150 ml Wasser

Tee kochen und 2 Minuten zugedeckt ziehen lassen. Dreimal täglich eine Tasse.

Im Winter liegt eine dicke Schneedecke auf der Erde. Die Kälte dringt in das Erdreich ein und lässt es erstarren. Die Pflanzen haben sich in ihre Winterruhe begeben. Wenn wir durch die Wiesen und Felder streifen, hängen letzte Samen- und

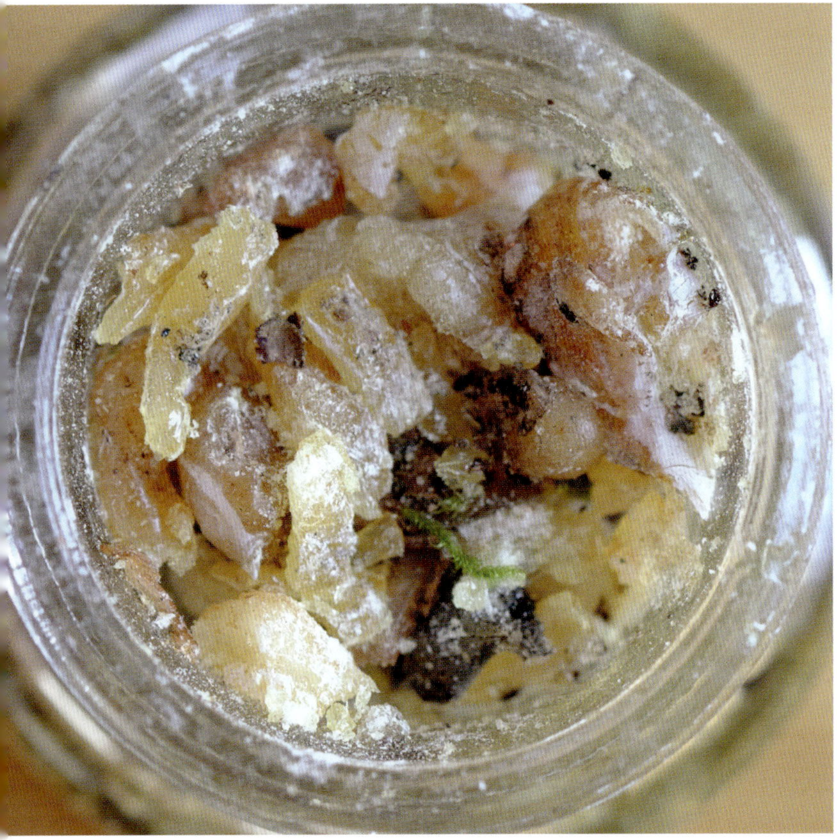

Fruchtstände an den Bäumen. Die Vögel und Insekten erfreuen sich daran. Gehen wir in den Wald hinein, finden wir an den Bäumen kostbare Schätze. An den Narben der Bäume, durch Tier, Maschine oder Wetter verursacht, fließen Harztropfen herab und bilden manchmal Propfen und sogar kleine „Harzseen". Im Winter sind sie gefroren und man kann sie abzutzeln. Ins Glas gegeben duften sie herrlich aromatisch – würzig, harzig eben. Beim Sammeln wate ich knietief durch den Schnee. Das Harz verschließt wie das Blut bei uns die Wunden. Es ist ein Heilungsprozess des Baumes. Daher nehmen wir nicht von den verletzten Stellen selbst das Harz, sondern begnügen uns mit dem überschüssigen. Es fließt in Bahnen die Rinde herab. Beim Umherstreifen sieht man die kleinen Schuppen der Fichtenzapfen, die die Eichhörnchen hinterlassen haben. Der nächste Baum hat einen richtigen Pfropfen gebildet, so viel Harz ist hier herausgeflossen. Behutsam pule ich herum, um das Goldstück mitzunehmen. Beim Ernten werden die Hände ganz klamm. Auf einmal knackt es und ich drehe meinen Kopf, keine zwei Meter von mir entfernt steht ein Reh und blickt mir in die Augen. Mit einem Husch springt es weiter. Zwei spielende Eichhörnchen sind mir noch begegnet und dann ziehe ich wieder ab, mit einem vollen Glas Harz in meinen Händen. Zuhause in der Küche fängt das Harz an zu tauen und lässt seinen Duft den ganzen Raum ausfüllen. In der Speis ist die Herbsternte – getrocknete Hagebutten, verarbeitete Quitten, Fenchelsamen, Kümmel und noch manch anderes. Daneben steht die „Bienenernte" – Honig, Wachs, Propolis und Perga gibt es reichlich. Jetzt geselllt sich das Harz dazu und wird bald zur Salbe verarbeitet.

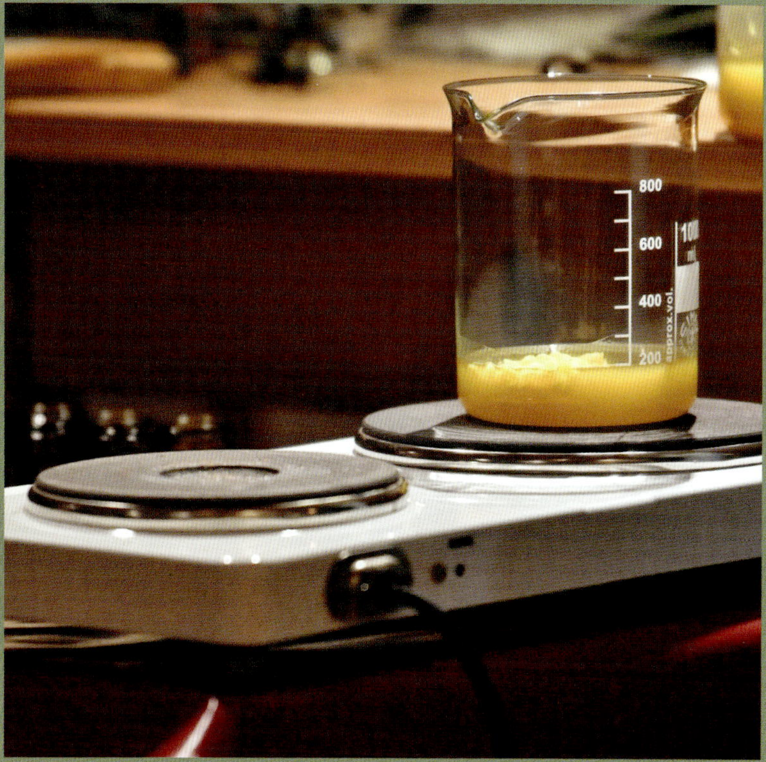

Harzsalbe

1 Teil Harz
1 Teil Öl
11 % Wachs (11 g auf 100 g Harz+Öl)
10 Tropfen ätherisches Öl je 100 g
(Z.B. Fichte, Tanne, Kiefer, Lärche)

Das Harz abwiegen und in einen alten Topf geben. Harze kleben sehr fest, daher am besten ein Set Löffel/Topf/Rührstab/Sieb (am besten Emaille/Kunststoffsieb, da Harze mit Metall reagieren) herrichten und immer nur für Harzprodukte verwenden. Die Gramm-Menge des Harzes in Milliliter als Öl (bspw. auf 50 g Harz kommen 50 ml Öl) hinzugeben und langsam erhitzen. Immer wieder rühren, bis sich das Harz auflöst. Dieses Harz-Öl-Gemisch durch das Sieb gießen. So filtert man die Rindenteile etc. heraus.

Das gefilterte Gemisch abwiegen und 11 % Wachs in Pastillenform oder feinen Flocken hinzugeben. Wenn das Wachs zu schmelzen beginnt, von der Herdplatte nehmen und weiter rühren. Wenn die Salbe beginnt, fest zu werden (man sieht das am oberen Rand), gibt man das ätherische Öl hinzu. Nochmals langsam rühren und in saubere Schraubgläser abfüllen. Mit Namen, Datum und Heilwirkung versehen und dunkel lagern. Mindestens 2 Jahre haltbar.
Als Wundheilmittel, nicht in offene Wunden.

Pech Balsam

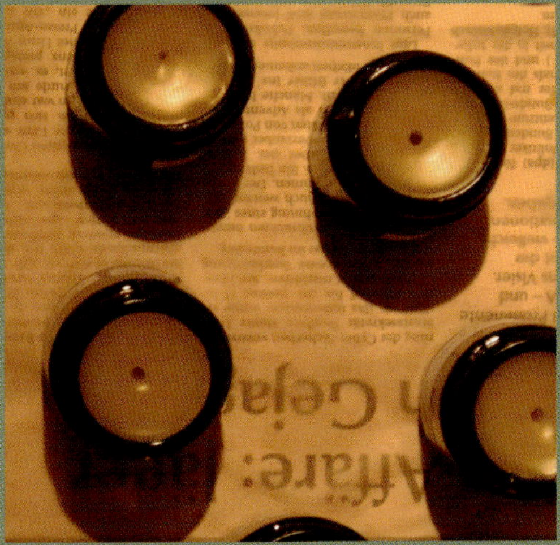

Für den Ölauszug:
100 ml Olivenöl
5 Zweige Rosmarin
50 Wacholderbeeren

ca. 100 ml Harzöl
11 % Bienenwachs
20–25 Tropfen ätherisches Öl, (Rosmarin, Wacholder, verwendete Baumarten)

Für den Pechbalsam wird zuerst ein Ölauszug hergestellt. 5 Zweige Rosmarin klein hacken und zusammen mit den angedrückten Wacholderbeeren in ein Glas geben, mit gutem Pflanzenöl füllen. Wasserbad erhitzen und sobald das Wasser leicht köchelt, auf niedrige Stufe stellen und das Schraubglas ohne Deckel hinein stellen. Das Wasser soll bis zur Hälfte des Glases reichen. 30 Minuten bei geringer Stufe ziehen lassen, vom Herd nehmen und den Deckel darauf legen. Über Nacht ausziehen lassen. Dieses Wasserbad wiederholen und erneut einen Tag ziehen lassen. Während des Wasserbads das Schraubglas nicht abdecken.

Den Auszug filtern und das Harzöl (wie auf der vorherigen Seite beschrieben) hinzugeben. Alles gemeinsam wiegen und 11 % Wachs zugeben. Erhitzen, das Wachs in Pastillenform oder Flocken hinzugeben und langsam und gleichmäßig rühren. Sobald es zu Schmelzen beginnt, vom Herd nehmen und immer wieder mal umrühren, bis das Wachs beginnt, fest zu werden. Das ätherische Öl hinzugeben und in saubere Gläser abfüllen. Den Deckel erst verschließen, wenn der Balsam ausgekühlt ist. Beschriften und dunkel lagern. Hält mindestens zwei Jahre. Brust einreiben bei Husten, wundheilend.

Zapfensalbe

5–6 harzige Zapfen
100 ml Öl
11 % Wachs

Diese Salbe bereitest du wie die Harzsalbe (S. 123) zu. Anstatt gesammeltes Harz in das Öl zu geben, gibst du direkt die Zapfen hinein.

Waldbraten

Harz ist nicht nur heilsam, es ist auch in der Küche zu verwenden. Vor allem die jungen harzhaltigen Zapfen bringen ein wunderbares Aroma hervor. Aber auch bereits abgefallene bereichern den Geschmack. Du erhitzt Öl in der Pfanne und brätst 2–3 Zapfen leicht an. Dadurch wird das Harz erhitzt und verbindet sich mit dem Öl. Die Zapfen herausnehmen und im heißen Öl deine Zwiebeln anschwitzen, dein Fleisch herausbraten oder rohe, dünn geschnittene Kartoffeln auf einem Backblech ausbreiten und mit dem Öl bepinseln, mit etwas Pfeffer und Meersalz bestreuen und im Backofen herausbraten. 20 Minuten bei 220 ° C. Harzige Waldchips zum Genießen!

"In meiner Ausbildung habe ich gelernt, dass man Salben mit der rechten Hand links herum rührt. Karin Holleis hat das erzählt und wie sie rühre ich jetzt auch alle Salben, Suppen und alles andere links herum."

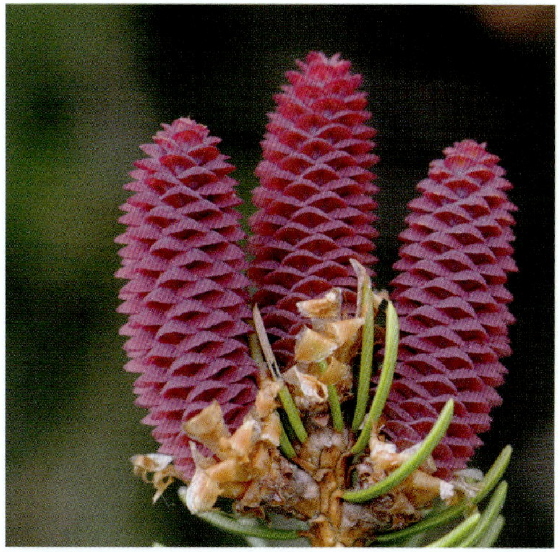

Das Harz der Zapfen bezeichnet man auch als das „reinste Harz". Ist eine Wunde da, reagiert der Baum auf Verletzung. Bei den Zapfen aber ist das Harz in seiner antibakteriellen Wirkung da, um die Samen geschützt reifen zu lassen.

Die Nadeln spitz und weich,

das ganze Jahr grün. Wird's

draußen kalt, karg und dunkel

holen wir sie in die Stube.

Grün gilt als Farbe der Hoffnung und das Grün holen wir uns in der dunklen Zeit in die Stuben. So wirklich dunkel und kalt sind unsere Winter nicht. Früher waren die Schneezeiten andere. Im Notizbuch meiner Großtante fand ich den Satz „Schnee im September, dabei lag im Mai auch noch Schnee." Da dauerte Frühling, Sommer und Herbst zusammen gerade mal drei Monate. Damals war das Schneeschaufeln eine andere Arbeit, meterhoch lag er da. In der Stube war es nicht wirklich hell. Lichtquellen waren teuer. Zur dunkelsten Zeit des Jahres holten und holen wir uns wieder Grün von draußen herein. Baum aufstellen, Kränze binden, Zweige in die Stube holen, die Winterzeit ist eng bestückt mit Bräuchen und Traditionen – vielleicht auch, weil man das einfach brauchte, um in kleinen Schritten durch diese stade Zeit zu kommen. Die Gewissheit, dass auf Dunkelheit und Kälte der Frühling folgt, lässt diese Zeit aushalten. Die grünen Nadeln sagen uns auch: Alles geht vorüber, bestehen bleibt das Leben. Es geht um Herkunft und Geschichte der Winterbräuche und der Nadeln grüne Kraft.

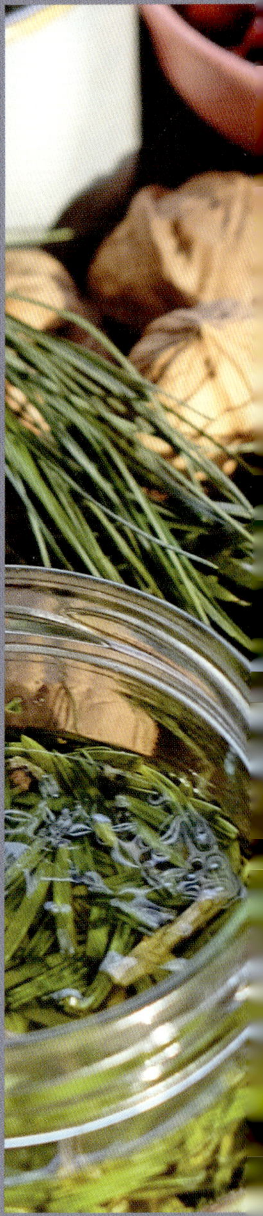

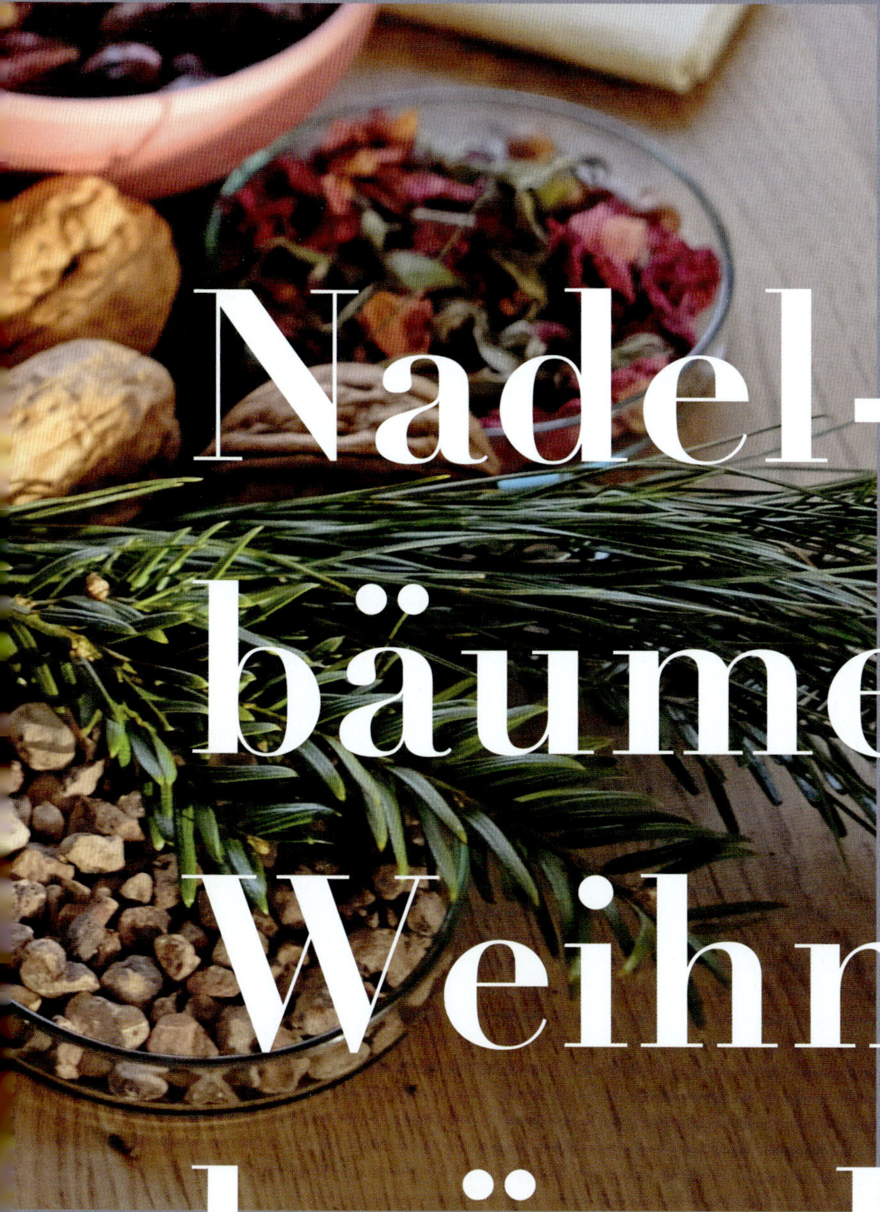

Nadelbäume & Weihnachtsbräuche

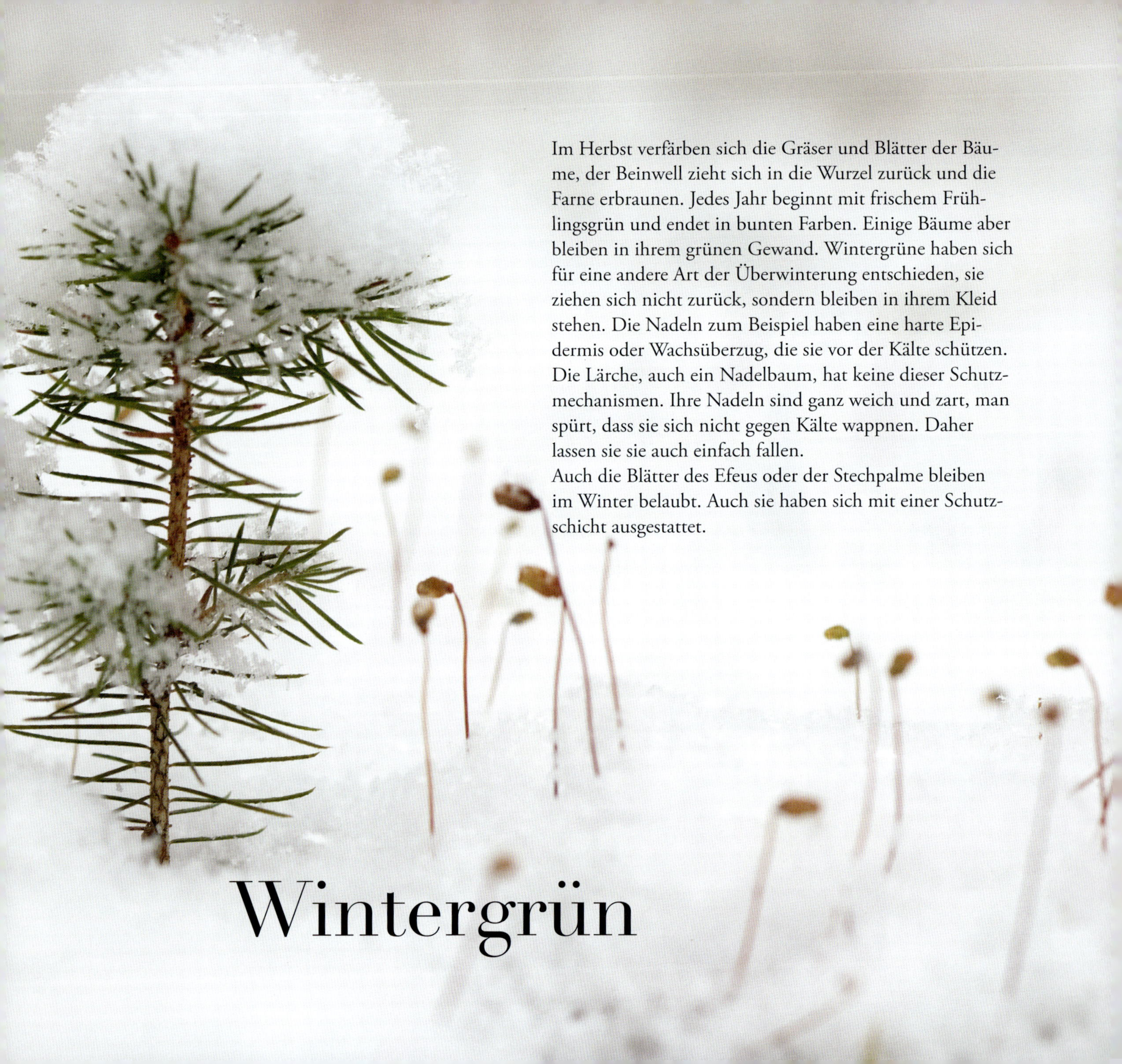

Wintergrün

Im Herbst verfärben sich die Gräser und Blätter der Bäume, der Beinwell zieht sich in die Wurzel zurück und die Farne erbraunen. Jedes Jahr beginnt mit frischem Frühlingsgrün und endet in bunten Farben. Einige Bäume aber bleiben in ihrem grünen Gewand. Wintergrüne haben sich für eine andere Art der Überwinterung entschieden, sie ziehen sich nicht zurück, sondern bleiben in ihrem Kleid stehen. Die Nadeln zum Beispiel haben eine harte Epidermis oder Wachsüberzug, die sie vor der Kälte schützen. Die Lärche, auch ein Nadelbaum, hat keine dieser Schutzmechanismen. Ihre Nadeln sind ganz weich und zart, man spürt, dass sie sich nicht gegen Kälte wappnen. Daher lassen sie sie auch einfach fallen.
Auch die Blätter des Efeus oder der Stechpalme bleiben im Winter belaubt. Auch sie haben sich mit einer Schutzschicht ausgestattet.

Nadelpunsch

1 l Apfelsaft
2 Handvoll Zweige (Fichte/Tanne/Douglasie)
1 Handvoll Hagebutten (halbiert, frisch/getrocknet)
1 Zitrone, ungespritzt, in Scheiben
1 Stück Ingwer, daumengroß
5 Apfelringe, getrocknet
Apfelschalen von 2 Äpfeln
1 Zimtstange
4-5 Nelken

Zweige und Ingwer klein schneiden. Alles in einen Topf geben und 10 Minuten köcheln lassen. Etwas ziehen lassen und vor dem Genießen abseihen. Nach Bedarf mit Honig, am besten würzigem Waldhonig, süßen. Schmeckt harzig-würzig.

Zapfen Mäuse

Aus den Kiefernzapfen kann man schöne kleine Igel basteln. Einfach einen Halbkreis aus Filz oder Karton ausschneiden. Zu einem Kegel rollen und ans Zapfenende kleben. Dann werden die Augen aufgemalt oder gestickt. Die Nase kann eine Perle sein oder ein kleines Woll- oder Filzknäuelchen. Diese Winterigelchen haben sich auch noch Schal und Mütze angezogen.

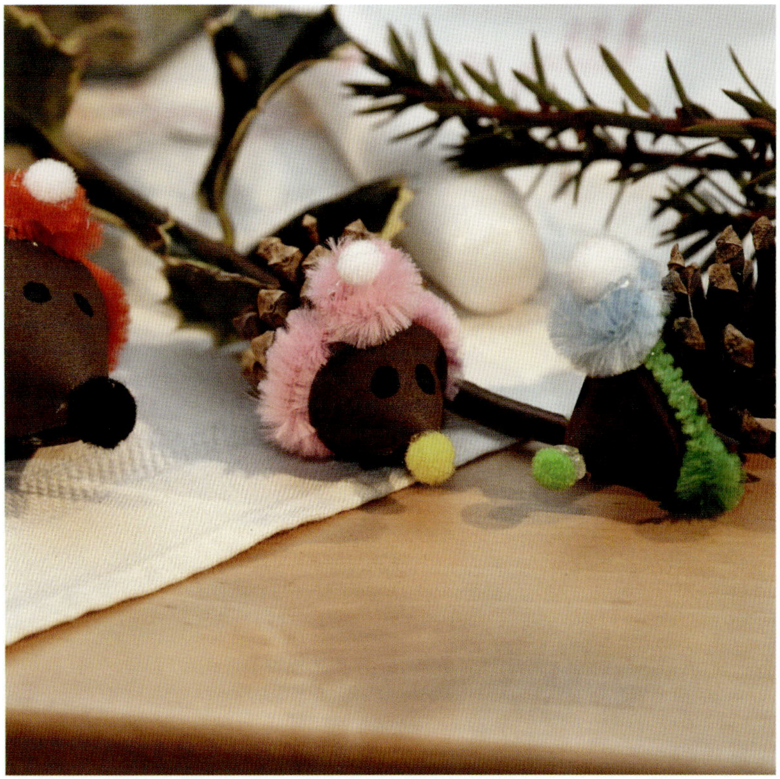

Sticken

Zweige und Bäume

Mit Nadeln kann man auch Nadeln sticken. Ob einen kleinen Zweig, einen Baum – Ast für Ast – oder abstrakt. Diese Stickmuster sind für Anfänger und Profis schöne Motive.
Das Sticken hat in den Winter-Spinnstubenabenden das Spinnen abgelöst. Mit der Zeit wurde das Spinnen und Weben von Maschinen übernommen. Man nutzte die Zeit nun für feinere Arbeiten. Bettdecken wurden bestickt, in Taschentücher die Initialien des Liebsten eingearbeitet. Sticken ist eine Veredelung von Stoff und eine zeitaufwändige Form des Arbeitens, die lange Zeit maschinell nicht möglich war. Mittlerweile lassen sich feine Motive, dicke Schriften und mit Zierelementen, wie Perlen oder Pailletten, auch ohne Handarbeit herstellen. Auf der anderen Seite erlebt diese Kunst eine Renaissance. Ob filigrane Pflanzen, Porträts mit 3D-Frisuren oder abstrakte Landschaftsstickerei – vor allem durch die DIY-Bewegung und Online-Kreativmärkte hat sich der Stellenwert des Stickens verändert.

Sticknadel

Eine Sticknadel hat man vielleicht schon zu Hause, wenn nicht, ist sie auch nicht teuer.

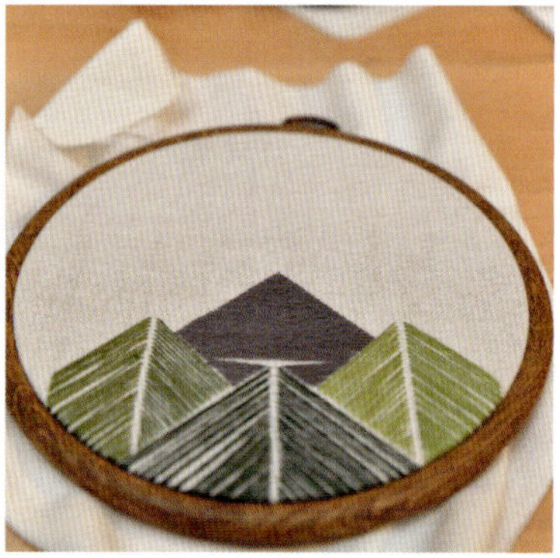

Stoff

Viele Stoffarten kann man verwenden. Für den Beginn ist ein groberer Leinenstoff gut geeignet. Die Fadenstruktur ist leicht zu erkennen und so kannst du geometrische Muster, bei denen man „Kästchen" abzählt, leicht meistern. Es geht aber auch ein T-Shirt oder anderes Kleidungsstück. Die Stickerei kann es besonders machen oder ein Loch kaschieren.

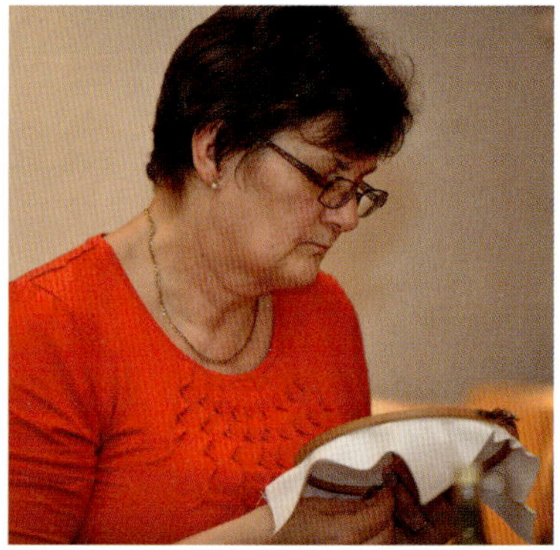

Stickgarn

Es gibt eine Vielzahl an Varianten. Perlgarn, Baumwollgarn, Leinengarn, selbst mit Nähgarn sind filigrane Arbeiten möglich. Für den Beginn genügt einfaches Stickgarn.

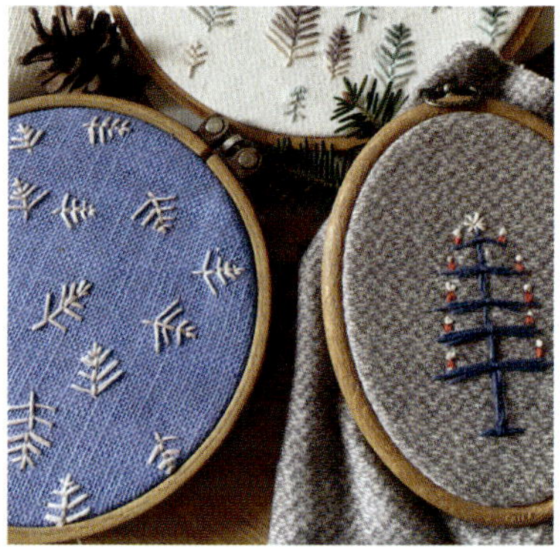

Stickrahmen

Nun kann man sich noch einen Stickrahmen anschaffen. Dadurch wird der Stoff gespannt und die gezogenen Fäden sind straff und kuttern bzw. spannen später nicht. Wer aber einfach mal das Sticken testen möchte, kann vor allem mit groberen Stoffen auch ohne diesen experimentieren. Dabei keine Fadenspannung erzeugen.

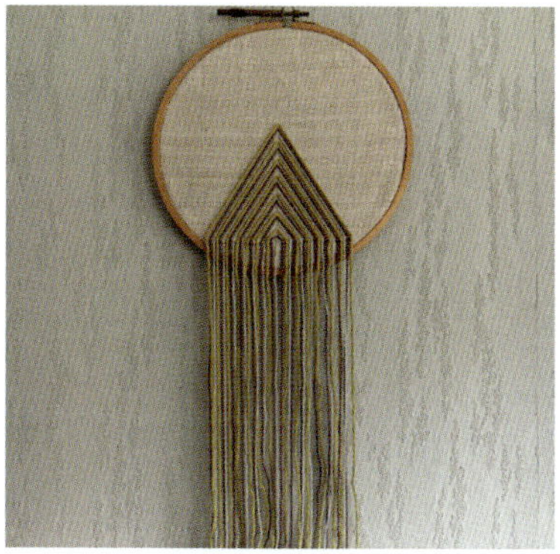

Motiv

Dann ist es an dir. Entweder fällt es dir leicht, vom Bild dein Motiv zu übertragen. Oder aber du brauchst eine Vorlage, dann kannst du dein Motiv ausschneiden und mit Bleistift oder Textilstift auf den Stoff übertragen.

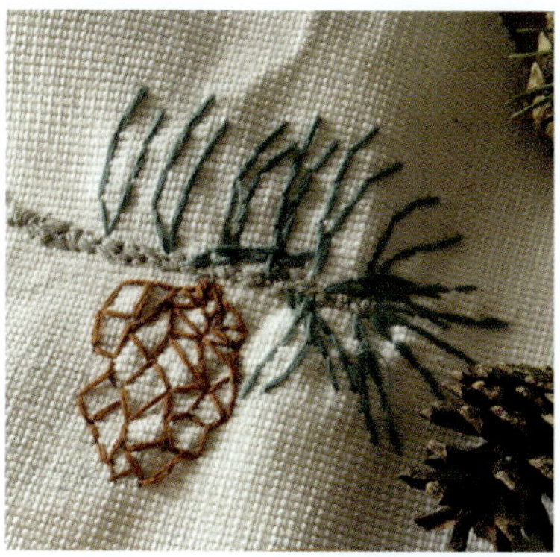

Los geht's

Du arbeitest mit Nadel und Faden, wie du es kennst. Einen kleinen Knoten in das Ende machen, den Faden durch das Öhr fädeln und dann von unten nach oben sticken. Je nach Muster arbeitest du dich mit verschiedenen Stichmustern und Farben weiter, bis dein Nadelstickbild fertig ist. Kunstformen gibt es dann vielseitige. Von dreidimensionalen Techniken über kleine Kügelchen und flächige Stickmethoden bis hin zu beinah stichlosen Reliefstickereien kann man sich hier mit der Zeit vorarbeiten und weiterentwickeln.

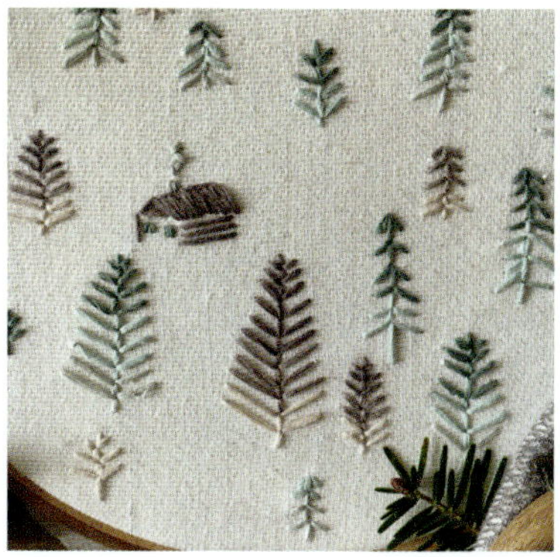

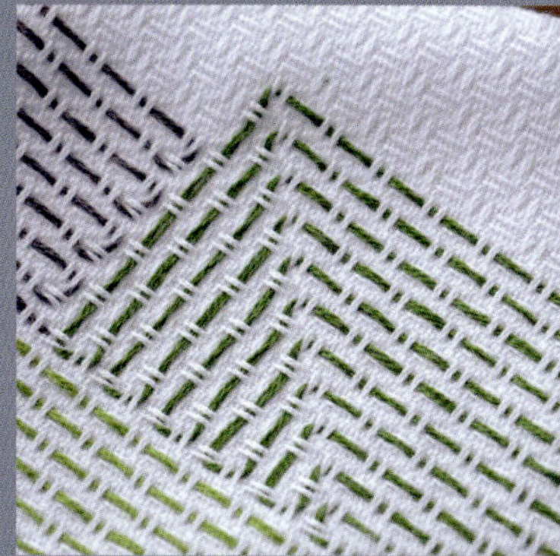

Gerstenkorn sticken

Eine weitere Form des Stickens heißt Gerstenkorn. Der Name kommt vom Stoff: Gerstenkornstoff. Diese Stickerei kommt Erzählungen nach vom Verzieren von Putzlumpen-Stoff. Diesen hat man dadurch veredelt und sogar zu Kissenbezügen genäht. Auf dem Bild hier kann man schön sehen, dass der Faden mit „eingewebt" wird. Die Baumwipfel haben Claudia begeistert und sie hat sie nicht nur in der freien Stickerei, sondern auch im Gerstenkorn-Stich angefertigt.

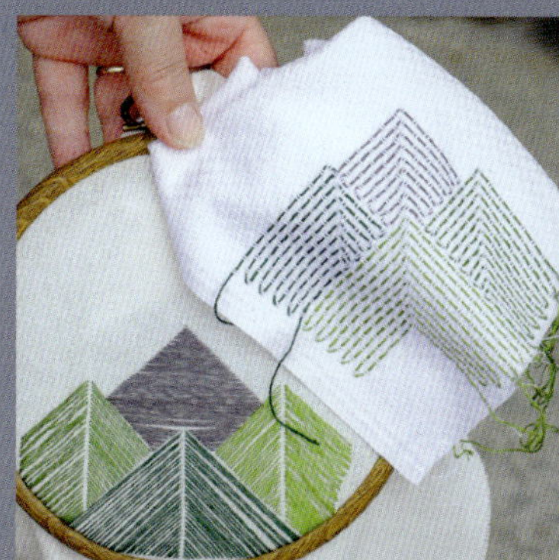

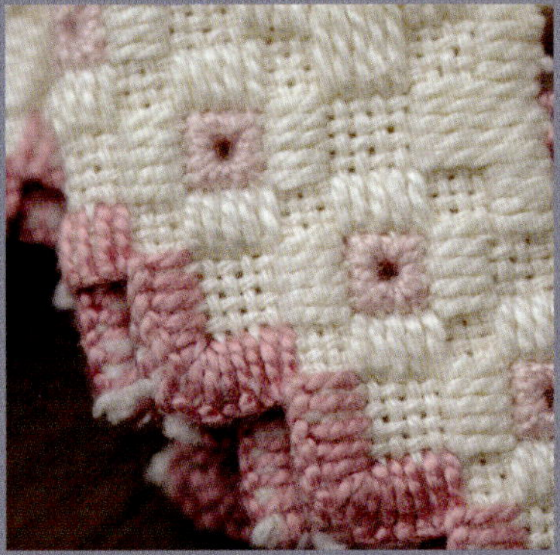

Hardanger Stich

Eine technische Besonderheit ist der Hardanger Stich. Diese Technik kommt aus Norwegen, aus der Hardanger-Region und ziert deren Tracht. Ursprünglich kommt sie aus Persien und ist sogar bis ins 7. Jahrhundert zurückzuführen. Es ist eine Durchbruchstickerei, die meist auf geometrischen Mustern

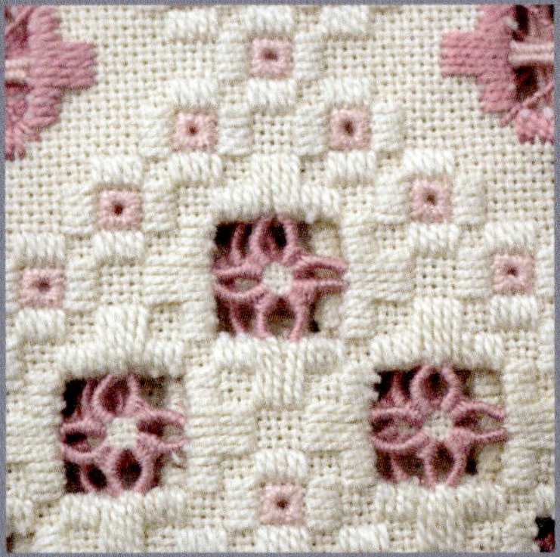

basiert. Die Grundlage ist Zählstoff, wie Leinen, der sich gut zum Fäden ausziehen eignet. Dabei kann man wie auf der nächsten Seite zu sehen, Stickmuster einbringen und einen „Schein-Durchbruch“ erzeugen, indem man durch ein Loch immer wieder einsticht. Dadurch sieht es aus, als würde ein Durchbruch vorhanden sein. Dies ist eine Anfängerübung. Aufwändiger ist das folgende Muster, bei dem man zuerst den weiß bestickten Rah-

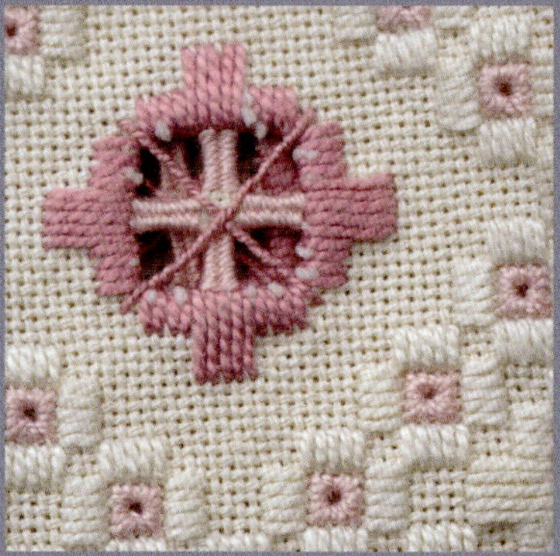

men herstellt. Dann entfernt man die Fäden der leeren Ecke. Nun fügt man jeweils zwei Fäden zusammen. Im Bild sieht man jede Blüte mit zwei „Blütenblättern“, jeder roséfarbene Faden besteht aus zwei Stofffäden, die wiederum mit Faden ummantelt sind, man nennt dies „umstopfen“. Das Entfernen von Fäden ist charakteristisch für diese Durchbruchstickerei. Die nächste Steigerung ist dann für Fortgeschrittene.

Neben dem Entfernen von Fäden kommt hier nun das doppelte Umschlingen, sowie das Hinzufügen der gekreuzten Fäden hinzu. Man „näht“ den Faden im Kreuz, mit Fixpunkt in der Mitte, auf und umstopft diesen. Um die Kunstformen des Hardanger Stichs hat sich eine Vielfalt entwickelt. Es gibt Magazine, die regelmäßig neue Ideen zeigen.

Das ist mein erster Hardanger-Versuch. Mit dem Zählen hat es zu später Stunde nicht immer geklappt, aber auch so entsteht ein schöner Weihnachtsbaum. Daraus wird ein Fensterbild. Der Stoff bleibt im Rahmen und wird aufgehangen. Bei Sonne leuchten die Durchbrüche als Kugeln.

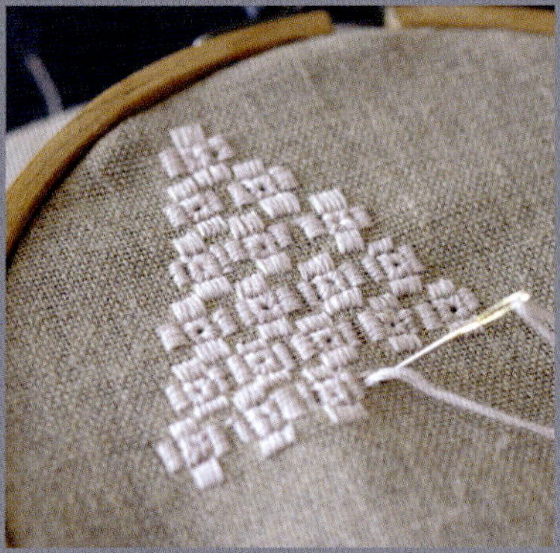

Kiefer

Picea sylvestris
Familie der Piniengewächse

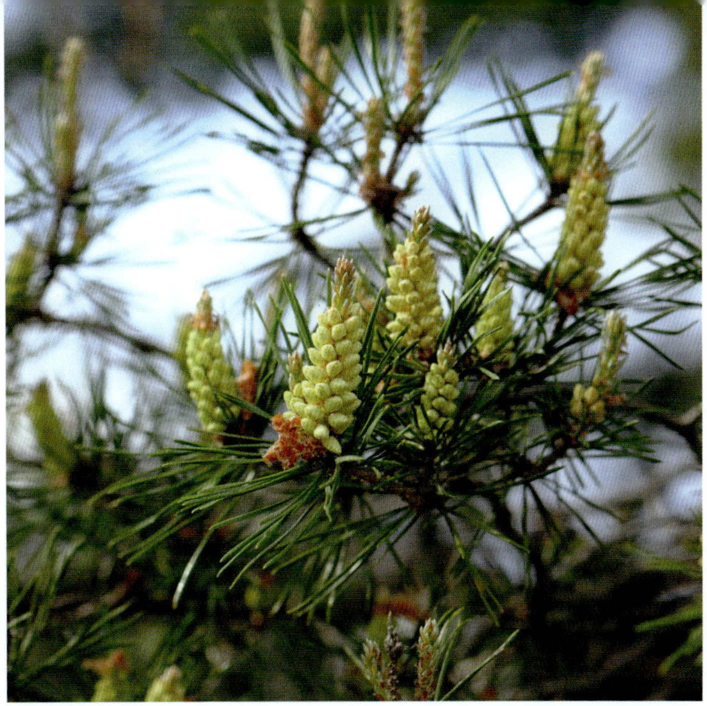

Mein Opa war Holzhauer und Holz haben wir immer viel am Haus. Beim Stöbern in den Scheunen haben wir als Kinder einen Schrank freigeräumt, um die darin versteckten Dinge ansehen zu können. Der Kommentar, als wir die Türen öffneten, war: „Wir lagern sogar Holz im Schrank ein."
Irgendwann haben wir Knirpse mal aufgeräumt und mein Vater fragte, wo das „Kienspanholz" hingekommen sei. Dann hat sich das ganze aufgeklärt. Es war harzreiches Holz, das mein Opa mit von der Arbeit brachte. Der Stock ist vor allem voller Harz. Diese Teile verwendete man früher als Kerzenersatz. Sie rußen aber auch ordentlich. Wir hatten sie nur umgeschlichtet und selbst heute ist noch was übrig.
Als Föhre ist uns dieser Baum auch bekannt. Sie wächst gern an kargen Orten und hilft uns bei Husten- und Bronchienerkrankung, bei Nieren- und Blasenbeschwerden, Erkältung und Muskelschwäche. Zubereiten kann man die Nadeln als Sirup, Tee, Inhalation, Sitzbad und das Harz lässt sich zur Salbe verarbeiten. Bei Hautunreinheiten wird der Tee auch äußerlich angewandt.

Kiefernbad
Wenn dir die Kälte in die Glieder gefahren ist, sich eine Erkältung anbahnt oder du niedergeschlagen bist, koche einen starken Tee mit zwei Handvoll Nadeln und 1 l kochendem Wasser. Gieße dieses in dein Vollbad ein. Wenn du willst, kannst du die Wirkung mit ätherischem Kiefernöl verstärken.

Die Kiefer ist ein Ort, an dem man traurig sein darf, angestaute Trauer hochkommen kann und die dich bei geringer Belastbarkeit stärkt.

Zirbel Kiefer

Picea cembra
Familie der Piniengewächse

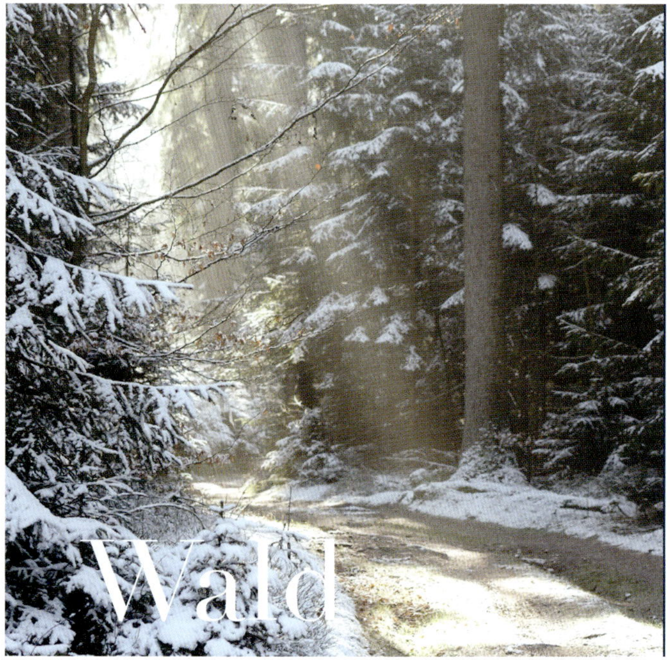

Zirbe schlichtet, heißt es. Nachgewiesen ist eine Beruhigung der Herzfrequenz um 10 %. Tatsächlich hat man früher Richterstuben aus Zirbenholz verkleidet, um bei ruhiger Gesinnung den Streit auszutragen. Heute werden Zirben, die eine besondere Kiefernart sind, gern für Schlafräume verwendet. Man sagt allgemein auch, dass alles, was man braucht, um einen herum wächst. Daher kann man auch gern die heimische Kiefer verwenden. Sie hat die gleiche Wirkung, nur in etwas geringerer Dosis. Zirben-, auch Arvennüsschen genannt, nimmt man gern für Liköre her. Mancherorts ist durch den Raubbau das Sammeln der Früchte sogar verboten.
Die Zirbe enthält mehr Inhaltsstoffe, da sie stärkeren Einflüssen durch Höhe, Lage und Klima in den Bergen ausgesetzt ist.

Ruhe

Bäume enthalten ätherische Öle, die sich positiv auf unser Gemüt auswirken. Waldbaden und Waldmeditationen nutzen diese Kräfte. Auch wir können sie im Raum als Wohltat verwenden – wir fertigen ein Raumspray an. In dieses geben wir Quellwasser und 10 % Alkohol. Als Sprühflasche eignet sich am besten Violettglas, aber auch Blau- und Braunglas sind verwendbar. Dann gibt man je 15 Tropfen von Zeder, Lärche und Zirbe hinein. Die Zirbe beruhigt unsere Herzfrequenz. Die Zeder bringt uns Gelassenheit und die Lärche beschwingte Fröhlichkeit. Bei Bedarf im Raum versprühen.

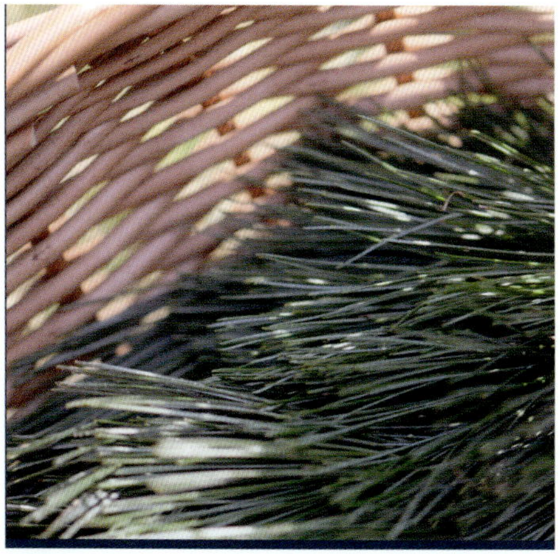

Kiefern Streusel

```
1 kleine Handvoll Kiefern-
nadeln (gern Seidenföhre)
100 g Mehl
60 g Butter
15 g Puderzucker
```

Zuerst die Nadeln 2 Minuten bei 180–200° C rösten, damit die Terpene entweichen. Dann hackst du sie etwas klein und kannst sie sogar noch feiner mit etwas Mehl im Mahlgerät pulverisieren. Dann knetest du alle Zutaten zusammen und streusle sie auf ein Blech. Bei 180° C circa 8 Minuten backen.

Wald Wolle

Aus den Nadeln hat man früher sogenannte „Waldwolle" hergestellt. Vor allem Knechte und Mägde mussten sich mit dieser Matratzenfüllung begnügen. Die grünen Nadeln können frisch oder getrocknet verwendet werden. Diese werden in Wasser oder einer Lauge mehrere Stunden gekocht, um die harte Epidermis aufzulösen. „Durch" sind die Nadeln, wenn sie beim Zerreiben leicht zerfasern. Dann müssen sie in einem aufwendigen Verfahren von den harten Teilen getrennt, dann getrocknet und weiter verarbeitet werden. Bisher habe ich noch kein zufriedenstellendes Ergebnis zustande gebracht. Aber was nicht ist...

Duft Locken

Wenn man die Zirbelkiefer in Spänen und Flocken kaufen kann, dann kann man, wenn auch mit sanfterer Wirkung, auch die Kiefer verwenden. Mit einem Hobel habe ich ein Scheitholz gehobelt und die Hobellocken in ein Glas gefüllt. Diese Riechgläser stehen neben dem Bett und können bei Bedarf geöffnet werden. Alternativ kann man sie auch in eine Schale legen. Duften sie nicht mehr, sind sie Zündhilfe und der Hobel darf neue Locken herunter hobeln.

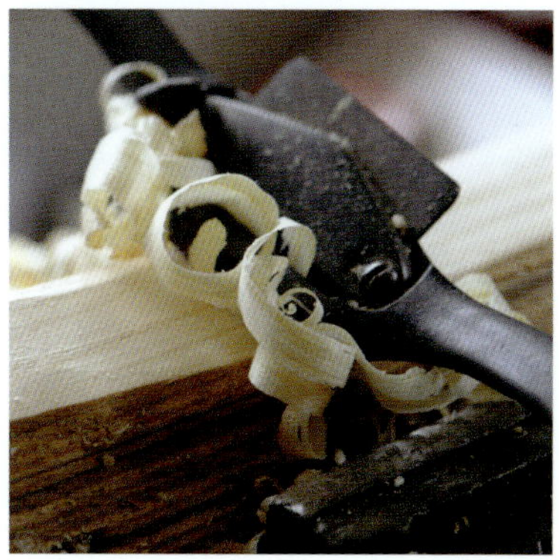

Fichte

Picea abies
Familie der Piniengewächse

Die Wetterfichte, wie wir sie hier auf einer Zeichnung von Carl Spitzweg sehen, ist das natürliche Wesen der Fichte. Dem Wetter ausgesetzt, trotzt sie den härtesten Stürmen und auch wenn Äste oder die Spitze abbrechen, wächst sie weiter. Das ist eine ganz andere Fichte, als wir sie aus unseren heimischen Wäldern kennen. Die gerade gewachsenen Fichten wachsen einfach in die Höhe. So sieht sie kultiviert aus. Ein Spruch von 1930 besagt:

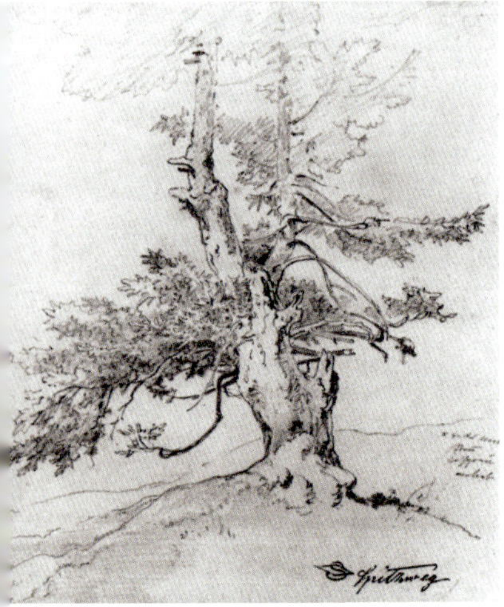

„Wo der Förster
hat gefichtet,
dort ist die Natur
vernichtet."

Neben der angepassten Wuchsart sind auch die herabfallenden Nadeln an der veränderten Natur mit Schuld. Sie sorgen für eine Übersäuerung der Böden. Gerade jetzt kämpft die Fichte zur Trockenheit auch mit dem Borkenkäfer und zahlreiche Bäume fallen diesen Gewalten zum Opfer.

Das Harz von Fichtenbäumen kann man zur Salbe weiter verarbeiten. Außerdem werden sowohl die Zapfen als auch Nadeln in Küche und Heilkunde (S. 138ff) verwendet.
Neben diesen Zubereitungen kann man die Fichte bei Nieren- und Blasenbeschwerden, als Einreibemittel, bei Husten und Katarrh verarbeiten zu:

Fichten-Nadel-Bad
Fichten-Nadel-Tee
Fichten-Nadel-Tinktur
Fichten-Spitzen-Sirup
Fichten-Spitzen-Gelee
Fichten-Spitzen
Fichten-Spitzen-Mayonnaise
Fichten-Spitzen-Senf
(S.176/177)
Fichten-Blüten (junge, weibliche Blüten snacken oder mit auskochen)
Fichten-Rinde-Fußbad
Fichten-Harz-Salbe

Erntet man die Fichtenspitzen, sind nur die der unteren Reihen zu verwenden. Nie sammelt man von Spitze und oberen Zweigen. Diese brauchen die Pflanzen für ihr Wachstum. Generell gilt auch hier: Maximal ein Drittel wird genommen (ein Drittel der Pflanze belassen, ein Drittel den Tieren lassen und das andere in Dankbarkeit nehmen).

Traditionell wird die Fichte als Färbemittel verwendet und erzeugt ein Rotbraun bis Braungrau. Das terpentinhaltige Harz findet in der Naturlackherstellung Anwendung.

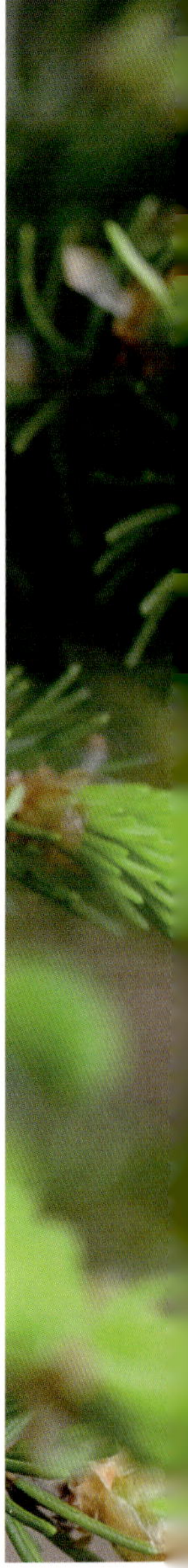

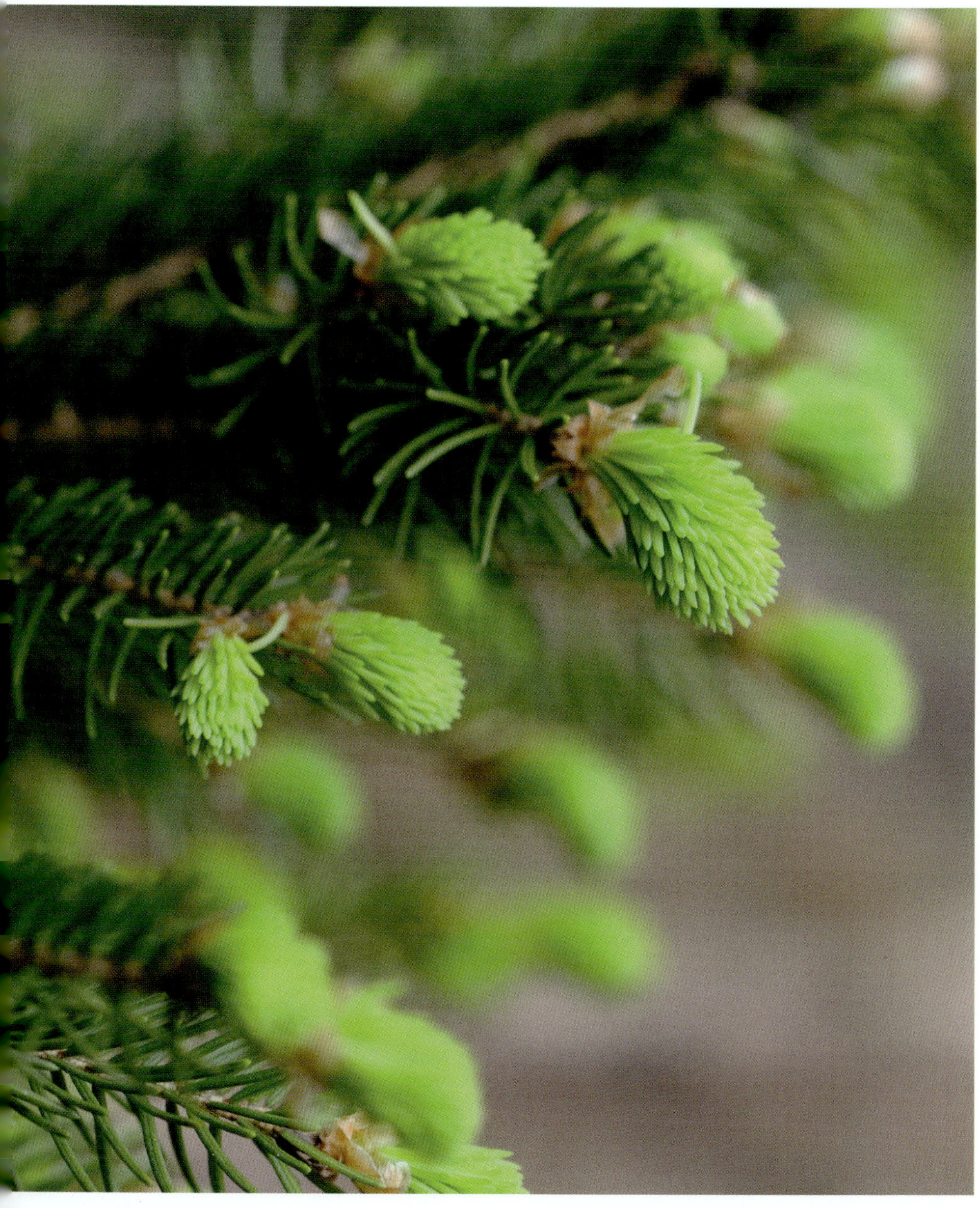

Auch die Irminsäule, das Baumheiligtum der Germanen, ist eine Fichte. Heute noch stellen wir uns einen Baum als Säule auf, den Maibaum, der üblicherweise auch eine Fichte ist. Dieses Brauchtum kündigt den Frühling an, das Erwachen der Natur. Über den Christbaum gibt es später mehr.

Bei Krankheiten verräuchert man das Harz, um den Raum zu desinfizieren, die Luft wird gereinigt. Ätherisches Fichtenöl vertieft die Atmung, gibt uns Heimat und Geborgenheit. Dieser Baum wirkt im körperlichen Bereich und sorgt allgemein für mehr Ruhe und Ausgeglichenheit. Verweilen wir bei den Fichten, stärkt es unsere Nerven.

„Die jungen Fichtenspitzen nennt man auch Maiwipfel.“

Fichten Sirup

Auch gut mit Lärche

1 Handvoll Fichtenspitzen
1 l Wasser
1 Zitrone
Zucker (Menge nach Flüssigkeit)

Die Fichtenspitzen sammeln, wenn sie noch schön fest und klein sind. Eine Handvoll (was locker zwischen zwei Hände passt) in einen Liter Wasser geben. Die Zitrone in Scheiben hinzugeben und erhitzen, auf niedriger Stufe köcheln lassen, bis sich die Spitzen bräunlich verfärben. Deckel darauf, über Nacht ziehen lassen. Am Morgen erneut erhitzen. Abfiltern und die Flüssigkeit messen. Die gleiche Menge in g Zucker hinzugeben (auf 800 ml z.B. 800 g Zucker). Einkochen bis die Konsistenz sirupartig wird. Heiß in sterile Flaschen füllen.

„Man kann den Sirup auch richtig dickflüssig einkochen und als Hustenmedizin verwenden. Etwas flüssiger nehme ich ihn für Fichten-Sprizz (S. 81, anstelle des Sanddornsaftes), Fichten-Radler oder diese Dressing."

Fichten Dressing

100 ml Fichtensirup
1 Zitrone
40 ml Apfelessig
Apfel, fein geschnitten
Pinienkerne, geröstet

Zitrone auspressen, mit Fichtensirup und Apfelessig vermischen. Den Apfel in kleine feine Streifen schneiden und kurz vor dem Servieren in das Dressing geben. Den Salat anmachen und mit den Pinienkernen dekorieren.
Den Wildsalat aus Giersch, Bibernelle, Löwenzahn, Sauerampfer, Mangold und Co. kann man mit Fette Henne, Eiskraut und Herzblattsalat mischen! Die wasserspeichernden Blattsalate geben eine knackige Frische in den Salat.

Rucolacreme

Zweierlei Brote mit Rucolacreme (hinten) und Brennnesselbutter. Dazu Feldsalat mit Fichtendressing und Kapuzinerkresse.

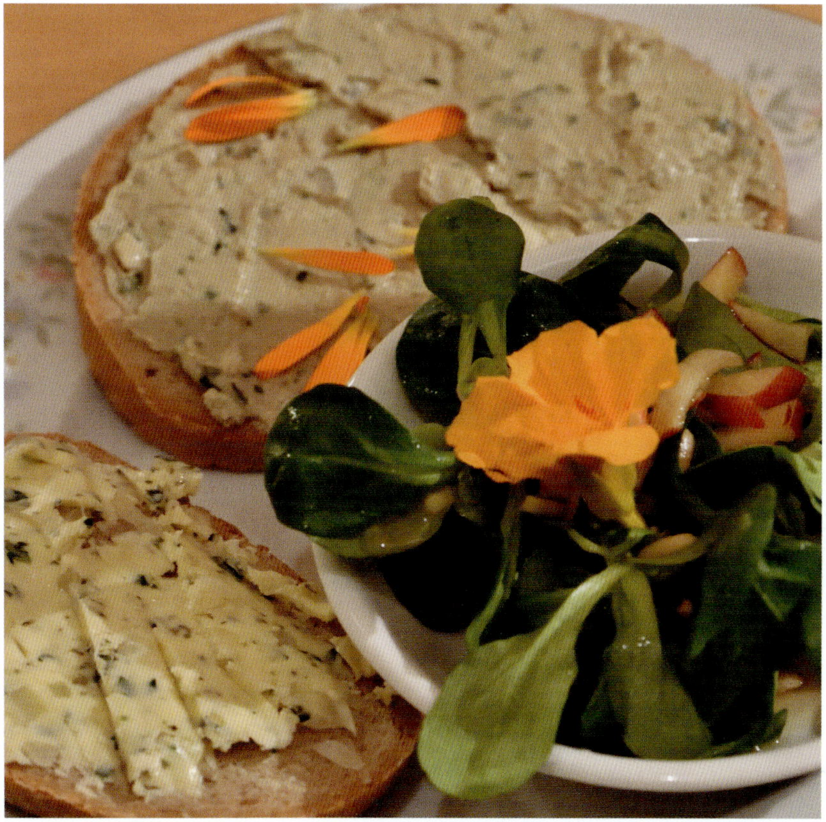

75 g Cashewkerne
2 Handvoll Rucola
1 Zwiebel
½ Zehe Knoblauch
400 g Frischkäse
Salz / Pfeffer

Die Cashewkerne fein mahlen. Den Rucola fein häckseln und Zwiebel und Knoblauch, klein geschnitten, hinzugeben. Wer eine schöne cremige Konsistenz möchte, kann jetzt alles zusammen mit dem Frischkäse nochmals pürieren. Mit einer guten Prise Salz abschmecken, etwas Pfeffer hinzugeben. Die Creme 1–2 Stunden ziehen lassen. Man kann sie auch am Vortag zubereiten.

Brennnessel Butter

200 g weiche Butter
2 Handvoll Brennnesselblätter
1 Zwiebel
Meersalz

Die weiche Butter mit den klein geschnittenen Brennnesseln und der fein gehackten Zwiebel gut durchmengen. Mit Meersalz abschmecken und 1–2 Stunden ziehen lassen.

Die Bezeichnung Tann oder Thann kommt aus dem Mittelhochdeutsch und ist die frühere Bezeichnung für einen Nadelwald.

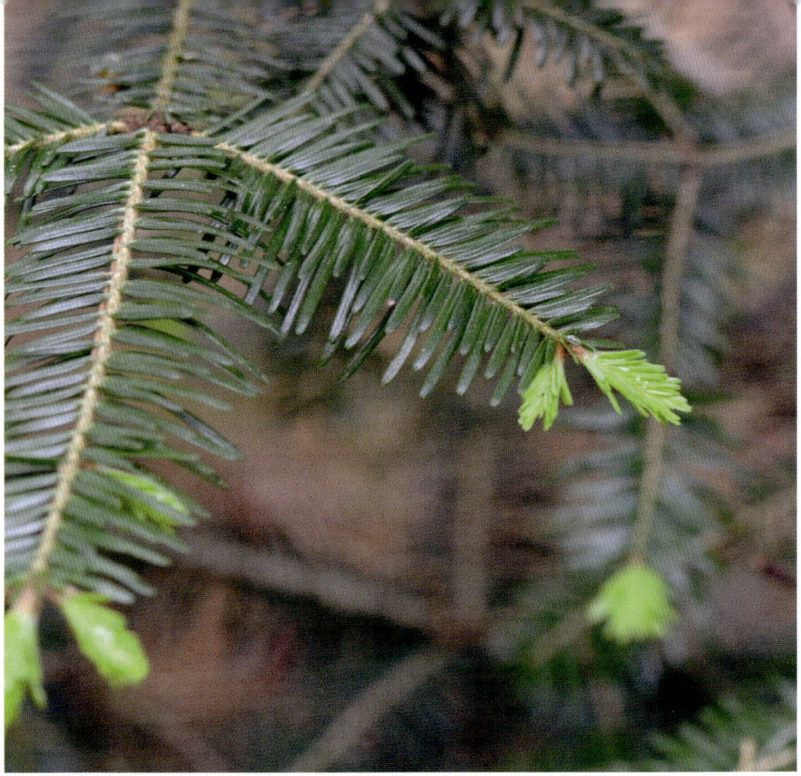

Tanne

Picea
Familie der Piniengewächse

Mit der Fichte eng verwandt ist die Tanne. Man kann die gleichen Rezepturen auch aus den Teilen dieses Baumes zubereiten. Die Fichte gilt als Baum der Heimat und die Tanne als Baum der Familie. Im Glauben der Naturvölker stehen ihre Zweige für den Sieg des Lichtes über die Dunkelheit. Während die spitzen feinen Nadeln der Fichte matt sind, sind die breiteren, stumpfen Nadeln der Tanne glatt. Wie beim Rippenfarn bildet diese Oberfläche einen kleinen Himmelsspiegel im Wald. Wenn du durch einen Jungwald gehst, erkennst du dadurch diese Baumart. Tannenholz wird gern für Innenausbauten und Möbel verwendet. Auch Stubendielen waren traditionell aus diesem Nadelbaum gefertigt. Das regelmäßige Scheuern und Seifen kostet Arbeit, dafür werden aber die Wirkstoffe des Holzes immer wieder aktiviert. Dielenbretter können mehrmals geschliffen werden und sind sehr nachhaltig. Mehrere Generationen können auf demselben Boden laufen. Versammelnd und familienfördernd wirkt hierbei die Tanne als Familienmitglied.

Tanneneis
50 g Puderzucker
300 g gefrorene Äpfel, klein geschnitten
150 g Joghurt oder Milch
Kleine Handvoll Tannenwipfel

Püriere die Äpfel mit dem Puderzucker klein, gib dann das Joghurt mit den klein geschnittenen Tannenadeln dazu und rühre alles schön cremig. Erfrischend harzig.

Wald Husten Mittel

Tannenoxymel
10 EL Zweigspitzen
450 g Honig
150 g Apfelessig
75 ml Mineralwasser

Die Nadeln der Zweigspitzen mit einem Keramikmesser in 2 mm Stücke schneiden. Es funktioniert auch gut mit einer Schere. Dabei auch die Knospenspitzen mit hinzugeben, sie enthalten wertvolle Inhaltsstoffe. Honig, Essig und Mineralwasser gut mischen und alles in ein Gefäß füllen, keinen Metalldeckel verwenden, Essig reagiert. 4 Wochen kühl und dunkel lagern, einmal täglich schütteln. Dann abfiltern.

Hustensaft, eignet sich auch für Kinder, da kein Alkohol enthalten ist. Oxymel heißt auch „Saurer Honig". Du kannst auch andere Kräuter wie Holunderblüte, Salbei, Wildrose, etc. ausziehen.

Wacholdersirup
1 Teil Wacholderbeeren
4 Teile Wasser
Honig

Die Beeren schön zerstampfen, heiß übergießen und über Nacht einweichen. Am nächsten Tag langsam aufkochen und ein paar Minuten bei geringer Hitze köcheln. Abfiltern und heiß in ein Braunglas abfüllen. Dreimal täglich 1 TL einnehmen. Ist auch als Hustenmittel für Kinder geeignet, jeweils ½ TL geben.

Fichtenspitzenschichthonig
Fichtenspitzen
Brauner Rohrzucker

Die Nadeln fein schneiden und in ein Glas fingerdick einfüllen, dann kommt eine Schicht brauner Rohrzucker darauf, ebenfalls fingerdick. So schichtest du im Wechsel Nadeln und Zucker. Nach jeder Doppelschicht stampfst du mit dem Mörser das Ganze ein. Dies lässt du kühl und dunkel mindestens 4 Wochen ziehen. Dann kannst du die Nadeln filtern und den Sirup bei Husten dreimal täglich 1 EL einnehmen.
Gut schmeckt dieser Sirup auch als Zutat im Eis oder als Soße über ein Dessert gegossen.

Tannen Kipferl

200 g Weizenmehl
100 g Mandeln, gemahlen
80 g Rohrohrzucker
175 g Butter
2 Eigelb
1 Vanilleschote, Mark
1 Prise Salz

Für den Nadelzucker
50 g Puderzucker
2–3 EL Zitronensaft
1 EL Tannennadeln

Butter in kleine Flocken schneiden und mit den Zutaten zu einem Teig verkneten. Im Kühlschrank 2 Stunden kühl stellen. Die Nadeln mit dem Zucker in ein Mahlgerät oder Mixer geben und fein pulverisieren. Aus dem Teig Kipferl formen, aufs Backbelch geben.

160° C – 15 Minuten

Auf die noch heißen Kipferl den Nadelzucker streuen.[28]

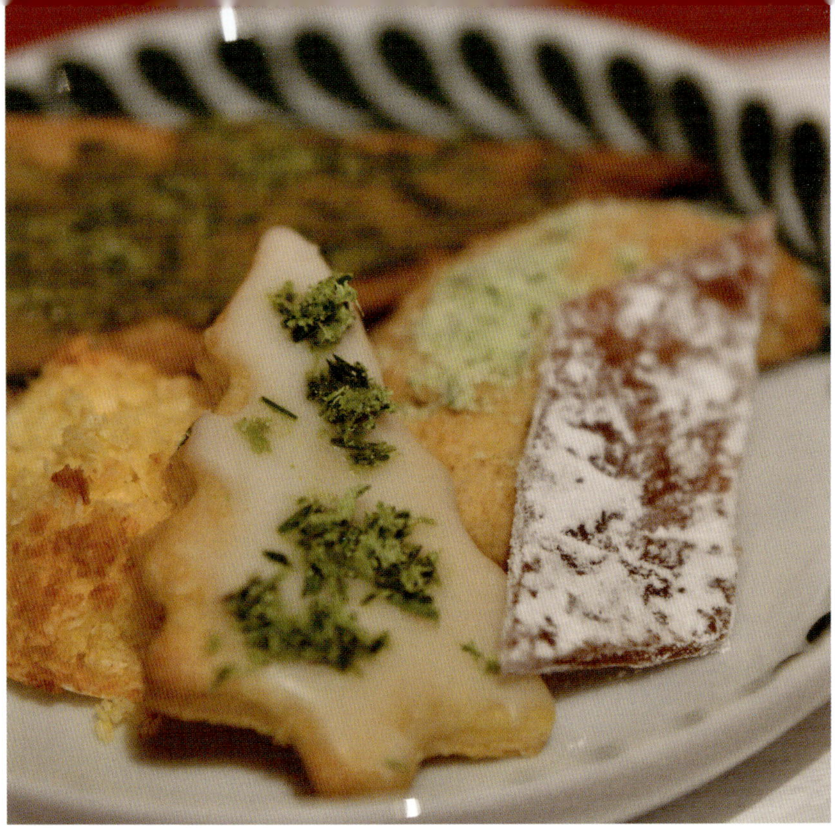

Tannenplätzchen

Für den Teig
250 g Mehl
200 g Zucker
125 g Butter
2 Eigelb
1 TL Zitronenschale
Salz

Für den Guss
100 g Puderzucker
Saft einer halben Zitrone
2 EL Tannennadeln, gehackt

Alle Zutaten zu einem Teig kneten und mindestens 2 Stunden kalt stellen. Wie Butterplätzchen ausrollen und Formen ausstechen.

160° C – 10–12 Minuten

Puderzucker mit Zitronensaft glatt rühren. Die erkalteten Plätzchen bestreichen und mit Tannennadeln bestreuen.

Quitten Brot

1 Teil Quittenmark
1 Teil Gelierzucker
Vanilleschote
Puderzucker (ggf. mit Vanille)

Nach dem Entsaften bleibt Fruchtgut übrig. Dieses kann man nach dem Erkalten mit Gelierzucker und der angeritzten Vanilleschote in einem Topf erhitzen. Unter ständigem Rühren leicht köcheln lassen bis eine sämige Masse entsteht.
Ein Backblech mit Backpapier auslegen. Die Masse darauf streichen, circa 1 cm dick.
2 bis 3 Tage lässt du das Quittenbrot an der Luft trocknen. Schneide es klein, in Rauten, Quadrate oder kleine Baumspitzen, und wälze sie im Puderzucker. Quittenbrot hält sich mehrere Monate.

Spekulatius

Das Gewürz
4 EL Zimt
2 Vanilleschoten, Mark
1 EL Nelken
1 EL gem. Kardamom
1 TL gem. Ingwer
1 TL Muskatblüte
etwas Pfeffer

Für den Teig
150 g Butter
90 g brauner Zucker
2 EL Vanillezucker
1 Ei
100 g gemahlene Mandeln
270 g Mehl
1 TL Backpulver
Abrieb einer Zitrone
1–2 EL Spekulatiusgewürz

Alles zusammen ins Mahlgerät geben und gut gleichmäßig mahlen, bis ein leicht körniges Gewürzmehl entstanden ist. Dieses kann man einfach zum Plätzchen backen verwenden.
Zucker und Butter schaumig rühren, das Ei hinzugeben und gut aufschlagen. Dann alle Zutaten einrühren. Den Teig gut durchkneten, bis er fest ist. 2 Stunden in den Kühlschrank legen. Herausnehmen, ausrollen und Formen ausstechen, auf Backblech legen.

180° C – 15 Minuten

Erkalten lassen. Mit einem Sanddorn-Zuckerguss und Douglasiennadeln bestreuen.

Sanddorn Makronen

3 Eiweiß
4 EL Honig
8 EL Sanddornsaft
200 g Kokosraspeln
Backoblaten

Eiweiß steif schlagen. Honig und Sanddornsaft glatt rühren, mit den Kokosraspeln vorsichtig unterheben. Auf Oblaten streichen.[29]

130° C – 15–20 Minuten

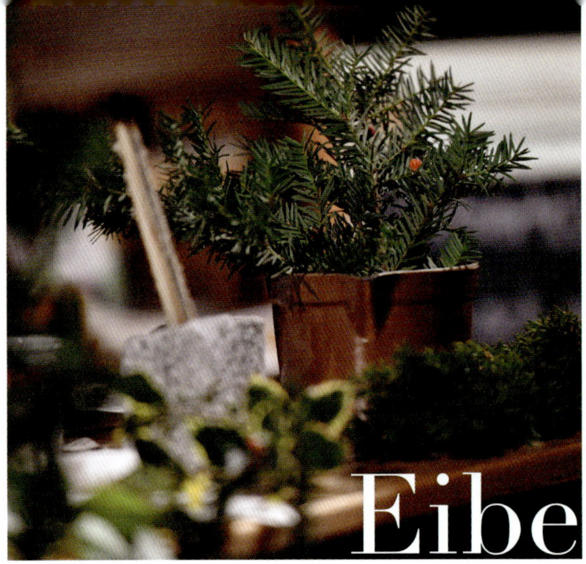

Eibe

`Taxus baccata – Familie der Eibengewächse`

An der Eibe hängen die zum Naschen verlockenden Früchte dran. Das rote Fruchtfleisch, Arilli, ist die Samen-Hülle und essbar. Alle anderen Teile der Eibe sind giftig! Selbst kleinste Risse in der Samenwand können zu starken Vergiftungen führen. In kleinen Potenzen wird die Eibe in der Homöopathie genutzt. Die Nadelessenz wird bei Rheuma, Nieren- und Blasenleiden angewendet. Der lateinische Name „taxus“ bedeutet Bogen. Die Eibe war lange Zeit ein beliebtes Bogenholz. Zuerst verwendeten es nur die Engländer und erzielten damit große Erfolge. Dann erkannten auch die Europäer die Qualität des Holzes. Dadurch wurde der Eibenbaum zu einem seltenen Gewächs. Eibenplätze gelten in Schottland als heilige Plätze. „Baccata“ heißt „mit Perlen besetzt“ und bezieht sich auf die kleinen roten Früchte, an denen sich Vögel laben. Sie scheiden den Kern einfach wieder aus. Pferde aber können durch den Verzehr von Nadeln und Früchten sterben.

Wald Salz

100 g Meersalz
1 EL Tannennadeln
2 EL Wacholderbeeren
1 EL Kiefernnadeln

Die Nadeln und Beeren mit 2 EL Salz in die Mühle geben und grob zerkleinern. Dann dieses Pulver unter den Rest des Salzes geben und in ein Glas abfüllen. Grillfleisch, Grillgemüse, Nachtkerzenwurzel oder gedünstete Schwarzwurzel damit würzen oder über ein Wald-Risotto streuen.

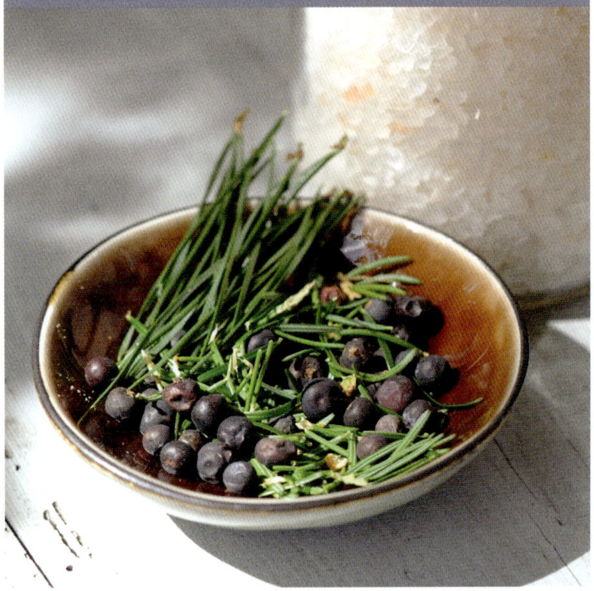

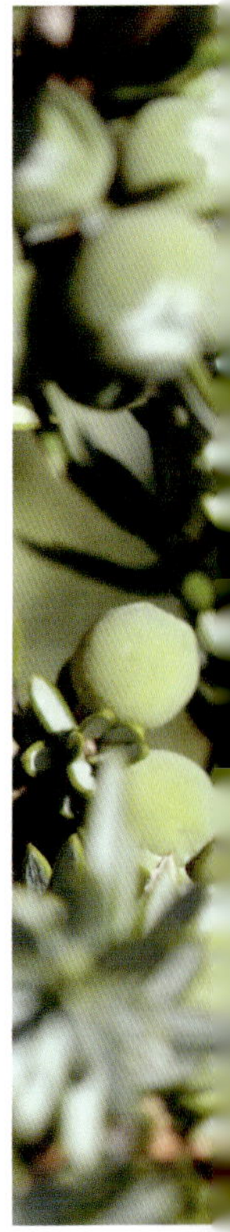

Wacholder

Juniperus communis
Familie der Zypressengewächse

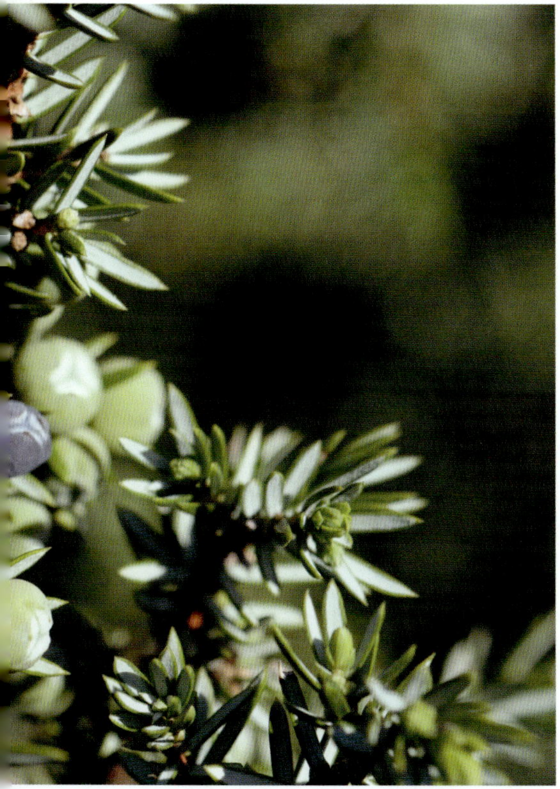

Wacholderduft (ätherisches Öl) vermittelt Schutz, Wärme, Sicherheit, Widerstandskraft, Durchsetzungsvermögen. Es ist ein gutes, durchblutungsförderndes Massageöl.

Der Wacholder ist der Baum der 3. Er trägt immer drei Nadeln beieinander. Jede Nadel ist unten mit drei Linien gezeichnet. Die Beeren brauchen drei Jahre, um zu reifen. Und auf der Beere ist ein dreiteiliges Kreuz. Es gibt männliche und weibliche Wacholder. Früchte und Beeren kann man durchaus jährlich ernten, da Blüten und Beeren gleichzeitig am Baum hängen. Sehr stachelig sind die Nadeln.

Esst Kranewitt (Wacholder) und Bibernell (Anis) dann stirbts nit so schnell.

Diesen Satz sollen die Vögel zu Pestzeiten von den Dächern gepfiffen haben. Bei Fieber, Erkältung, Husten, Schmerzen, Gicht und Rheuma wird Wacholder in der Heilkunde angewendet.

Wacholder-Spitzen-Öl
Wacholder-Beeren-Öl
Wacholder-Beeren-Tinktur
Wacholder-Beeren-Inhalation
Wacholder-Beeren-Vollbad
Wacholder-Beeren-Latwerge
Wacholder-Beeren-Spülung
Wacholder-Beeren als Gewürz
Wacholder-Beeren Gin-Zutat
Nicht bei Schwangerschaft oder Nierenerkrankung anwenden!

Beerentee
1Tl Wacholderbeeren
Zerstoßen und als Tee aufbrühen.

Wacholderkur
Iss jeden Tag von Wacholder. Beginne mit einer Beere und steigere dich täglich um eine. Bei 15 angelangt, isst du jeden Tag eine weniger. Dies wird als Blutreinigungkur empfohlen.

Brauchtum & Tradition im Winter

Die Tage des Dezembers bis hin zu Heilig Drei Könige sind gespickt von Brauchtümern und Traditionen. Die Zeit der dunkelsten Tage im Jahr reduzierte früher das Tun. Ohne Licht war man an Kerzen und Lampen gebunden, an Lichtspender, die man sparsam verwendete. Heute ist der Griff zum Lichtschalter kaum spürbar und selbstverständlich. Meine Oma war 95 Jahre und ich hab sie mal gefragt, ob das für sie nicht jedes Mal ein halbes Wunder ist auf den Lichtschalter zu drücken und es ist einfach hell. 1920 geboren, gab es weder Strom noch fließendes Wasser, aber sie meinte, man gewöhnt sich schnell dran. Aber bevor es nicht stockdunkel war, hat sie nie einfach das Licht „verschwendet".
In dieser dunklen Zeit liegen viele Feste und es gibt zahlreiche Bauernregeln und Traditionen. Die stade Zeit ist auch eine zehrende Zeit und man freut sich wieder auf den Frühling, man wartet auf das Christkind und braucht kleine Anker, um gut durch diese Zeit zu kommen.

Einen Baum behängt man mit vielen Dingen. Wir können allerlei kaufen, Girlanden, Kugeln, Lametta, Engel, Federn, Lichter... Einen Baum, den ich angehängt habe, werde ich nie vergessen. Er ist etwas Besonderes. Eine Weile habe ich auf einer Hütte gelebt, eben auch über Weihnachten. Eine kleine Fichte habe ich mir in die Stube gestellt und aus kleinen Holzscheiten und einer Schnur einen Ständer gebastelt. Dann habe ich Orangenschalen zum Trocknen aufgehangen. Der Inhalt war zu kostbar, die Vitamine habe ich lieber gegessen. Beim Spazieren habe ich Erlen gesammelt, die ich zuerst in einen starken Zuckersud getaucht und dann in die Zuckerkristalle getaucht habe – das waren meine Glitzerdinger und aus den Walnussschalen habe ich mit Bienenwachs den Faden befestigt und sie mit aufgehangen. Das war er – mein Weihnachtsbaum. Kerzen im Baum gab es nicht. Dafür habe ich die Walnusschalen mit Wachs befüllt, den Docht der Kerze klein geschnitten und mit eingegossen. Dann war Heiligabend und ich war mächtig stolz auf meine wunderschöne Weihnachtsfichte. Ich habe die Kerzen auf einem Schneebett-Tablett arrangiert, entzündet und mich gefreut. Bis ich bemerkt habe, dass die Walnusschalen zu brennen begonnen haben. Dann hab ich den Porzellanteller rausgestellt, mich dabei gebrannt und das wars mit der Lichterschar. Nach dem kleinen Schreck war es bei einer Kerze aber auch ein schönes Fest.

An einem Abend haben wir auf der Glasschleif in der Spinnstub'n-Reihe auch einen Baum behängt. Die Bilder der Anhänger stammen davon.
Im Folgenden gehen wir durch die WinterWeihnachszeit mit Brauchtümern und Traditionen.

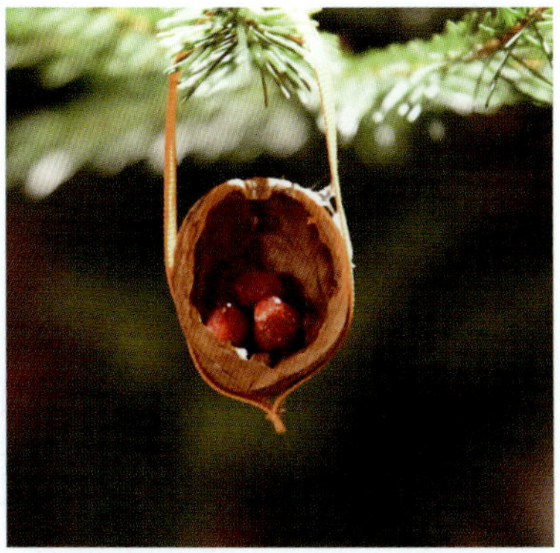

1. Dezember
Mit dem 1.12. beginnt der Christmond. Die Adventszeit beginnt mit dem ersten Advent, der am vierten Sonntag vor Heiligabend festgelegt wird. Früher gab es nur das Osterfest als christliches Jahresfest. Im 4. Jahrhundert hat sich das Heilsgeschehen um Weihnachten entwickelt, erst um ca. 1000 n. Chr. die römischen vier Adventssonntage. Der Advent mahnt zur Besinnung und galt früher auch als Fastenzeit. Um 450 gab es sogar drei feste Fasttage pro Woche.

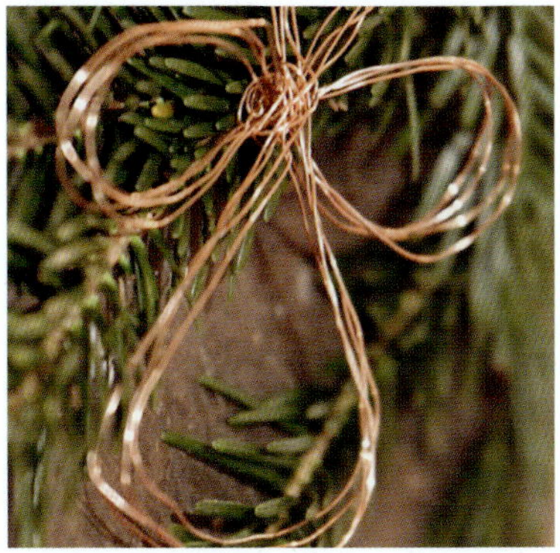

Adventskranz
Beim Adventskranz handelt es sich um einen evangelischen Brauch. Diese Tradition hat sich erst nach dem 2. Weltkrieg im Volksgut verankert und wurde als Hoffnungssymbol auch von der katholischen Kirche übernommen. Der Kranz gilt als Symbol des Erdkreises, ohne Anfang, ohne Ende, und steht für das Immerwährende. Das Immergrün verkörpert dies. Die vier Kerzen hatten ursprünglich unterschiedliche Farben. Drei violette für die adventliche Bußzeit und eine rosa für den 3. Sonntag – Gaudete.

Adventskalender
Gerhard Lang erfand 1903 den Adventskalender. Mit Bildern und Symbolen wollte er die Geschichten der Heiligen als religiöse Hinführung vermitteln. Die ersten Adventskalender waren noch zum Ausschneiden und Aufkleben. Im Folgejahr gab es schon die Kalender mit Türchen. Dann gab es kleine Schokoladenfiguren in den Türchen und mittlerweile so manches mehr.

4. Dezember
Die Barbarazweige holen wir uns am 4. Dezember ins Haus. Die heilige Barbara war eine Märtyrerin im 3. Jahrhundert. Sie wurde vom heidnischen Vater enthauptet, da sie sich hat taufen lassen. Barbara ist die Schutzfrau der Bergknappen. Auf ihrem Grab sollen zur

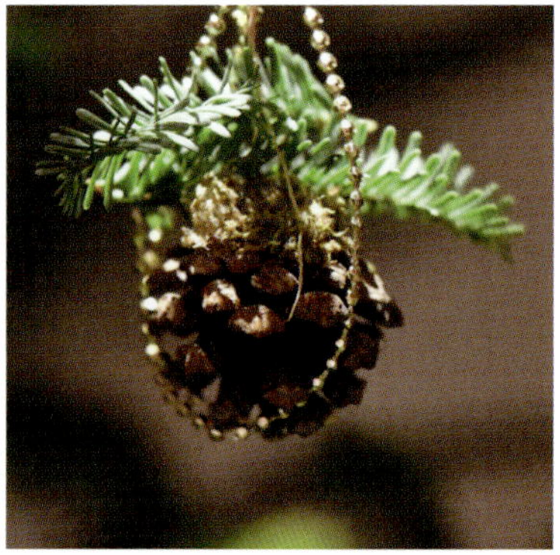

Weihnacht die Blumen geblüht haben.
Bäume haben einen Primärreiz und Sekundärreize, die im Frühjahr dafür ausschlaggebend sind, wann die Pflanzen austreiben oder zu blühen beginnen. Bei manchen ist es die Sonnenscheindauer, bei anderen die Zahl der warmen Tage. So kann man der Kirsche durch das Hereinholen ins Warme signalisieren, sie kann jetzt austreiben.

`Barbara mit dem Turm,`
`Gretel mit dem Wurm und`
`Katharina mit dem Radl,`
`das sind die drei heiligen`
`Madl. (der 14 Nothelfer)`

`Geht Barbara im Grünen,`
`kommt's Christkind im Schnee.`

`Herrscht im Dezember`
`strenge Kält, sie volle`
`achtzehn Wochen hält.`

`Wie der Dezember,`
`so der Lenz.`

`Ist der Dezember veränder-`
`lich und lind, so ist der`
`ganze Winter wie ein Kind.`

`Christäpfel`

Traditionell gehört auch der Apfel mit zum Baumschmuck. Meine Mutter kommt aus Mähring und kennt aus ihrer Kindheit noch den Brauch, kleine Äpfel, um den Baum zu binden. Direkt am Stamm werden sie festgebunden. Vorher poliert man sie schön auf. Rote Sternrenetten, poliert, und an einem Wollfaden festgebunden, hängt man auch als Anhänger an den Baum.

`Nikolaus`

Äpfel und Nüsse waren früher die einzigen Gaben zum Nikolaus. Die heilige Gestalt des Guten wird meist begleitet vom Bösen, dem Krampus.
Der Nikolaus stammt aus Lykien, einer Landschaft in Kleinasien. Er war der Sohn frommer Christen und half als heimlicher Wohltäter in vielen Situationen. Einer Überlieferung nach warf er einen Beutel mit Goldstücken durch ein Fenster, um einem armen Mann zur Mitgift seiner drei Mädchen zu verhelfen. Die Tradition des Nikolaus kam erst Ende des 10. Jahrhunderts nach Deutschland.

`Regnets am St. Nikolaus,`
`wird der Winter streng,`
`o Graus.`

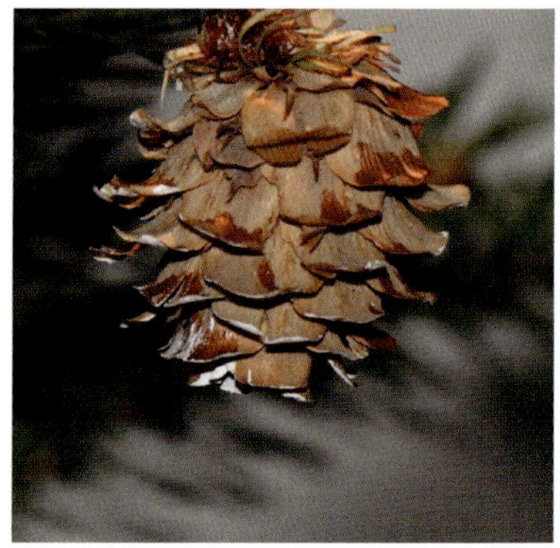

`Nikologartl`

Moos und Holz mit Äpfeln und Nüssen im Gesteck ist in Südbayern und Österreich Brauch.

Wilde Jagd
Die Wilde Jagd ist nur eine der Bezeichnungen für furchteinflößende Gestalten, die zur Weihnachtszeit und bis ins neue Jahr übers Land ziehen. Andernorts heißen sie auch Moosweibl, Hahnergickerl, Hexe, Riese, Abfalter, Saurüssl, der Tod oder die Percht. Sie bringen Fruchtbarkeit, wenn sie Entlohnung erhalten, ansonsten Unglück.

8. Dezember
Mariä Erwählung wird am 8. Dezember gefeiert.
Da sie frei von Erbsünde, unbefleckt gewesen sei, wurde sie zu Mutter Gottes erwählt.
Das Frautragen erinnert an die Maria und Josef's Herbergsuche auf dem Weg zur Volkszählung.

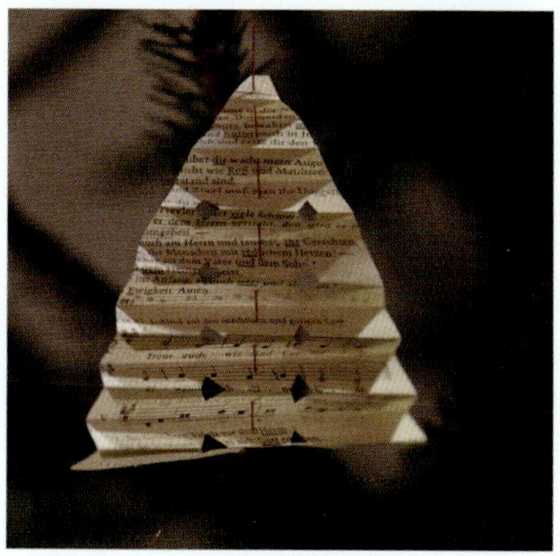

13. Dezember
Der Lucientag war früher das Wintersonnenwendfest, da der 13. Dezember der kürzeste Tag des Jahres war.
Mit der Umstellung zum Gregorianischen Kalender hat sich dies verschoben. Das Lucienfest leitet traditionell eine Fastenwoche ein. In Schweden trägt man zu diesem Feste weiße Kleider und einen Lichterkranz auf dem Haupt. Örtlich wählt man eine Lucia und isst Safrangebäck – lussekatter.

Asche, Pfingsten, Kreuz,
Luzei, die Woche danach
Quatember sei.

Krippen
Geschnitzte Figuren werden in Landschaftskrippen des himmlischen Jerusalems aufgebaut. Hirten, Bauersleute und Hühner, bis das Jesuskind am Heiligabend in die Krippe gelegt wird. 1223 feierte Franz von Assisi im Wald von Greccio, eine vorweihnachtliche Messe bei der das Schauspiel der Christnacht augenscheinlich gemacht wurde. Diese Feier ist der Beginn des liturgischen Spiels. Die erste bezeugte Krippe stammt von 1560.
Über Bayern und Böhmen hat sich diese Tradition in ganz Deutschland verbreitet.
Vor der Tradition des Christbaums war die Krippe der Mittelpunkt des Weihnachtsfestes.

21. Dezember
Die Thomasnacht ist die längste Nacht des Jahres und hat somit die wenigsten Tageslichtstunden. Nur 8 Stunden zeigt sich an Thomas die Sonne.
An diesem Tag war es der Brauch lediger Mädchen, den Zwetschgenbaum während des Aveläutens zu schütteln und zu sprechen:

Zwetschgenbam i schüttl di,
heiliger Thomas i bitt di,
lass mir a Hunderl belln,
wo sie mei Schatz tuat
melden.

Bettstatt i tritt di,
heiliger Thomas i bitt di,
lass mir im Traum erschein'
den Herzallerliabsten mein.

Bratapfel Kuchen

Für den Boden
220 g Mehl
50 g Puderzucker
100 g Butter
1 EL Joghurt

Die Füllung
3–4 Äpfel (in Scheiben etwa 400–500 g)
180 g Butter
250 g Zucker
6 Eier
200 g Mandeln
1 TL Zimt
Mark einer Vanilleschote
100 g Mandelblätter

Für den Boden Butter, Zucker und Mehl in eine Schüssel geben und solange vermengen, bis eine krümelige Masse entsteht. Nun den Joghurt hinzugeben. Teig ausrollen und gleichmäßig in die Form drücken (bei der Springform den Rand bis nach oben ziehen) und den Boden blind backen – hierfür Boden mit Backpapier auslegen, darauf Backlinsen oder Reis verteilen und 15 Minuten bei 190° C backen. Linsen und Backpapier entfernen, auskühlen lassen.
Für die Füllung die Butter in eine Schüssel geben und cremig schlagen, Zucker sowie Gewürze hinzufügen und alles auf höchster Stufe hell aufschlagen. Nach und nach die Eier hinzugeben. Zum Schluss die gemahlenen Mandeln unterheben. Masse nochmals rühren und die dünnen Apfelscheiben hinzugeben, gut unterheben. Masse gleichmäßig auf den Boden geben, mit den Mandelblättern bestreuen. Goldbraun backen.

180° C – 30 Minuten

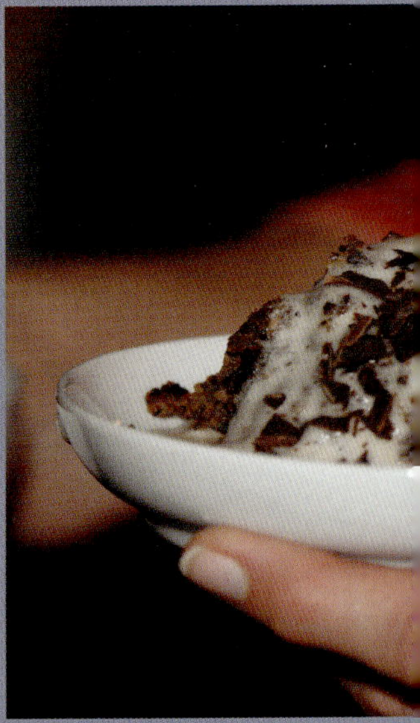

Die Zimtsoße
1 Eigelb
250 ml Sahne
50 ml Milch
3–4 EL Ahornsirup
½ TL Zimt
1 TL Speisestärke

Derweil die Sauce kochen. Hierfür Sahne in einem Topf zum Kochen bringen. Eigelb mit Milch, Ahornsirup, Gewürzen, Speisestärke und Mehl verrühren. Unter ständigem Rühren in die heiße, aber nicht kochende Sahne geben, weiter erhitzen. Dabei ständig rühren, bis die Masse die gewünschte Konsistenz hat und leicht eingedickt ist. Die Soße warm servieren.

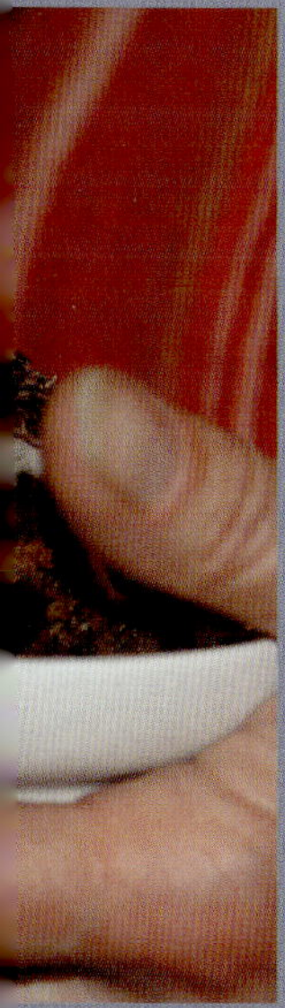

Brot Pudding

250 g Brot, trocken,
Schwarz-/Körnerbrot
100 ml Milch
120 g Butter
120 g Puderzucker
2 Eier
2 cl Slibowitz
80 g Schokolade, gerieben
Salz, Zimt, Galgant
½ Zitrone, die Schale

Wasserbadformen mit Butter einstreichen und mit Bröseln einstreuen. Das Brot in kleine Brösel schneiden oder im Mixer kleiner machen. Mit der Milch befeuchten. Eier trennen und Eischnee schlagen. Eigelb, Butter, Puderzucker, Slibowitz, Schokolade und die Gewürze schaumig rühren. Die Brösel und dann den Eischnee unterheben, in die Formen füllen. 45 Minuten im Wasserbad leicht zugedeckt kochen.

Eintopf

mit Maronen und Steckrüben

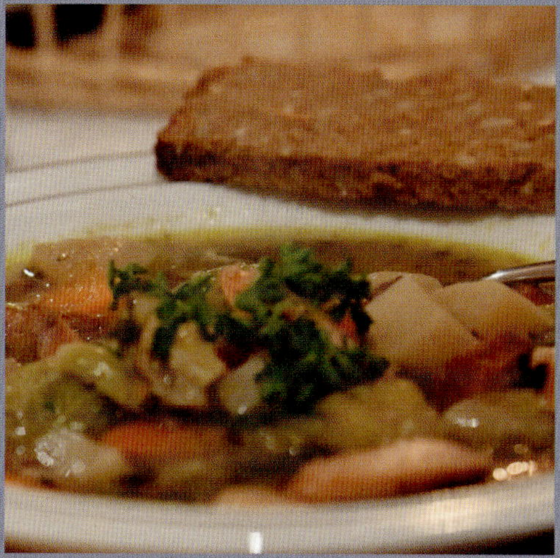

1 kg Steckrüben
400 g Rosenkohl
300 g Karotten
200 g Maronen
1 große Zwiebel
2 EL Butterschmalz
100 g Speck
1,5 l Fleischbrühe
½ Bund Petersilie
Majoran, gerebelt
Griechischer Dost
Pfeffer
Salz

Steckrüben und Karotten schälen und würfeln. Den Rosenkohl putzen und den Strunk kreuzweise einschneiden. Das Butterschmalz erhitzen und Speck und die gewürfelte Zwiebel mit ⅔ der Petersilie anbraten. Das Gemüse hinzugeben, auch die Maronen, am besten halbiert, alles stark anrösten. Mit der Brühe aufgießen, die Gewürze hinzugeben, alles 15 Minuten köcheln lassen.
Die Hälfte des Gemüses herausnehmen und den Rest weitere 10 Minuten kochen lassen und dann pürieren. Das entnommene Gemüse zurückgeben. Bei Wunsch die Würste in Scheiben schneiden und auch hinzugeben. 5–10 Minuten bei schwacher Hitze ziehen lassen, servieren.

Mit diesen Worten warf man den Pantoffel über die rechte Schulter. Zeigte die Spitze zum Mädchen, soll es eine Hochzeit geben.

`Wenn St. Thomas dunkel war, gibt's ein schönes neues Jahr.`

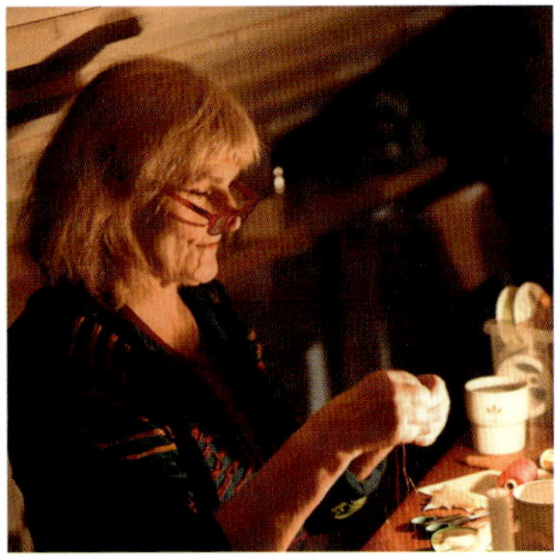

24. Dezember

Der 24. Dezember ist der Tag des Bachlkochs und des Bachlschmieds. `Bachl` kommt von backen. Es ist eine Mehlspeise. Dem Brauchtum nach ist der 24. ein Fasttag. Erst nach der Mette gibt's die Bratwürste oder Wurstsuppe.

`Traditionelles Bachl-Rezept`
`pro Person:`
`¼ l Milch`
`20 g Mehl`
`eine Prise Salz`
`1 EL Butter`

Milch zum Kochen bringen, Mehl langsam einsieben und unterrühren, wenns dick wird noch mal kochen. Salz und Butter rein. Mit Mus servieren. Nach dem Essen sagt man einander: „`Bist wieder um a Bachlköch ölter wor'n.`"

Mit Fichtenbäumchen, dem Bachlbuschen, kehrt man den Rauchfang, damit nichts Böses ins Haus fährt. Man schleift auch die Messer, die Bachlschneid hält besonders lang.

Christkindl

Um 1535 ist das Christkindl von Martin Luther in Nürnberg eingeführt worden. Es war das Gegenstück zum Nikolaus, dem katholischen weihnachtlichen Gabenbringer. Dieser evangelische Brauch hat sich in Deutschland langsam verbreitet.

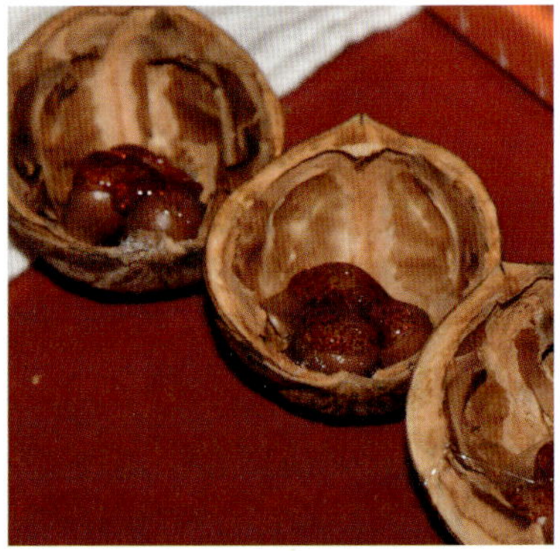

Baumschmuck

Hell glänzende Kugeln gelten als Fruchtbarkeitssymbol, dafür stehen die Äpfel. Sie erinnern an die Licht spendende Sonne und vermitteln mit den Sternen die himmlische Kraft.
Farbige Kugeln aus Glas haben ihren Ursprung in der Armut. Ein Glasbläser, der sich die teuren Walnüsse nicht leisten konnte, hat 1847 aus Glasresten Kugeln als Baumhänger geformt. Der Siegeszug der Christbaumkugeln beginnt 1880. Der Amerikaner Frank Winfield Woolworth importiert sie in die USA. Über diesen Umweg kamen sie wieder zu uns zurück und hängen mittlerweile an fast jedem Baum. Die Holzerzeugnisse aus dem Erz-

gebirge, Strohsterne, Gebäck in Form von Pyramiden, Monden, Ringe, Rauten, Tiergestalten und Herzen sind andere traditionelle Baumhänger.

O Tannenbaum

Der erste Bericht vom Tannenbaum stammt aus 1604. Es wird berichtet von einer Tanne mit Obst, bunten Papierrosen und Rauschgold. 1814 ist der erste Christbaum im Salon von Fanny Arnstein in Wien aufgestellt worden. 1816/17 feiert der Bruder von Napoleon, Jerome Bonaparte, Weihnachten mit einer kerzenbesteckten Tanne. Bunte Ketten, Nüsse, Obst und brennende Kerzen waren die ersten Schmuckelemente. Der Weihnachtsbaum soll sich über die Zeit auch aus den Paradiesspielen und dem darin erwähnten Paradiesbaum entwickelt haben. Der Beginn war ein Zweig der Fichte, aufgehangen. Der im Lied besungene Tannenbaum bezieht sich nicht auf die heute meist verwendeten Nordmanntannen, sondern auf die Rottanne, wie die Fichte im Volksgut auch genannt wird.

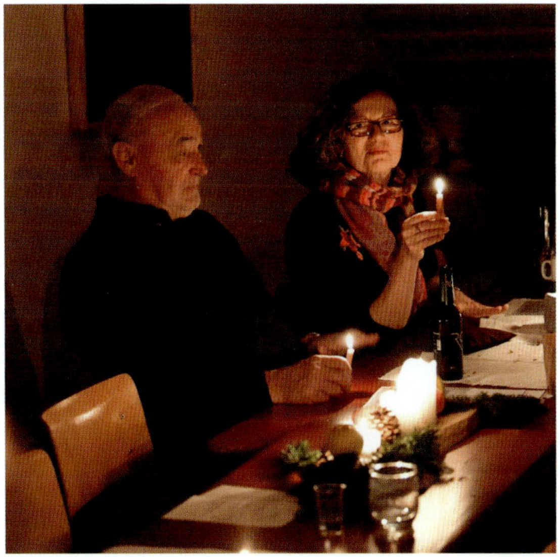

Schlafen unterm Baum

Eine relativ neue Familientradition habe ich mit meinen Kindern nach der Erzählung von zwei Schwedinnen eingeführt. Sie haben erzählt, dass sie immer in der Weihnachtsnacht unterm Baum schlafen, damit die Bescherung auch in guten Segenswünschen auf sie herabfällt. Jeden Baumhänger hängen wir mit Wünschen für uns als Familie an. Dann schlafen wir darunter.

Türschwelle

Die Türschwelle wurde oft mit Grün behangen. Früher waren die Schlösser gestaltet, oft mit einem Herz als Zeichen der

O Tannenbaum, o Tannenbaum,
wie treu sind deine Blätter!
Du grünst nicht nur zur Sommerzeit,
nein, auch im Winter, wenn es schneit.
O Tannenbaum, o Tannenbaum,
wie treu sind deine Blätter!

O Tannenbaum, o Tannenbaum,
du kannst mir sehr gefallen!
Wie oft hat nicht zur Weihnachtszeit
ein Baum von dir mich hoch erfreut!
O Tannenbaum, o Tannenbaum,
du kannst mir sehr gefallen!

O Tannenbaum, o Tannenbaum,
dein Kleid will mich was lehren:
Die Hoffnung und Beständigkeit
gibt Trost und Kraft zu jeder Zeit,
o Tannenbaum, o Tannenbaum,
dein Kleid will mich was lehren.

Treue zu Haus und Hof und ein glücksbringendes Symbol, um Böses fern zu halten. Zu Weihnachten sorgte man mit dem Behängen für besonderen Schutz.

`Grünen am Christtag Feld und Wiesen, wird sie zu Ostern Frost verschließen.`

`Hängt zu Weihnachten Eis in den Weiden, kannst du zu Ostern Palmen schneiden. Wie sich die Witterung von der Christnacht bis heilig drei König tut verhalten, wird sich das ganze Jahr gestalten.`

Die Zwölften

Als die Zwölften bezeichnet man die Tage nach der Christnacht bis Heilig Drei Könige. Sie werden auch als Rauhnächte bezeichnet. Sie gelten als besonders intensive Zeit, an denen man in die Zukunft schauen kann. Keine schweren Arbeiten werden ausgeführt, die Arbeit im Wald ruht, es wird nicht gesponnen und nicht geflickt. Keine Tücher soll man aufhängen – das sind einige der Brauchtumsgepflogenheiten. Schlampigen Personen wurde bildhaft der Bauch aufgeschnitten und der gefundene Unrat eingefüllt. Man malt mit Kreide 12 Kringel an den Türrahmen, für jeden Monat einen, und kennzeichnet sie am Ende jeden Tages je nach Witterung: Schönes Wetter ist ein unausgefüllter Kreis, war der halbe Tag schlecht, ein halb ausgefüllter, ein ganzer Tag schlechtes Wetter ein ganz ausgefüllter Kreis. Jeden Tag füllte man nun einen Kreis aus und hatte so die Vorhersage für das kommende Jahr immer sichtbar.

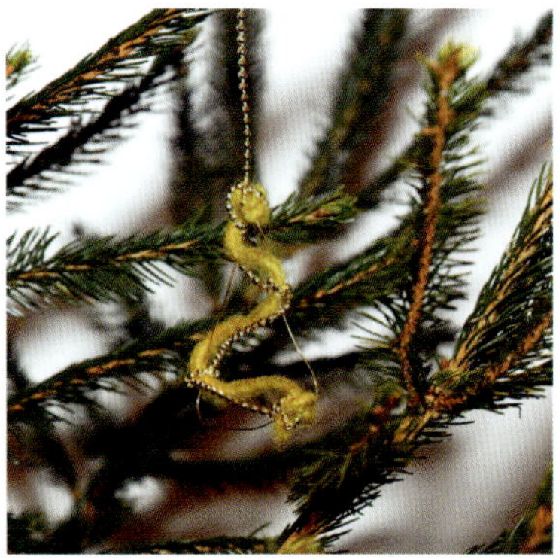

27. Dezember

Der Stephanstag. Der heilige Stefan ist der erste Märtyrer, der gesteinigt wurde. Er soll bei allen Leiden mit Steinen helfen: Nieren-, Blasen-, Gallensteine.

28. Dezember

Am Unschuldiger Kindl-Tag wünscht man sich:

Frisch und gsund,
frisch und gsund,
a freudenreichs glückseligs neues Jahr und a
Christkindl mit krauste
Haar.

oder: Frisch und gsund,
frisch und gsund,
gsund und bleiben
und lang leben,
der Roggen soll Vierling
gebn und der Woaz a,
der Habern soll zottat sei
und die Kuah schwar.

Zusammen mit zarten Schlägen mit der Birkenrute geht man durch Stall und Haus. Dieser Brauch soll das Unreine vertreiben und die „inwendige“ Fruchtbarkeit übertragen.

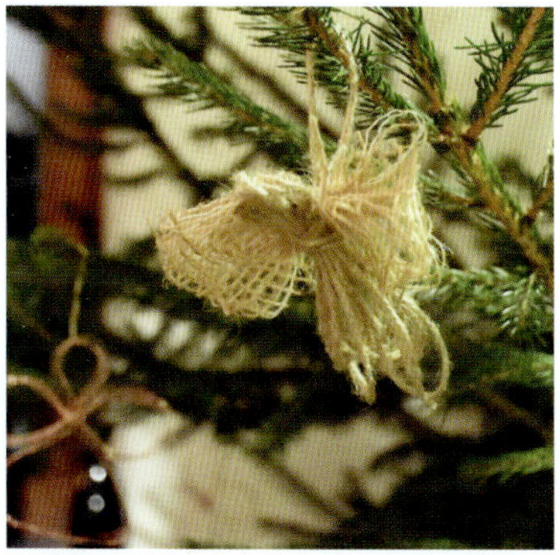

Silvester

Silvesterschießen, das Böllern, ist ein Rauhnachtsbrauch, um das Böse zu vertreiben.
Wer ein Schwein hatte, wurde als reich und glücklich angesehen, daher kommen die Glücksschweinchen.
Der Kaminkehrer reinigt die Feuerstelle, die Feuerstelle im Haus. Dies ist der Lebensmittelpunkt der Familie, spendet Wärme und Licht. Wenn der Rauchfangkehrer rechtzeitig kommt, dann gibt's kein Feuerunglück. Traditionell bringt er an Neujahr die Jahresrechnung und ist somit der erste „Gratulant" des neuen Jahres.

5. Januar

Dies ist die letzte Rauhnacht vor Dreikönig. Die Perchten kommen. Sie nehmen kein Geld an, das würde Unglück bringen, nur Gaben. Rauhnachtnudeln (Buchteln) sind ein traditionelles Gebäck, um die Rauhnächte zu beenden. Sie werden mit Butter und Honig übergossen.

Denn wer heut Krapfn
bacht, dem wird gsunga
auf d'Nacht.

Dreikönig

Kaspar, Melchior und Balthasar. An diesem Tag weiht man das Dreikönigswasser, mit dem man durch Haus und Hof geht und sagt:

Gott segne Hof und Haus,
und jeden der gehet
ein und aus.

Auch hier haben wir einen Familienbrauch eingeführt – das Backen des Königskuchens. Wir backen gemeinsam einen einfachen Teig und rollen daraus so viel Bällchen wie Familienmitglieder oder – um es spannender zu machen – eine Vielzahl davon. In ein Bällchen kommt eine Mandel. Dann isst man gemeinsam von diesem Kuchen bei warmer Honigmilch. Wer die Mandel in seinem Brot hat, ist der König des Tages und gleichzeitig das Glückskind des neuen Jahres. Als König hat man den Rest des Tages freie Wahlmöglichkeit – ob Spielen, Ausflug, Bücher, Fernseh und die Speisen – man darf alles entscheiden.

Maria Lichtmess

Mit Maria Lichtmess endet die Winterzeit. Die Bräuche und Traditionen rund um diesen Tag findest du auf Seite 158ff.

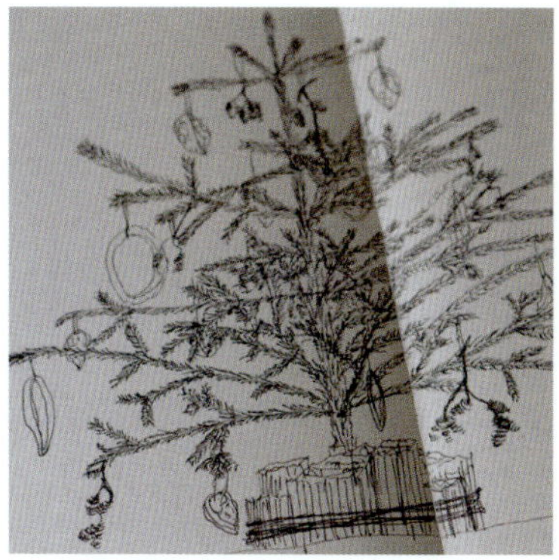

Mein Baum auf der Hütte, Zeichnung.

Es ist alles grau und trist und du gehst spazieren. An den Flüssen findest du Grün, doch sonst ist alles eingeschlafen. In den Knospen warten die Blätter darauf, sich zu entwickeln, in den Wurzeln ruhen die Pflanzen, um auszutreiben. Dann fängt es langsam an: Ein grünes Blatt, ein grüner Halm, eine grüne Rosette. Die Natur sprießt. Die ersten Blüten erblühen in reinem Weiß. Die Schlehe fängt an, das Gänseblümchen zeigt ihr Köpfchen und Obstbäume stehen wie puderzuckerbestäubte Wolken in voller Blüte. Damit auch wir den Winter aus unseren Gliedern bringen und in voller Freude und Kraft in den Frühling starten, gibt es kleine Antriebsmotoren aus der Natur. Sie heizen uns mit ihrer Schärfe ein, begleiten beschwingt mit jugendlichem Elan oder bringen uns mit ihrer komprimierten Kraft in die Gänge. Das Ende der Winterzeit wird mit Maria Lichtmess, Imbolc oder Brigid gefeiert. Traditionell sind diese Feste ein Wendepunkt im Jahr. Man konnte eine neue Anstellung suchen, die Felder wurden wieder bearbeitet, das Vieh hinausgetrieben. Zwischen dem Ende der Winterzeit und den ersten Frühlingsboten bewegen wir uns.

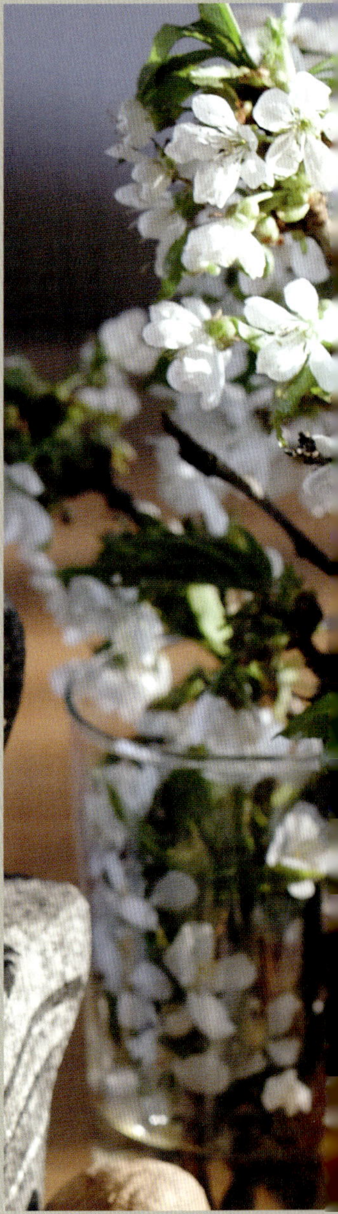

In den Frühling

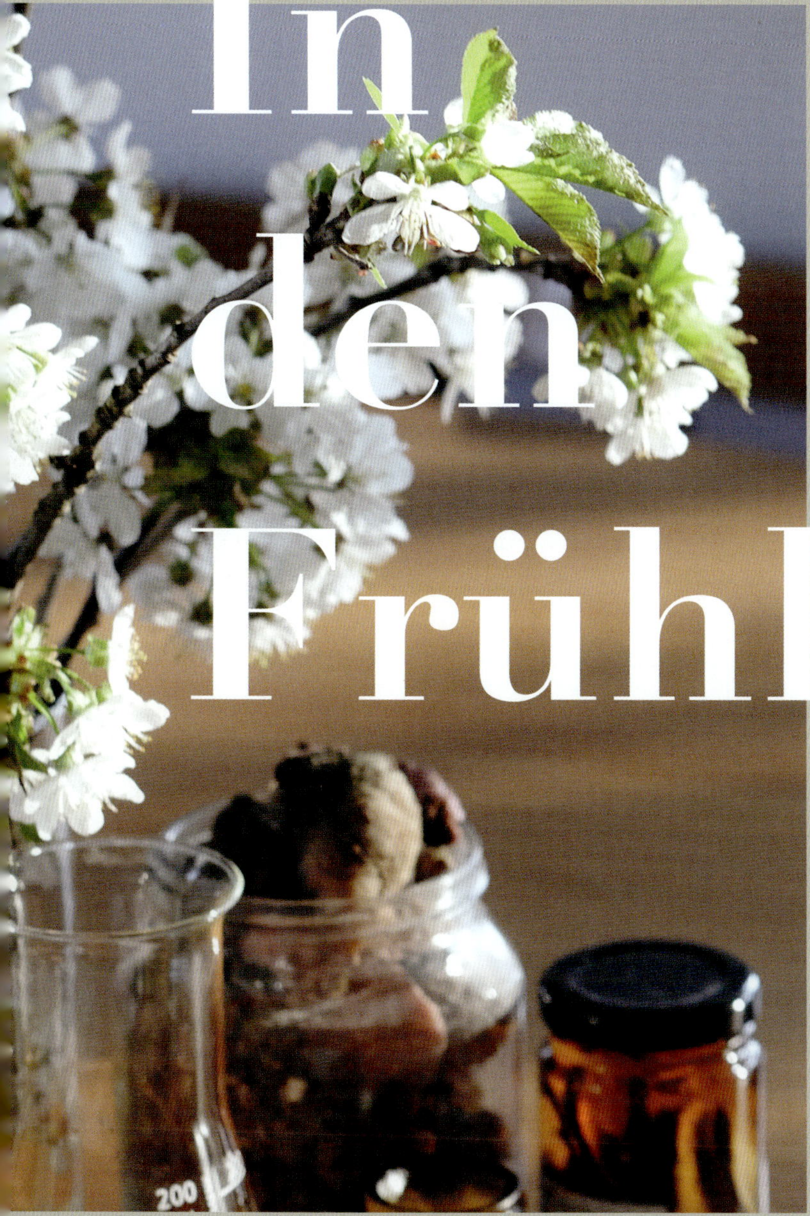

Mit Wärme, mit Schärfe, mit Weiß, mit frischem Grün geht es in die neue Saison. Frisch, frei und voller Kraft.

„Zu Stephanie a Muckngahn,
Zu Neujahr a Hahnentritt,
Zu Heilig Drei König a Hirschensprung
Und zu Maria Lichtmess a ganze Stund“

Eine ganze Stunde sind die Tage seit der Wintersonnwende im Dezember nun zu Beginn des Februars wieder länger. Diese Stunde ist der Auftakt, wieder in das Arbeiten auf dem Land zu kommen. Maria Lichtmess wird am 2. Februar gefeiert. An diesem Tag bekamen die Mägde und Knechte traditionell ihren Lohn. Sie konnten entscheiden, ob sie ein weiteres Jahr auf dem Hof verbringen oder aber die Arbeitsstelle wechseln wollten. Letzteres wird traditionell mit dem Satz „Bauer, wir zwei machen Lichtmess!“ beendet. Blieb man, hatte man bis zum 5. Februar frei. Diese Tage nannte man auch Schlenkel- oder Truhentage.

Die Stunde mehr Licht wird auch mit Lichtfeuern gefeiert. In der Steiermark trägt man dieses der Tradition nach von Haus zu Haus. Damit entzündet man in jedem Haus das Herdfeuer oder die Kerze am Hausaltar. Die brennende Kerze trägt man durch das ganze Haus, um Licht in jede Ecke zu bringen. Andernorts wird das Licht in den Fluss gebracht, um die Lichtkraft wieder ins Fließen zu bringen. In Irland ist der 1. Februar traditionell ein Frauenfest. Die Hausfrauen feiern sich demnach selbst mit köstlichen Mahlzeiten. Bei den Germanen wurde der Lichtpfahl/Zeitpfahl/Lichtmesspfahl gesetzt. Colman heißt dieser bei den Kelten. Er dient als Zeitmesser, wenn es keine besonderen natürlichen Bergspitzen oder Ähnliches gab. An manchen Orten wurden auch sogenannte Coloman-Kirchen erbaut. Deren Türme waren die Zeitmesser.

Die Römer feierten am 15. Februar das Fest Lupercalien. (Lupus = Wolf, Romgründung). Diese Feiern wurden durch Hunds- oder Bocksopfer „februatio“ eingeleitet. Es wurden an diesem Tag von den Römern alle, die ihnen in den Weg kamen – insbesondere die Frauen – mit Fellstreifen der Opfertiere als Reinigungs- und Segensritus geschlagen. Damit wollte man Krankheit und die Pest fernhalten, aber es sollte auch Fruchtbarkeit, Kindersegen und eine leichte Entbindung fördern. Auch den Bienen gedenkt man an diesem Tag. Dreimal umkreist man den Bienenstock betend, um zu danken für das Licht in der finsteren Zeit und das neue Jahr gut anzulegen.

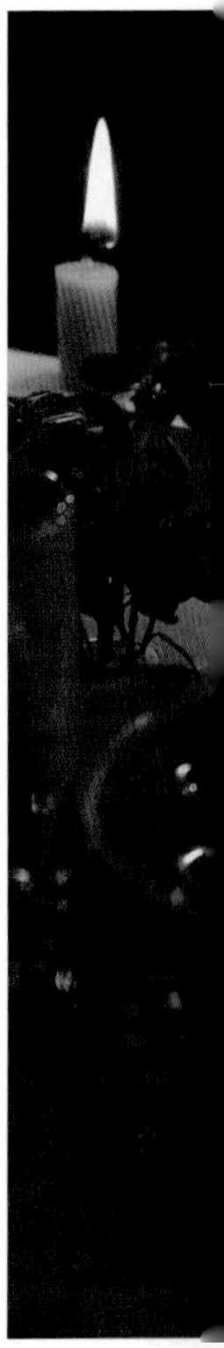

„Heruntertropfendes Wachs gilt als Segen. Daher flackern zu Lichtmess Kerzen auf den Hausbalken. Man träufelt auch drei Tropfen Wachs einer geweihten Kerze auf Brot und gibt es Kind und Tier als Schutz vor Krankheit. In der Kirche betete man zur brennenden Kerze einen Rosenkranz. Wie sie abbrenne, soll das Jahr andeuten."

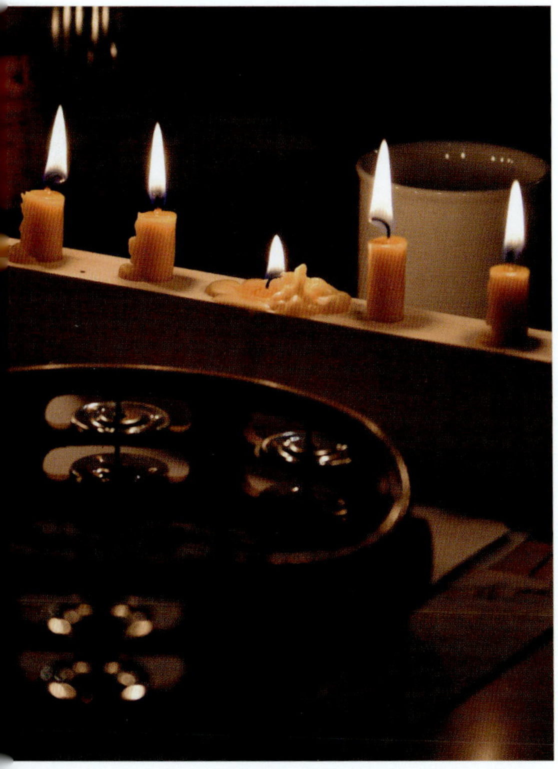

In den Bergen findet auch das Aperschnalzen statt. Mit langen Goaßln (= Peitschen) schnalzt man den Winter aus und treibt das Wachstum an. Aper kommt von „apir" und heißt offen, unbedeckt. Dies bezieht sich auf die nun oder bald offene Schneedecke.

Maria Lichtmess ist 40 Tage nach Weihnachten. Es ist eine ganze Vierzigtägigkeit, auch Quarantäne genannt, vergangen. Tatsächlich kommt die Quarantäne von diesem Begriff. Früher dauerte das Gesundwerden diese Zeit. Nachdem der Körper wieder genesen war, brauchte auch die Seele Zeit. Krankheit wurde im Mittelalter als Unlot der Seele gesehen. Um sie wieder ins Lot zu bringen, durfte sie schwingen. Musik bringt sie in Schwingung. Die Vierzig Tage nach der Geburt Jesu ist auch die Zeit, die die Frau als unrein galt. Nach einem Reinigungsritual gab es auch ein Opferritual. Dem Brauchtum nach gehörten die erstgeborenen Söhne Gott und mussten im Tempel ausgelöst werden. Heute ist an diesem Tag die Kindersegnung. Als Weihnachten noch am Dreikönigstag gefeiert wurde, fiel dieser Tag auf den 14. Februar, den Valentinstag. Mancherorts werden an diesem Tag der Baum- und der Weihnachtsschmuck entfernt. Man baut auch die Krippe ab und segnet die Kerzen fürs ganze Kirchenjahr. Das Fest zur Darstellung des Herrn und Maria Reinigung sind auch Bezeichnungen für diesen Festtag. Andernorts werden Lichterprozessionen abgehalten und in Frankreich ist es das Fest der Crêpes – Fete de Crêpes – oder Fete de chandeleur – das Fest der Lichter. Die Crêpes sind symbolisch für die Sonne, die sich nun wieder länger zeigt.

Das Motiv der Lichterprozession ist erstmals im 4. Jahrhundert in Jerusalem dokumentiert, seit dem 7. Jahrhundert ist es auch in Rom Tradition. Maria Reinigung hieß der Tag früher, mit dem Konzil Trullanum 692 nach Christus wurde Maria als nicht unrein erklärt und somit wurde es zu Maria Lichtmess.

„An Lichtmess fängt der Bauersmann neu mit des Jahres Arbeit an."

„Lichtmess im Klee, Palmsonntag im Schnee."

„Wenn's an Lichtmess stürmt und schneit, ist der Frühling nicht mehr weit; ist es aber klar und hell, kommt der Lenz wohl nicht so schnell."

„Lichtmess trüb ist dem Bauern lieb, ist Lichtmess aber Licht, weicht der Winter nicht."

„Scheint zu Lichtmess die Sonne heiß, gibt's noch sehr viel Schnee und Eis."

„Lichtmess-Sonnenschein bringt großen Schnee herein."

„Ist's zu Lichtmess mild und rein, wird's ein langer Winter sein."

„Ist es zu Lichtmess schön und warm, muss der Bär noch sechs Wochen in der Höhle bleiben."

„Sieht der Bär zu Lichtmess seinen Schatten, muss er noch 40 Tage in die Höhle."
„Kathrein stellt das Tanzen ein (25.11.), Mit Lichtmess gehts Feiern wieder an."

Brigid
Nicht nur im katholischen Raum wird dieser Tag gefeiert. Brigid ist in der keltischen Mythologie dieser Tag gewidmet. Sie ist eine weiße jungfräuliche Göttin, die die schlafenden Samen weckt, an den Bäumen rüttelt und den Saft wieder ins Fließen bringt. Sie wäscht alles Dunkle ab und wäscht es rein. Sie ist auch die Hüterin des Feuers, inspiriert und bringt uns den zündenden Funken. Bei den Kelten feiert man die Wiederkehr der Sonne mit dem Entfachen des Feuers oder einer Kerze.
Ihr Name hat etwas Helles an sich, das englische Bright. Brighid, Birgit, Bridget bei den Namen und Bregens, Brigg, Burgund, Bragnace, Brig, Brege und Bregenz bei Ortsnamen sind auf diese Göttin zurückzuführen. In der Nähe von Glastonbury gibt es einen Fluss „Brent". Er fließt in ein Sumpfgebiet um die Insel Avalon. Auch dieser Flussname stammt vom Namen dieser Frauengestalt.
Brigid hat zwei Schwestern, Brigid und Brigid. Die eine ist die Muttergöttin, die andere die Schutzherrin von Vieh und Ernte. Sie bilden zusammen das Symbol der weiblichen Dreifaltigkeit.
Einer der Symbole Brigids ist ein schmiedeeiserner Schuh. Sie ist die Schutzpatronin der Schmiede. Die Brigands waren in England die Gesetzlosen, später auch Brigade genannt. Zu ihnen zählte auch Robin Hood. Auch diesen ist Brigid die Schutzherrin. Sie ist es auch für ein ganzes Land: Irland. Sie hat der Sage nach ihren Sohn verloren und klagte. Dieses Klagelied soll das noch heute gesungene Keening sein – der Klagegesang der Königin. Es gibt auch ein nach ihr benanntes Kloster

„Kildaere". Auch im christlichen Glauben wird hier das Brigidfest zu Ehren der am 1. Februar 523 gestorbenen Brigid, einer Heiligen, gefeiert.
Die Göttin Brigid solle jeden Morgen mit einer Flamme auf dem Haupt neu geboren worden sein. Symbolisch zündete man aus Stroh geflochtene Kreuze an und warf sie brennend den Berg hinunter. So wird die Kraft der jungen Sonne gestärkt und der Schnee mithilfe der Feuerkraft geschmolzen. Auch Schutz für Haus und Hof soll dieser Brauch bewirken.
Zusammen mit Brigid wacht auch der Bär auf, der für Mutter Erde steht. Er hält an diesem Tag in der Mythologie zum ersten Mal die Nase raus. Riecht er den jungen Bärlauch, dann kommt der Frühling bald. Ist es noch kalt, verzieht er sich für weitere sechs Wochen.

Brigid hat auch für uns eine interessante Botschaft: Lasse Neues in dir wachsen. Ziehe dich warm an, schau dir das Neue an. Lausche und achte, entfache das Feuer der Begeisterung in dir. Brigids Herrschaft geht bis Walpurgis am 1. Mai, dann wird sie von Beltane abgelöst. Vor ihr regierte die dunkle Königin Perchta. Hellsichtige sollen die weiße Göttin in dieser Zeit auf einem weißen Hirschen übers Land reiten sehen.
In die Zeit von Brigids Herrschaft fällt auch die Fasenacht. Das Wort kommt vom mittelhochdeutschen „vaselen", das „fruchten, gedeihen" bedeutet. Der Brauch des Faselns war eine ausschweifende Orgie. Es ist ein wenig verrückt, schöpferisch. Du kannst dich verkleiden und eine Maske ausprobieren. In dieser Verkleidung kannst du für dich prüfen, wie sich das anfühlt, ob es dir zusagt. Auch die Fastenzeit, der Verzicht auf Alltägliches

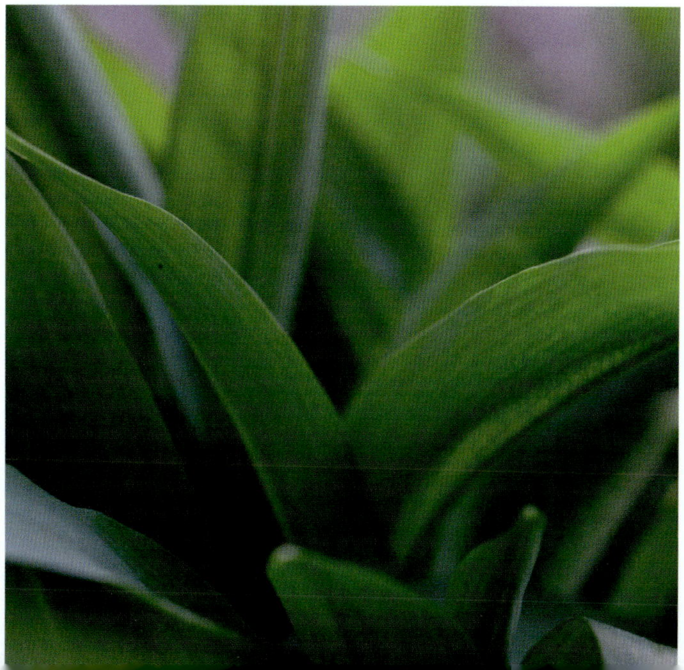

Riecht der Bär Bärlauch – Allium ursinum –, sucht er ihn auf, um sich dessen Bärenkräfte einzuverleiben.

oder Besonderes oder einfach nur auf Wörter wie eigentlich, müssen und sollen, kann in dieser Zeit einen neuen Blickwinkel aufmachen. Brigid begleitet uns also auf neuen Wegen und lässt kreative Quellen sprudeln.
Es gibt auch Wasserquellen, die ihr gewidmet sind. Dieses Wasser soll zum Gesundwerden helfen und vor allem für die Sehkraft und bei Augenleiden wirksam sein.
Um Brigid rankt sich noch mehr. Es gibt ein Feuer, das das ganze Jahr über von 19 Priesterinnen bewacht wird. An Brigid wache sie selbst über das Feuer. Dieses steht symbolisch für die Kraft des heilenden Wissens.
Auch die Frühlingsgefühle stehen mit dieser Göttin in Verbindung. Ihr feuriger Strahl ist der erste warme Frühlingsstrahl, der auf die Erde trifft und Frühlingsgefühle auslöst.

Imbolc

Imbolc ist das irisch-keltische Frühlingsfest. Gefeiert wird es im Mondzyklus, zur Zeit der zunehmenden Sichel.
Imbolc dürfte aus imb-folc hervorgehen, was Reinigung bedeutet. Es ist also wohl ein Hinweis auf die Reinigungszeremonien, die zu dieser Zeit zelebriert wurden.
Bei den Kelten schloss man an diesem Tag Probe-Ehen für ein Jahr.

Maria Lichtmess, Brigid und Imbolc feiert man am selben Tag. Die Hintergründe sind verschieden.

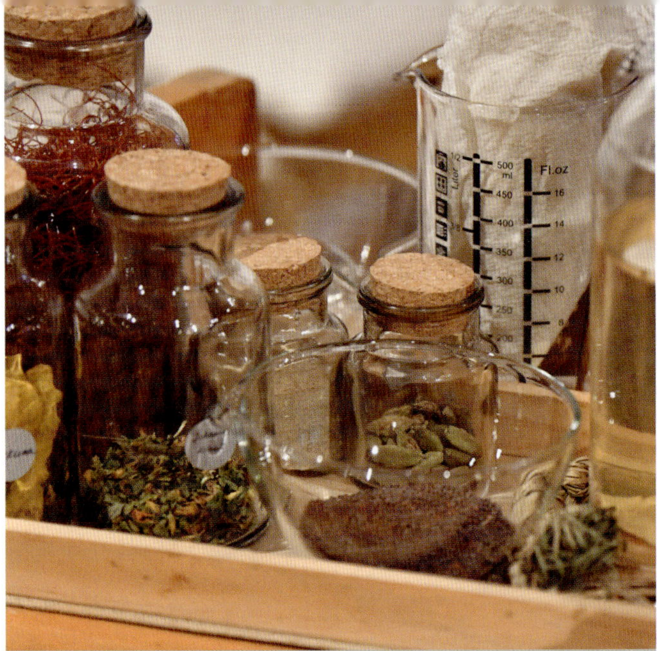

Immun Boostee

1 Teil Kurkuma
1 Teil Kardamom
1 Teil Langer Pfeffer
einige Chilifäden
3 Teile Brennnesselblätter
3 Teile Johanniskraut

Kurkuma hobeln, den Pfeffer klein brechen, die Chilifäden klein hacken, die Kräuter klein rebeln und mit heißem Tee überbrühen. 10 Minuten zugedeckt ziehen lassen. Wirkt immunstärkend und heizt dir ein – der Immunbooster-Tee.

Kreuzblütler

Familie der Brassicaceae

Vertreter dieser Pflanzenfamilie sind das Schaumkraut, die Wiesenkresse, das Silberblatt, die Brunnenkresse, die Knoblauchsrauke, Brokkoli, Rettich, Herbstrübe, Kohl, Rucola, Rotkohl, Barbarakraut und auch das Hirtentäschel. Die Blüte besteht aus 4 Blütenblättern, 4 Kelchblättern und 6 Staubblättern, die in einem Kreuz angeordnet sind. Es bilden sich Schötchen oder Schoten aus, in denen die Samenkörner reifen.
Ein Wirkstoff dieser Familie sind die Senfölglycoside, auch Glucosinolate genannt. Deren Wirkung ist allgemein antibiotisch, antifungal, antiviral, immunsystemstärkend und antioxidativ. Dieser sekundäre Pflanzenstoff taucht nie in Kombination mit Gerbstoffen, Alkaloidem oder Schwefel auf. 1831 wurden Senfölglycoside erstmal aus dem weißen Senf extrahiert und festgestellt.
Diese Senföle sind unser Frühjahrsmotivator. Bei Erkältungen können sie Abhilfe verschaffen, sie bringen in uns die Wärme und den Körper in Schwung.
Auch in Kohl sind Senföle enthalten. Im Krieg wurde er zuhauf verspeist. Der Dauerkonsum aber führt zu Kropfbildung, da Senfölglycoside die Bildung der Schilddrüsenhormone hemmen.
In Kriegszeiten aß man nicht nur vom Kohl, man wendete ihn auch an. Seit der Antike wird er als Heilmittel bei Pilzen, Bakterien und Entzündungen verwendet. Zerstoßene Kohlblätter legte man im Krieg auf Frostbeulen, eiternde Wunden und auf Abszesse, wenn keine Medizin vorhanden war. Selbst bei Krebs soll er den Fortschreitungsprozess verlangsamen. Diese Verwendung ist schon von Cato dem Älteren (234–149 v. Chr.) niedergeschrieben: „Der schwarze Krebs, er stinkt und sondert fauligen Brand ab, der Weiße ist eitrig, aber fistelartig und eitert unter dem Fleisch. Auf die Wunden dieser Art reibe man den Kohl; er wird sie heilen.“ Drei Mahlzeiten Blumenkohl oder Brokkoli am Tag sollen bei Krebs etwas bewirken. Das Senföl ist an ein Glycon gebunden, das Aglycon. Erst durch die Verbindung dieser beiden Stoffe – diesen Prozess nennt man Myrosinase – entsteht der scharfe Wirkstoff. Das geschieht zum Beispiel durch Verletzungen, wie einen Insektenbiss, oder aber beim Maischen, wie wir es mit den Senfkörnern machen. Die beiden Teile Senföl und Glycosid sind wie ein Zwei-Komponenten-Kleber. Alleine sind sie unscheinbar, aber in homogener Verbindung zeigen sie ihre Wirkkraft. Senföle, man spricht von den Senföl-Allicinen, sind auch in der Familie der Lauchgewächse vertreten. Die Schärfe kennen wir auch von Bärlauch, Knoblauch, Schnittlauch und Zwiebel. Die Kreuzblütler bezeichnet Felicia Molenkamp in ihrem Buch „Kräuter-Biotika“ als Breitband-Antibiotika-Schatulle[30]. Es gibt auch Arzneiprodukte, die Kapuzinerkresse-/Meerrettichbestandteile enthält: Angocin, Anti-Infekt-N oder Cressana nennen sich die Produkte.

Röschensalat

mit Haselkätzchen

Für die Röschen
100 g Brokkoli
100 g Blumenkohl
100 g Rosenkohl

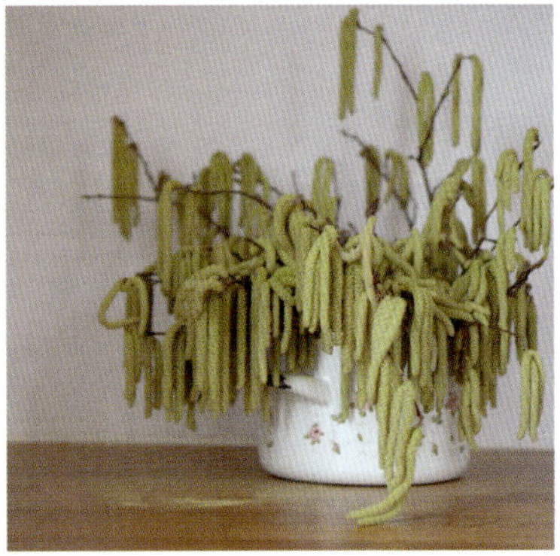

Für das Dressing
1 EL Olivenöl
1 EL Honig
Orange, Saft
1 TL Haselnussmus
2 EL Holunderbeer-Essig
1 TL Senf
angestoßene Senfkörner,
Salz

Für die Kätzchen
gute Handvoll Haselkätzchen
1 TL Butter
2 EL Rohrohrzucker
Salz, gern Fleur de Sel
Blütenstaub der Haselkätzchen

Putze das Gemüse und schneide es zu kleinen Röschen. Den Rosenkohl lässt du ganz. Dann garst du alles in gesonderten Töpfen (das übrige Wasser kannst du zum Suppekochen oder Gießen verwenden). Nimm nach 3–5 Minuten die Röschen heraus. Der Rosenkohl wird halbiert. Alles mischen.

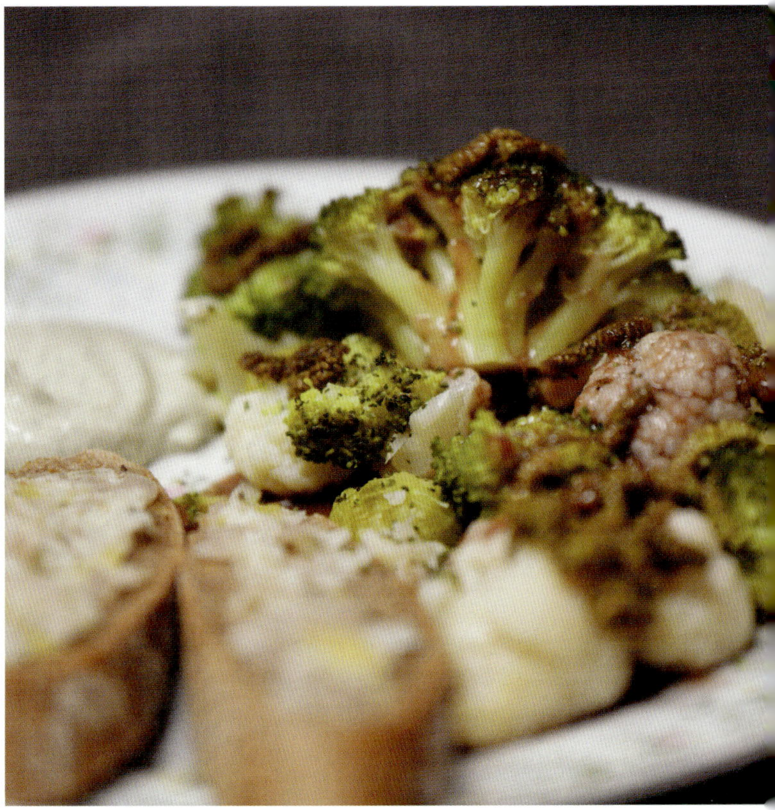

Dann mischst du das Dressing aus allen Zutaten. Nun gibst du die Butter in die Pfanne. Sobald sie geschmolzen ist, kommt der Zucker hinzu. Lass ihn karamellisieren und sobald der richtige Moment erreicht ist, gib die Kätzchen dazu. Wende sie gut und vor allem schnell und gib sie auf ein Backpapier. Vereinzle sie. Streue das Salz darüber. Dann richte den Salat an, übergieße ihn mit dem Dressing und lege die karamellisierten Kätzchen darauf. Dazu schmeckt zum Beispiel ein Haselnuss-Rotkorn-Baguette und eine Brennnesselcreme (S. 183).

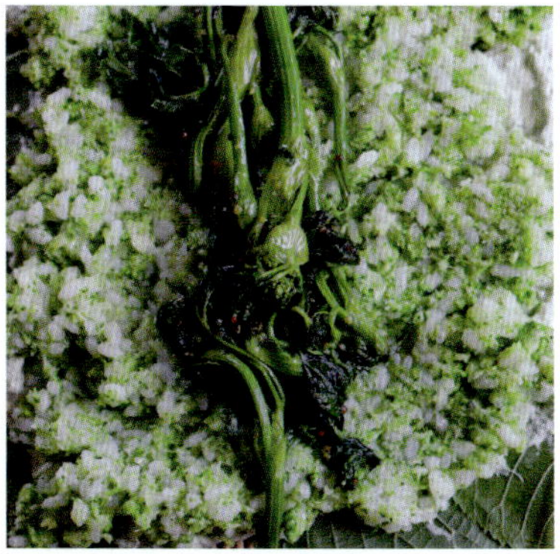

Brokkoli –
Brassica oleracea

Ronald Reagan soll nach seiner Darmkrebsdiagnose noch ein Lebensjahr in Erwartung gestellt worden sein. Mit einer Brokkolikur, die seine Leibärzte verschrieben, waren es noch ein paar mehr – insgesamt 19 Jahre nach der Diagnose. Brokkoli zählt zu den Kreuzblütlern und enthält besonders das Senföl Sulforaphan. Es „besitzt anti-mikrobielle Wirkung und hat antioxidative Eigenschaften, weil es den Gluthathion-Spiegel erhöht. Dadurch trägt Sulforaphan zur Entgiftung bei und verhindert die Bildung von Karzinogen-induzierten DNA-Addukten.“[31] In den Sprösslingen des Brokkoli sind diese stark vorhanden. Auf dem Bild: Brokkoli-Reis für Wildes Sushi

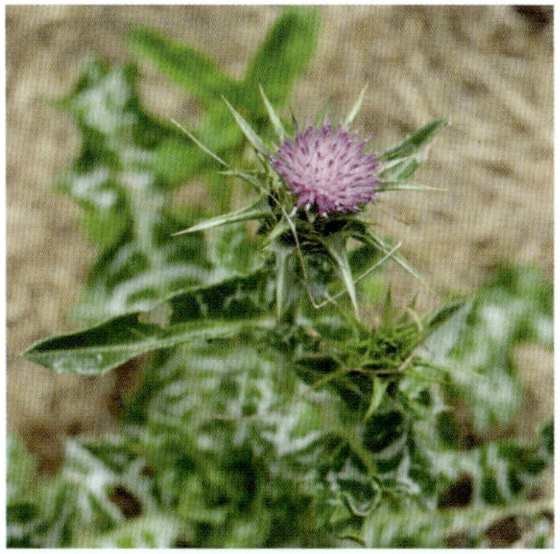

Entgiftungs-Kur

Diese Entgiftungs-Kur habe ich auf einem handgeschriebenen Zettel eines gebrauchten Buches gefunden. Vier Wochen dauert die Kur, jede Woche trinkt man eine andere Pflanze als Presssaft, nüchtern ein Stamperl am Morgen.

1. Woche: Löwenzahn (blutreinigend, entgiftend)
2. Woche: Mariendistel (leberheilend, regenerierend)
3. Woche: Schwarzrettich (darmreinigend)
4. Woche: Brennnessel (blutbildend, ausleitend)

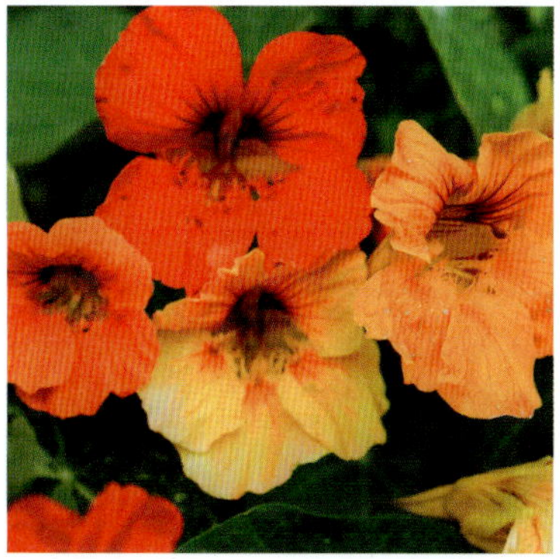

Kapuzinerkresse –
Tropaeolum majus

Scharfstoffe enthält auch die Kapuzinerkresse, eine Vertreterin der Familie der Kapuzinerkressengewächse. Blätter, Blüten, Stiele und die Samen können kulinarisch verwendet werden. Heilkundlich nimmt man meist die Blätter. Daraus kann man Hydrolate und Tinkturen herstellen. Sie helfen unter anderem bei Blasentzündungen.

Kren

Armoracia Lapathifolia
Familie der Kreuzblütler

Meerrettich wird auch Kren genannt. Der Name Meerrettich leitet sich von althochdeutsch „mer-ratih" ab, was „mehr" oder „größerer" bedeutet, es ist also die Bezeichnung für den größeren Rettich. Kren kommt vom Slawischen „krenas" und heißt „kreinen", also „weinen". Die Scharfstoffe lassen schon mal Tränen hervortreten. Kren hat unregelmäßig gezahnte Blätter, die man als würzige Zutat fein geschnitten mit in den Salat geben kann. Auch die Blütenknospen kann man roh oder wie Kapern eingelegt verwenden. Hauptsächlich aber nimmt man die Wurzel her, die in ihrem Pfahl Wertvolles bunkert.
Diese Wurzel wurde früher vor allem in Franken, rund um Forchheim, angebaut, was ihm den Beinamen „Krenland" beschert hat. Die sogenannten Krenweiberl gingen auf den Märkten umher und machten Hausbesuche. Mit Schreien wie „Kree macht schee, kauft's an Kree, der Kren macht schee" wurden die Wurzel und ihre Produkte vermarktet. Sie hatten in ihren Körben auch Gewürze und besondere Spezialitäten und waren eine willkommene Abwechslung des Standardsortiments des örtlichen Tante-Emma-Ladens. Das Auftauchen der Supermärkte und auch der zeitintensive Anbau ließen diese Kultur schwinden.
Es heißt nicht umsonst: „Ein Acker mit Kren will seinen Bauern jeden Tag seh'n."

Die Wurzel bildet Seitentriebe aus, sie heißen Fechser. Wenn man sie aberntet und neu einpflanzt, werden daraus weitere Wurzeln.
Meerrettich wird auch als „Antibiotikum der Armen" bezeichnet, was seine starke Wirkkraft verdeutlicht. Es heißt „Radieschen ist mit Blei aufzuwiegen, Rettich mit Silber, doch der Meerrettich ist sein Gewicht in Gold wert." Meerrettich enthält antimikrobielle und hyperämisierende (durchblutungssteigernde) Eigenschaften. Antibiotikum wirkt sich stark auf die Dünn- und Dickdarmflora aus. Eine Darmaufbaukur wird gern als Nachbehandlung empfohlen. Meerrettich aber enthält das Senföl Benzylisothiocyanat und schafft es schon im Zwölffingerdarm in das Blut. Dadurch entfällt diese Nebenwirkung. Meerrettich heißt auch Skorbutkraut, Vitamin C gehört also auch zu den Inhaltsstoffen, daneben weitere Glucosinolate und Cumarin. Im Krieg wurde Kren anstelle von Chloroform zur Schmerzbetäubung angewendet. Bei Schnupfen, Entzündung der Luftwege und Muskelschmerzen wird die Wurzelkraft verwendet. Außerdem bei Halsbeschwerden, daher auch der Name Rachenputzer.
Der Verzehr oder die Anwendung von Meerrettich wird erst ab 4 Jahren empfohlen. Erwachsene sollen maximal 20 g frische Wurzel täglich zu sich nehmen oder 1 g in getrockneter Form. Von September bis März wird sie gegraben und hält sich am besten in Sand gesteckt oder in einem feuchten Baumwolltuch im Kühlschrank.
Wasabi heißt übrigens auch Wassermeerrettich, es ist der japanische Verwandte zu unserem Kren. Die apfelgrüne Wurzel ist aber schärfer.

Kren Mittel

Bei allen Anwendungen gilt: Sollte es zu Hautreizungen kommen, sofort die Anwendung abbrechen. Immer nachpflegen!

Kren frisch

Auch bei Schwindelgefühl und Ohnmachten kann man frischen Meerrettich als Riechmittel verwenden.

Kren-Frischauflage

Wie die Zwiebel kann man auch vom Meerrettich eine Scheibe abschneiden und sie bei Mückenstichen anwenden.

Krenkompresse

1 EL Meerrettich, gerieben (frisch)
Stofftuch

Meerrettich auf das Tuch mittig geben und ein Päckchen daraus machen. Dieses als Kompresse in den Nacken zwischen 6. und 7. Halswirbel legen. Dies hilft bei Nasennebenhöhlenbeschwerden, der entsprechenden Reflexzone. Spätestens nach 5 Minuten oder wenn ein Brennen auftaucht abnehmen. In der Heilkunde bei entzündeten Nerven angewendet. Wie ein Stirnband umgebunden bei Kopfschmerzen anwenden.

Kren-Geist

⅓ Meerrettich mit Alkohol aufgießen, 2–3 Wochen ziehen lassen. Bei Mückenstichen und Gelenkschmerzen anzuwenden.

Krenessig

Stelle einen Essigauszug her. Fülle das Glas zu ⅓ und fülle dann mit Essig auf. Lasse diesen 4 Wochen ziehen, täglich schütteln. Dann abfiltern, kühl und dunkel lagern. Diesen Essig kannst du bei Nervenentzündungen als Einreibemittel der Lendenwirbel anwenden.
Bei Schuppen und Haarausfall als kopfhautanregendes Mittel verwenden. Nicht in die Augen kommen lassen.

Krenhonig

Meerrettich frisch reiben und 1:1 mit Honig und einem guten Spritzer Zitronensaft mischen. Dreimal täglich einen kleinen Teelöffel schön klein kauen und langsam schlucken. Der entzündete Hals wird gereinigt und die Schmerzen gelindert.[32]

Meerrettich für glatte Haut

4 Teile Magerquark mit 1 Teil frischem, geriebenen Meerrettich auf die Haut geben und mit einem Baumwolltuch abdecken. Nach 10 Minuten gründlich abwaschen.[33]

Kren mit Honig

Bei Verkühlung Kren und Honig 1:1 innerlich und äußerlich anwenden.

Krendampfl

Kren frisch reiben, mit Sauerteig vermischen und auf die inneren Handflächen und auf den Fußtritt (Fußsohle) auflegen. Manche sagen, zuerst rechten Fuß und linke Hand, das nächste Mal genau umgekehrt anwenden. Bei Fieber.

Kren mit Mehl

Im Verhältnis 1:1 bei Rippenfellentzündungen auflegen.

Kren-Notfall-Tinktur

Meerrettich frisch raspeln, mit Alkohol ansetzen, 15 Minuten ziehen lassen und fest auspressen. Mit Watte bei Entzündungen und Mückenstichen auflegen.

Krenpaste

1 Teil Meerrettich
9 Teile Honig

Reibe den Meerrettich schön fein und mische ihn mit Honig zu einer homogenen Masse. Bei Nagelbettentzündungen dreimal täglich den Nagel einstreichen und nach 15 Minuten Ziehzeit abwaschen. Mit einer pflegenden Creme die Stellen einmassieren.

Krensaft

Bei Vitamin-C-Mangel die frische Wurzel entsaften und täglich 1–2 EL einnehmen.

Krenwasser

½ TL Meerrettich in 200 ml stillem Wasser eine Stunde ziehen lassen. 1 Glas täglich eine Woche lang schluckweise mit dem Strohhalm trinken. Zum Ankurbeln des Immunsystems.

Krenwein

Acht bis zwölf dünne Kren-Scheiben in ein Glas geben und mit Weißwein übergießen. Über Nacht, mindestens 8 Stunden, ziehen lassen. Täglich zweimal ein großes Stamperl trinken, um das Immunsystem zu stärken. Hilft auch bei Menstruationsbeschwerden.

Kren-Zugmittel

Fein geraspelt legt man Meerrettich bei entzündeten Stellen auf, um die „Röte“ auszuziehen.

Krenkette

Rettichwurzeln in 3–5 mm dicke Scheiben schneiden, an einer Schnur auffädeln, immer eine große und kleine Scheiben im Wechsel. Eine Fettcreme oder reichhaltige Pflegecreme an der Stelle, wo die Kette hängen wird, auftragen, gut einmassieren. Kette anlegen und mit weichem Tuch bedecken. So zieht Meerrettich langsamer aus. Wird bei Fieber, Atemwegserkrankungen und Mandelentzündung angewendet.

Kräuter-Biotikum

400 ml Apfelessig
2 El gehackter Knoblauch
2 EL gehackte Zwiebeln
2 EL geriebener Ingwer
1 EL geriebener Meerrettich
1 EL Honig
1 Chilischote
1 EL Kurkuma

Alle Zutaten fein hacken. In ein Glas geben, Gewürze im Mörser anstoßen und ebenfalls hinzugeben. Mit Essig aufgießen. 3–4 Wochen kühl und dunkel lagern. Täglich schütteln. Filtern, gut abtropfen lassen und in eine Flasche füllen. Kühl lagern. Dreimal täglich 1 El.

Kräuter-Biotikum

50 g Kapuzinerkressenblätter
1 cm Meerrettichwurzel
250 ml Alkohol (50 % vol.)

Alles klein schneiden. 2–3 Wochen ziehen lassen. Filtern, abfüllen. Zweimal täglich 1 TL drei Wochen lang als stärkende Immunkur.

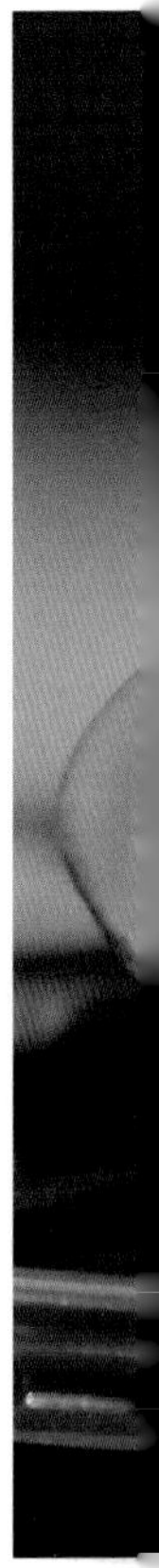

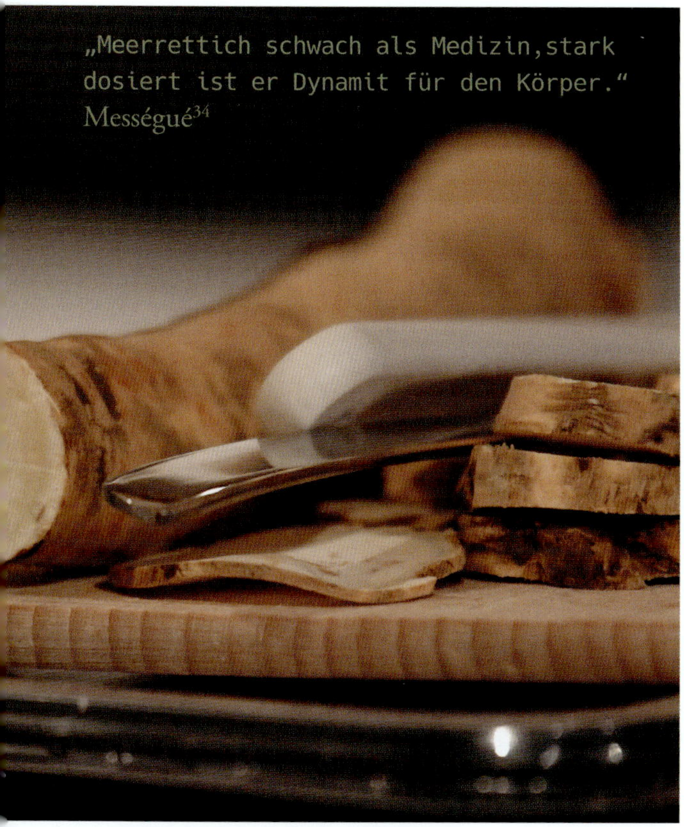
„Meerrettich schwach als Medizin,stark dosiert ist er Dynamit für den Körper."
Mességué[34]

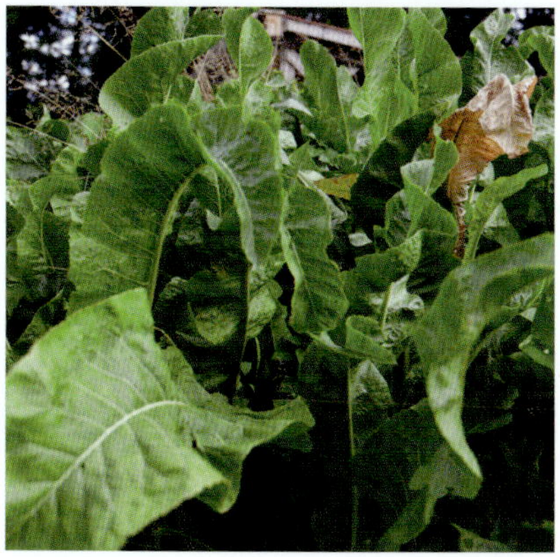

Krenblätter
Allgemein bei Zahnschmerzen und bei Zahnfleischentzündungen die Blätter getrocknet oder frisch zum Kauen verwenden.

Kren Avocadip

1 Avocado
2 EL Créme fraîche
1 Apfel (sauer)
1 EL Kren, gerieben
Salz
Chilifäden

Alles zusammen mischen und fein pürieren.

167

Krensorbet

150 ml Wasser
100 g Zucker
5 TL Kren, gerieben
1 EL Honig
200 ml Sekt
100 ml aufgespritzte Minzschorle

Außer Schorle alles vermengen und zu einer festen Menge gefrieren lassen. Beim Einfrieren gelegentlich umrühren. Solange es noch schön zu rühren ist ,100 ml Minzschorle (oder Kokosmilch für cremigeres Ergebnis) hinzugeben.

Winter Rettich

Raphanus sativus niger
Familie der Kreuzblütler

Winterrettich ist eine schwarze Knolle, die, wie alle anderen Rettichsorten, ein basisches Gemüse ist. In der Homöopathie wird er zur Unterstützung der Darmsanierung empfohlen. Winterrettich regt die Produktion der Verdauungssäfte an, die Darmtätigkeit wird aktiviert und die Fettverdauung unterstützt. Die Fette werden in ihre Einzelteile zerlegt und somit Blähungen und Völlegefühl vermindert. Auch wirkt der Schwarzrettich krampflösend. Er enthält eine Menge an Mineralstoffen und Vitaminen. Bedeutend ist auch das Senföl, das der Rettich in großer Menge innehat. Es wirkt antimikrobiell, antiviral, schleimlösend und stärkt das Immunsystem. Um von der Schärfe des Rettichs zu nehmen und ihn bekömmlicher zu machen, salzt man ihn leicht.

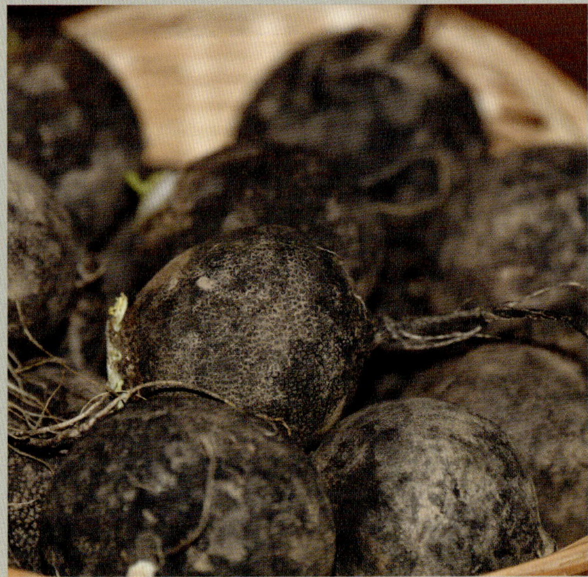

Rettichsirup

Winterrettich
Kandiszucker oder Honig
Glas
Zahnstocher
Faden

Den Deckel bei einem Fünftel abschneiden, aufheben. Den Rettich aushöhlen, mit Kandiszucker oder Honig füllen und unten ein Loch mit einer dicken Nadel oder einem Messer einschneiden. Den Deckel wieder daraufsetzen und festbinden. Auf ein Glas setzen, so dass er am Rand aufsitzt, und dann dunkel ausziehen lassen. Langsam tropft der flüssig gewordene Zucker, der sich mit den Wirkstoffen des Rettichs vollgesogen hat, unten heraus. Dreimal täglich 1 EL hilft bei Husten.
Purer Rettichsaft (aus dem Entsafter) regt Gallenfluss an.

Senf

Brassica alba – weißer Senf
Brassica juncea – brauner Senf
Brassica nigra – schwarzer Senf
Familie der Kreuzblütler

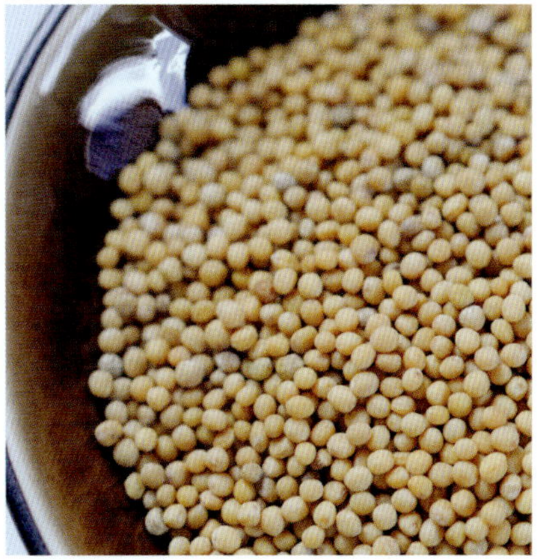

Dioskurides: „Er hat die Kraft zu reizen und, gegessen, den Schleim abzuführen."

Nach Pythagoras: Senf kann nicht nur das Essen, sondern auch den Verstand schärfen. Scharfer Senf ist scharfer Verstand.

Meerrettich, Winterrettich und auch die Senfpflanzen gehören zu den Kreuzblütlern. Sie tragen ihre Wirkkraft in den Schoten schwanger und bilden ihre Samenkörner aus. In ihnen ist Vitamin B1, B3, E, Kalzium, Magnesium, Selen und Eisen enthalten. Der schwarze Senf hat den höchsten Anteil an Senföl – 30 %. Auch Eiweiß (25 %) und Schleimstoffe (20 %) sind reichlich vorhanden. Gern wird Senf zu fettem Essen gereicht. Er regt die Produktion von Magen- und Gallensaft an und lässt es bekömmlicher werden. Außerdem wirkt er antibakteriell. Daher kommt auch das Sprichwort „zu allem seinen Senf dazugeben". Die Wirte haben eine Zeitlang immer einen Klecks Senf hinzugegeben, damit die Gäste das Essen gut verdauen können und ihnen nicht schlecht davon wird. Wohl auch noch wegen der appetitanregenden Wirkung. Senf hat die Fähigkeit, EHEC-Bakterien und andere Keime drastisch zu reduzieren.[35]
Auf die Kraft des Senfs hat auch König Ludwig XI. gesetzt. Er reiste nie ohne sein Senftöpfchen. Papst Clemens VI. ließ sich sogar einen eigenen Senf kreieren.
Es gibt im Volksgut auch die Meinung, Senf mache dumm. Das stimmt tatsächlich, Senf enthält Isothiocyanat, das hirnschädigend ist – allerdings erst beim Verspeisen mehrerer Kilo auf einmal.[36]
Innerlich, aber auch äußerlich, ist Senf gut zur Schmerztherapie (reizend und durchblutungsfördernd) oder bei entzündeten Stellen anzuwenden.
Beim Grillen entsteht Benzpyren, ein schädlicher Stoff, der einer indischen Studie nach durch Senf unschädlich gemacht wird.[37] In Indien gilt Senf als Symbol der Fruchtbarkeit.
Auch in den USA und China wird zur Heilkraft dieser Pflanze geforscht. Hier gibt es Studien, die erste Erfolge in der Krebsforschung durch Verringerung der kanzerogenen Wirkung zeigen.[38]
Wie beim Kren braucht es auch hier das Enzym Myrosinase. Man maischt Senf zur Zubereitung. Traditionell wurde dies mit Traubenmost gemacht, daher kommt auch der Name „Mostricht" für Senf.

Senf Mittel

Die Volksheilkunde kennt viele Verwendungen von Senf. Hier sind nur einige zusammengetragen.

Immer gilt: Sobald es zu brennen beginnt, sofort oder nach einem kurzen Moment des Brennens, wird die Anwendung beendet! Außerdem ist bei Senf auf die Temperatur zu achten. Nie über 50, besser 40/45° C warmes Wasser nehmen, da sonst die wertvollen Inhaltsstoffe zerstört werden. Immer gründlich abwaschen und die Hautpartien nachpflegen. Zu jeder Anwendung auch die Zeit des Nachruhens mit einplanen. Senföle reizen und lassen den Körper arbeiten. Daher sollte er auch in Ruhe arbeiten können und nicht doppelt gefordert werden. Auch beim Mahlen darauf achten, dass die Senföle nicht verbrennen. Dafür die Senfkörner einfrieren, bevor du sie mahlst.

Gelbes Senf-Gurgelwasser
2–3 Prisen Senfmehl in Holunderblütenaufguss (3–4 Blütenstände pro Liter Wasser) rühren, kurz ziehen lassen. Dreimal täglich gurgeln (nicht trinken) hilft in der Heilkunde bei Mandelentzündungen, Husten und Angina.

Senfabsud
Einen Absud aus 20 Prisen ganzer, schwarzer Körner und 1 l Wasser zubereiten. 3 Tassen täglich als harntreibendes und anregendes Mittel anwenden.

Senf-Essig-Brei
Senfmehl mit Essig anrühren, bis ein Brei entsteht. Diesen auf betroffene Hautpartien auftragen. Einwirken lassen, bis es anfängt zu brennen. Gut mit warmem Wasser abwaschen. Bei Ausschlägen, Flechten und Geschwüren.

Senf-Frischekur
1 TL frisch gemahlenen Senf nach dem Essen bei Sodbrennen oder bei Schwangerschaftsübelkeit einnehmen. Vorsicht! Zu viel kann Sodbrennen, Übelkeit oder andere Magen-Darm Beschwerden bis hin zur Nierenreizung auslösen.

Senfkompresse
Milder als der Breiumschlag ist eine Kompresse in Senftee getränkt. 3–6 EL Senfmehl mit einem Liter Wasser, das maximal 45° C hat, übergießen und zugedeckt 5 Minuten ziehen lassen.

Senfkörner
Ganze, schwarze Körner eine Stunde in Wasser einlegen.
2 Tage lang morgens auf nüchternen Magen 1 TL einnehmen. Hilft den Darm in Schwung zu bringen, bei Verstopfung.

Senfmehlfußbad
Nicht bei Venenleiden oder Krampfadern anwenden! Wanne, in der die Waden bis auf die halbe Höhe in Wasser tauchen können, mit 38° C warmem Wasser füllen und etwa 20 g schwarzes Senfmehl hinzugeben. Nach 2–10 Minuten beginnt es zu brennen, maximal bis dahin oder eben diesen kleinen Schmerzmoment noch

darin lassen. Gründlich abspülen und gern mit hochwertigem Öl einreiben. 30–60 Minuten nachruhen. Die Dämpfe kann man bei Reizungen mit einem Handtuch über den Knien abhalten. Prinzipiell sind die Dämpfe aber bei Infekten der oberen Atemwege gut. In der Heilkunde wird das Senfmehlfußbad als Kur bei Migräne empfohlen.

Senfpackerl

2 EL Senfkörner
1 EL warmes Wasser
Leinentuch

Nicht für Kinder unter 6 Jahren, nicht bei Nierenerkrankungen. Senfkörner im Mörser zerreiben und mit 50° C warmem Wasser mischen, bis eine Paste entsteht.
Diese auf ein Leinentuch in die Mitte legen und die Ränder umklappen. Dieses Packerl gegen Wangen und Stirn pressen. Nach 5–10 Minuten entfernen und die Stelle warm abwaschen. Unbedingt mit Öl oder Salbe nachpflegen und ruhen.
Wirkt desinfizierend, krampflösend bei Entzündungen, Verdauungsstörungen, Kopfschmerzen und Gelenkschmerzen.

Senfpflaster

Leinmehl und Senfmehl zu gleichen Teilen mit etwas lauwarmem Wasser zu Fladen verkneten, auflegen. Bei Verspannungen.

Senfumschläge

Hippokrates von Kos (460–370 v. Chr.) erwähnte bereits Senfumschläge bei Schmerzen.

Senf mit Lavendelgeist

Ein Glas mit Senfkörnern und Lavendelblüten zu ⅓ befüllen und mit Alkohol (38–40 % vol.) auffüllen. Nach 4 Wochen abfiltern und kühl und dunkel lagern. Es soll helfen, gelähmte Körperteile nach einem Schlaganfall damit einzureiben.

Senf zur Anregung

2 Handvoll gemahlene, schwarze Körner mit 1 Liter (40°–45° C) warmem Wasser aufbrühen, 5 Minuten zugedeckt ziehen lassen und als Hand- und Fußbäder bei Schlaganfall anwenden. Treibt die Zirkulation an.

Senfölspiritus

Ein Glas mit Senfkörnern zu ⅓ befüllen und mit Alkohol (38–40 % vol.) auffüllen. Nach 4 Wochen abfiltern und kühl und dunkel lagern. Hinter den Ohren bei Migräneschwindel einreiben oder getränkte Senfauflagen anwenden.

Senfsalbe

2 TL Senfmehl mit 2 TL Honig und 100 ml Gänseschmalz, alternativ Lanolin oder anderer Naturcremes, verrühren. Die Senfsalbe soll gegen Blutergüsse helfen.

Mozart: „Besänftigen will so viel sagen, als jemand in einer Sänfte sanft tragen – ich bin von Natur aus sehr sanft und einen Senf esse ich auch gern …"

Die Schärfe hat mit der Senfsorte zu tun. Der weiße Senf ist der mildeste, dann kommt der braune und am schärfsten ist der schwarze Senf – Brassica nigra.

Senf lagert man am besten dunkel und kühl, er wird bei Licht dunkler und verliert an Schärfe. Senfkörner selber schmecken nach nichts, die Senföle sind an Zuckerbausteine, die Senfölglycoside, gebunden. Erst durch die Maische, der Zugabe von Essig, Wasser und Gewürzen, wird das Enzym Myrosinase freigesetzt, das Sinigrin und Sinalbin trennt.

Indien

Blätter der Senfpflanze (du kannst auch die des Meerrettichs nehmen) in Zwiebel und Knoblauch mit Öl anschwitzen und zu Brot essen.

Senfmehl

Senfmehl ist ein natürliches Konservierungsmittel und kann zum Eindicken und Würzen von Soßen verwendet werden.

Senf und Fleisch

Rouladen und auch Schnitzel werden zarter, wenn du sie mit Senf einreibst.

Senf Popcorn

Gib die Senfkörner ohne Öl in die Pfanne. Dort poppen sie ähnlich wie Popcorn auf. Diese kannst du dann als Topping über den Salat oder dein Gericht streuen.

Senfbutter

100 g Butter
1 EL scharfer Senf
1 EL Creme fraîche

Die Butter schaumig rühren, Senf und Crème fraîche untermischen.

Fichtensenf

150 g Senfmehl gelb
50 g Senfmehl, schwarz
200 g Wasser
250 g Essig
70 g Honig
2 TL Salz
80 g Fichtenspitzen
1–2 EL Öl

Die Senfmehle mit Wasser maischen und über Nacht quellen lassen. Mit allen Zutaten, außer dem Öl, langsam erhitzen. Ein paar Minuten unterrühren, bei mäßiger Hitze ziehen lassen. Das Öl unterrühren bis eine schöne Konsistenz erreicht ist. In sterile Schraubgläser abfüllen und verschließen. 3–4 Wochen ziehen lassen. Haltbar 6 Monate, im Dunkeln ziehen lassen.

Kräutersenf

100 g Senfmehl gelb
100 g Senfkörner, schwarz & gelb, angemörsert
200 g Kräutertee, lauwarm
250 g Weißweinessig
70 g Honig
2 TL Salz
10 g Wildkräuter
1–2 EL Öl

Senfmehl und angemörserte Senfkörner über Nacht mit dem Tee ziehen lassen. Am nächsten Tag alle Zutaten, außer Öl, hinzugeben, erhitzen, ein paar Minuten unter Rühren ziehen lassen und dann mit dem Öl zu feinem Senf mischen. In sterile Schraubgläser füllen. 3–4 Wochen ziehen lassen. Haltbar 6 Monate. Dunkel und kühl lagern.

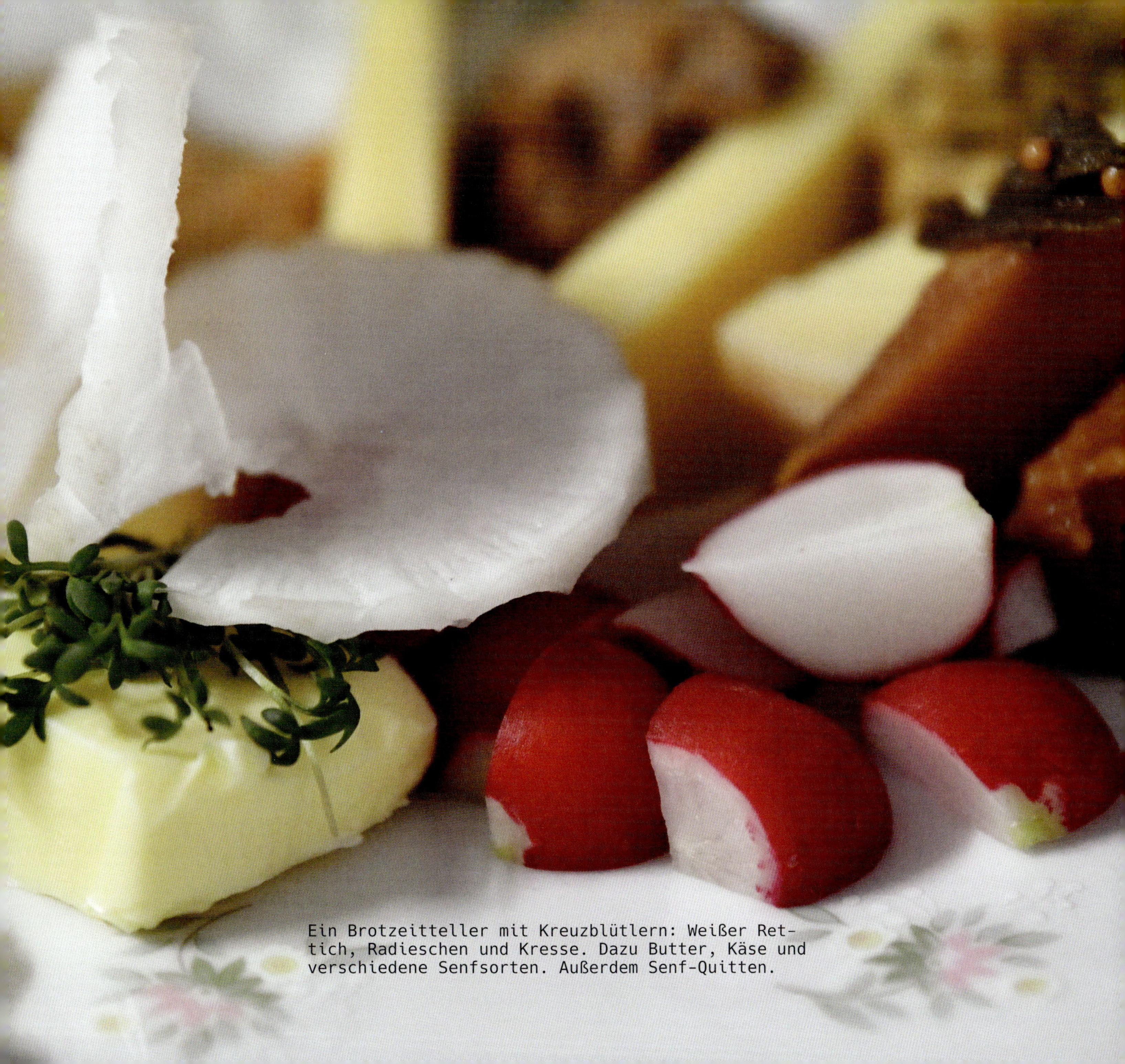

Ein Brotzeitteller mit Kreuzblütlern: Weißer Rettich, Radieschen und Kresse. Dazu Butter, Käse und verschiedene Senfsorten. Außerdem Senf-Quitten.

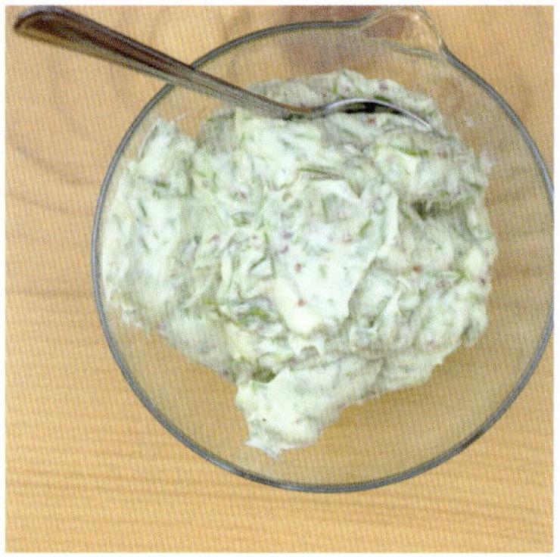

Fichten-Senf-Mayonnaise

250 g Sonnenblumenöl
1 gute Handvoll Fichtenwipfel
1 Ei
2 TL Dijon-Senf (oder selbst gemachter)
2 Prisen Pfeffer
½ TL Salz

Püriere zuerst das Öl mit den Fichtenspitzen auf, so dass die Nadeln schön zerkleinert sind. Dann schlage das Ei, den Senf, Pfeffer und Salz gut auf. Lasse das Öl-Nadelgemisch langsam direkt in den Quirl einlaufen. Sollte die Mayonnaise nicht emulgieren, kannst du nochmals ein Ei aufschlagen und den ersten Versuch einlaufen lassen.

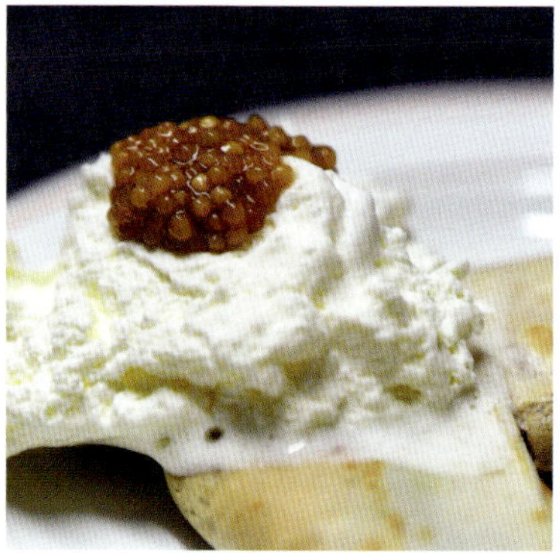

Pfannkuchen mit Pflaumenlatwerge, Sahne und süßem Senfkaviar

Die Crêpes bestreichst du mit einer Pflaumen-Latwerge, rollst sie ein und gibst einen Klecks Sahne mit Senfkaviar dazu.

Pflaumenlatwerge

4 kg Pflaumen
400 g Zucker
3 Sternanis
2 Zimtstangen

Pflaumen entsteinen und in einen feuerfesten Topf, am besten aus Ton, geben. Mit Zucker und Gewürzen durchmischen. 6 h – 140° C mit geschlossenem Deckel bei gelegentlichem Rühren garen. Unbedingt einen Kochlöffel einklemmen, damit die Luft entweichen kann. Die Gewürze entnehmen, heiß in Gläser abfüllen, gern auch püriert.

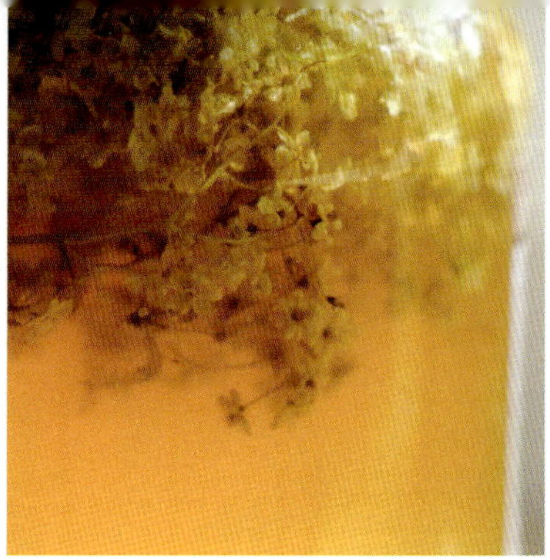

Holunderblütensenf

200 g Senfmehl gelb
200 g Holunderblütentee, kalt
200 g Holunderblütenessig
100 ml Holunderoxymel (Bild)
2 TL Salz
Blüten von 4-5 Dolden
1–2 EL Öl

Senfmehl mit Wasser mischen und über Nacht ziehen lassen. Alle Zutaten, außer Blüten und Öl, hinzugeben. Langsam erhitzen. Nicht zu heiß! Ein paar Minuten unter Rühren bei schwacher Hitze ziehen lassen. Das Öl hinzugeben, bis eine schöne Senf-Paste entsteht. Vom Herd nehmen und weiter rühren, damit der Senf schneller erkaltet. Gib die Holunderblüten in den lauwarmen Senf. In sterile Schraubgläser abfüllen und verschließen. 3–4 Wochen ziehen lassen. Haltbar 6 Monate, dunkel und kühl lagern.

Senfkaviar

Alle Zutaten verrühren und 1½–2 Tage quellen lassen. In sterile Schraubgläser füllen, kühl und dunkel aufbewahren. Falls der Senfkaviar zu fest ist, Wasser oder Tee hinzugeben. Soll der Kaviar schärfer werden, mehr schwarze Körner, soll er milder sein, nur gelbe Senfsaat verwenden. Alle Zubereitungen noch circa eine Woche im Glas nachziehen lassen. Senf ist prinzipiell ewig haltbar, verliert aber über die Zeit an Inhaltsstoffen.

Senfkaviar gelb/braun

100 g Weißweinessig (z.B. aromatisiert mit Traubenkirschblüten)
50 g Lindenblütenhonig
¼ TL Salz
40 g gelbe Senfsaat
20 g braune Senfsaat

Essig, Honig und Salz zum Kochen bringen und bei leichter Hitze rühren, bis sich alles aufgelöst hat. Topf vom Herd nehmen, Senfsaat unterrühren. Abfüllen und wie oben beschrieben ziehen lassen und lagern.

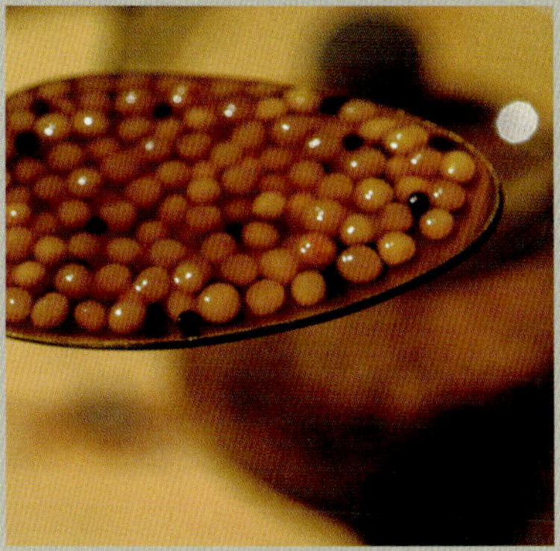

Senfkaviar süß

100 gr Senfkörner, gelb
100 ml Apfelessig
6–8 EL Honig
½ TL Salz
Prise Galgant

Senfkaviar

100 gr Senfkörner, schwarz
100 ml Johannisbeeressig
2 EL Agavendicksaft
½ TL Salz

Wie oben beschrieben zubereiten.

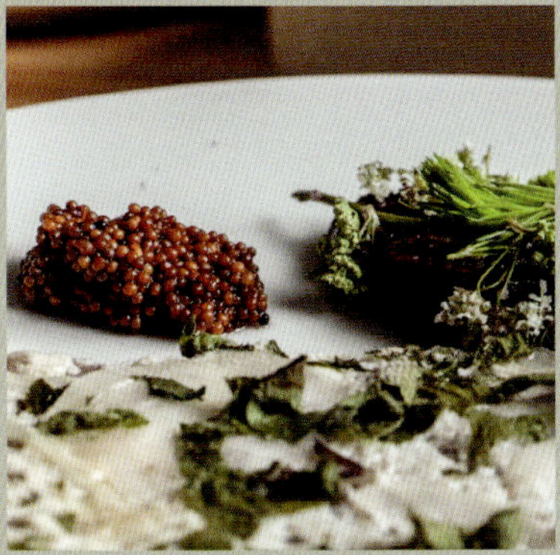

Senfkaviar mit Fichte

100 ml Senfkörner (gelb, schwarz 3:1)
100 ml Apfelessig
50 ml Tee
5 EL Honig
kleine Handvoll Fichtenspitzen
kleine Handvoll Fichtenblüten
½ TL Salz

Die Fichtenblüten und Nadeln schön fein schneiden. Dann wie oben beschrieben zubereiten.

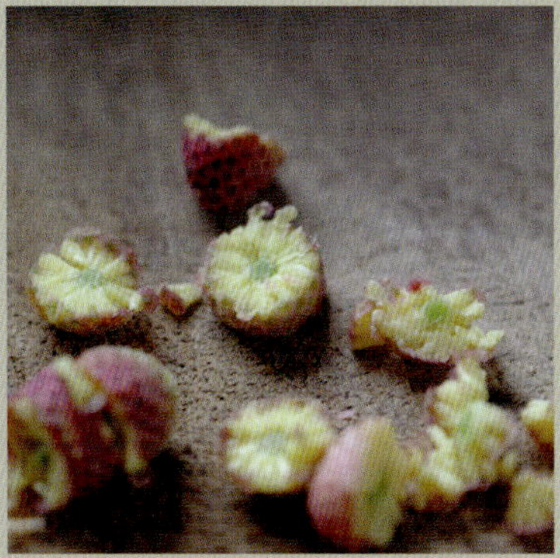

Birke

Betula pendula – Hängebirke
Familie der Birkengewächse

Die Birke ist eine Pionierpflanze. Fallen viele Bäume um, ist sie gern mit dabei, diese Gegend wieder zu bevölkern. Sobald Asphaltflächen Risse bekommen und kein Verkehr darüber geht, fängt die Birke an zu sprießen. Auch Feuchtgebiete macht sie urbar, sie pumpt das Wasser aus der Erde und lässt es mit ihren Blättern in die Luft entfleuchen. Im Frühjahr pumpt sie 70 Liter hoch, im Sommer können es an heißen Tagen schon mal mehrere hundert sein.

Die Hängebirke erkennt man an ihren herabhängenden Ästen. Der Legende nach soll Marias Trauer so groß gewesen sein und sie konnte keinen Trost finden. Da beugten sich die Äste der Birke zu ihr herab. Auch vor den Neugierigen schützte ihr hängendes Laub. Lindernd, schützend und tröstende Eigenschaften werden seither der Birke zugesprochen. Nach Hildegard von Bingen ist sie das Symbol für Glück. Auch Leichtigkeit und Jugendlichkeit wird mit diesem Baum verbunden.

Die Birke und der Mensch

In vielen Kulturen hat die Birke eine große Bedeutung. Bei den sibirischen Schamanen ist es sogar der Weltenbaum. Auch in unserer Gegend kommen wir im Jahresverlauf mehrmals mit der Birke in Kontakt. Wir stellen sie auf den Fichtenstamm des Maibaums als Botschafterin für den Frühling. Traditionell haben die Männer ihren Liebsten am Vorabend des Mais auch kleine Birken oder Birkenzweige an den Hof gestellt. Auch zu anderen christlichen Hochfesten und zu Hochzeiten werden heute noch Birken aufgestellt.

Bei der Birke sitzen

Licht und Fröhlichkeit bringt die Birke auch in die Seele. Sie kann aber auch zu Melancholie führen, wenn man ins Schwelgerische verfällt. Die Birke bringt nicht nur Beweglichkeit in die Glieder, sondern auch in starre Denkmuster und versorgt dich mit jugendlichem Elan.

Der Reiserbesen

Ganz andere Wesen reiten aber auf der Birke Besen – die Hexen. Traditionell soll er aus diesem Baum gefertigt sein. Die Hexen, als Meisterinnen der Naturkunde, können dieses starke Gefährt lenken und leiten. Ist es doch das Gefährt der „bösen Hexen", so wird er auch verwendet, um eben das Böse und Verwünschungen vom Hof zu kehren.

„Damit die Rinder im Stall gesund bleiben, hängt man einen Birkenbesen, einen Eisenreifen und Zwiebeln in den Stall."[39]

Nicht nur zum Kehren, auch zum Flechten wird das Reisig genutzt. Trägt es Laub, wird es bei Saunaaufgüssen zur Anregung und Entgiftung

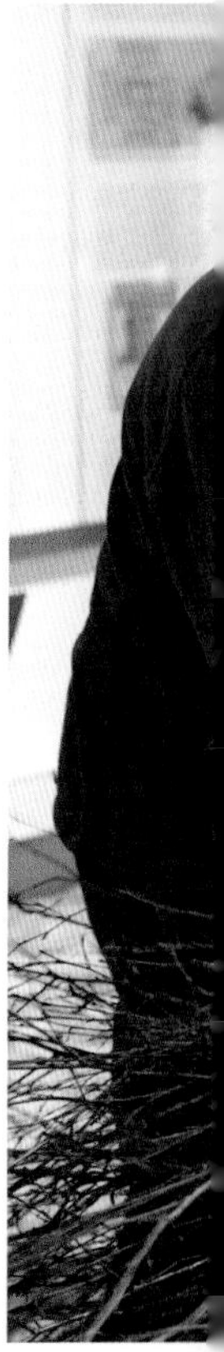

Reisigbesen

Reisig
Strick
Draht oder Schnur
Stiel

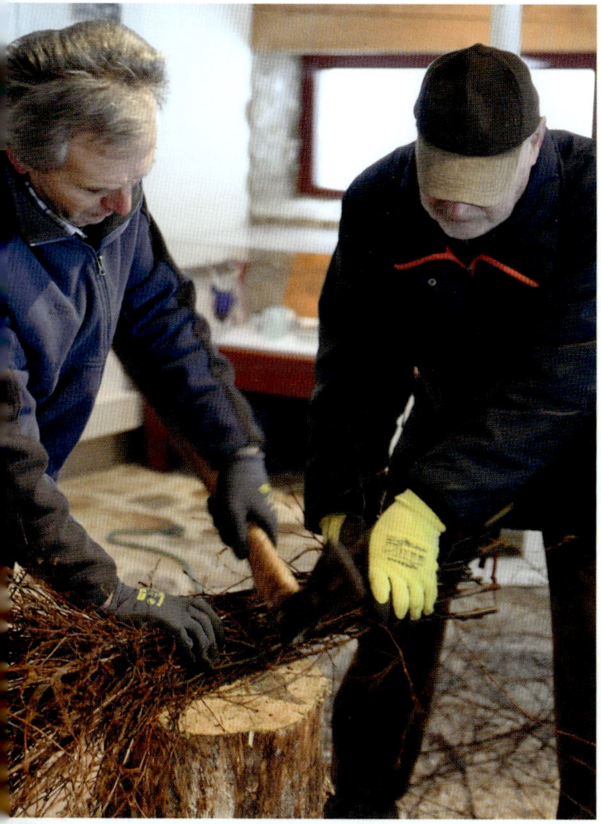

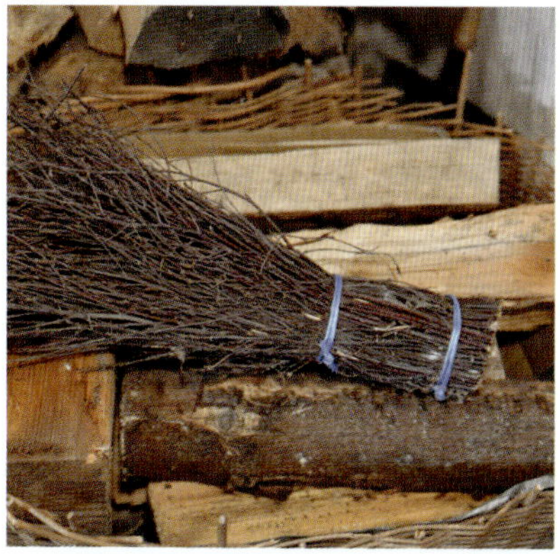

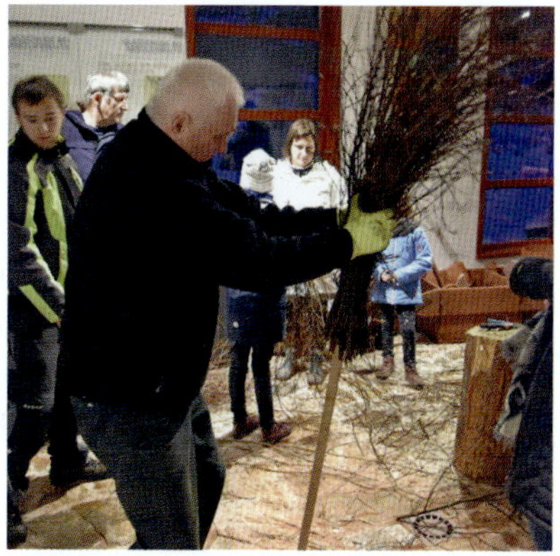

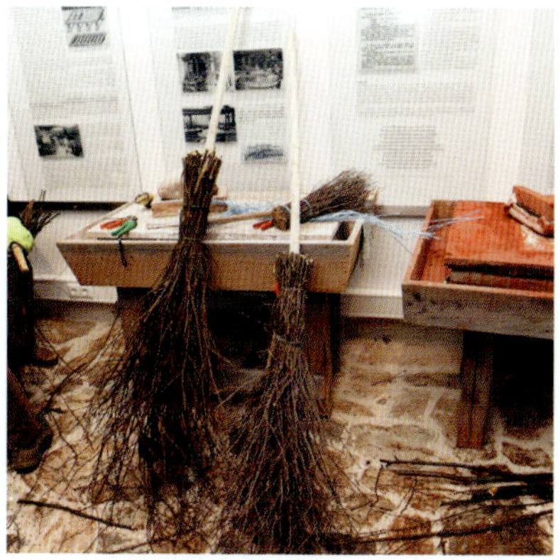

Fürs Besen binden schneidet man von der Hängebirke das Reisig ab. Nicht zu kurz, am Ende werden die Zweige noch gestutzt. Das macht man vor Maria Lichtmess. Da beginnt der Baum sich fürs Austreiben vorzubereiten und pumpt Wasser in seine Leitungen.

Die Äste legst du zusammen und bindest sie mit Draht oder Seil, gut ist ein Strick, fest zu. Wenn du Ast für Ast nimmst und sie schön zusammen „pferchst", fällt dir das Weiterarbeiten leichter. Dann nimmst du die Axt falsch herum und klopfst mit dem Eisenteil die Äste im oberen Bereich (20–30 cm) aneinander. Kleinere Äste werden dadurch abgebrochen, außerdem verdichtet sich das ganze Paket. Spanne jetzt den Strick nochmal nach und zurre alles fest zusammen. Fixiere dieses Bündel mit Draht oder Seil. Das geht am besten zu Zweit. Der eine hält das Reisigbündel, der andere stemmt sich mit dem Fuß dagegen. So wird der Besen mit voller Kraft gebündelt. Arbeite dich hier kreisrund vor, damit der Besen schön rund wird. Jetzt kannst du am Schaft die Äste schön zurechtschneiden. Nun wird der Stiel eingeschlagen. Dadurch wird die Festigkeit im Bündel erhöht. Beinahe geschafft – nur noch „wirre", unordentliche Zweige abzwicken. Fertig ist der Besen.

Dem Birkenreiserbesen
Gebühret Preis und Ehr;
Das stärkste Kehrichtwesen,
Das treibt er vor sich her.

Von Birken eine Rute,
Gebraucht am rechten Ort,
Befördert oft das Gute
Mehr als das beste Wort.

Und kommt das Fest der Pfingsten,
Dann schmückt mir fein das Haus,
Ihr, meine liebsten Jüngsten,
Mit Birkenzweigen aus.

Es wächst wohl auf der Heide
Und in des Waldes Raum
Ein Baum zu Nutz und Freude,
Genannt der Birkenbaum.

Die Schuh, daraus geschnitzet,
Sind freundlich von Gestalt.
Wohl dem, der sie besitzet,
Ihm wird der Fuß nicht kalt.

Es ist die weiße Rinde
Zu Tabaksdosen gut,
Als teures Angebinde
Für den, der schnupfen tut.

Man zapfet aus der Birke
Sehr angenehmen Wein,
Man reibt sich, daß es wirke,
Die Glatze damit ein.
Wilhelm Busch

verwendet. Wilhelm Busch schreibt in seinem Gedicht von zahlreichen Dingen, die aus diesem Baum noch hergestellt werden. Das Kehrichtwesen haben wir schon hergestellt.

Die Schuh
Das Gute mit dem Kehren zurechtgefegt, Pfingstschmuck und Liebesbeweis erklärt, dann kommen wir zu den Schuhen. Sie werden tatsächlich aus diesem Holz geschnitzt. Es gibt auch aus der Rinde geflochtenes Schuhwerk, das ursprünglich aus Slawien stammt. Die Birkenstockschuhe wurden früher aus der Birke gewonnen.

Die weiße Rinde
Nicht nur für Tabakdosen kann man sie verwenden. Wunderbar sind die auch für das Bevorraten von Kräutern. Antiseptisch wirkt sie und hält Lebensmittel frisch. Auch Körbe zum Sammeln werden heute noch daraus hergestellt. Ganze Kanus und Boote wurden aus Rinde gefertigt, aber auch kleine Dinge wie Dachschindeln. Daneben hat man sie früher auch zum Schreiben verwendet. Als ich klein war, habe ich die weiße Rinde immer gesammelt und Gedichte darauf geschrieben. Selbst ganz fein kann man das Weiße als Wald-Pflaster verwenden. Wenn du die weißen, dünnen Häute abziehst und sie auf kleine Schürf- und Schnittwunden legst, wirkt das darin enthaltene Betulin blutstillend. Bei Hautproblemen wird die Wirkung auch genutzt. Man badet darin. Selbst bei Sonnenbrand kann die Rinde helfen. Man nimmt hierfür meist ein aus dem Kork gewonnenes Mit-

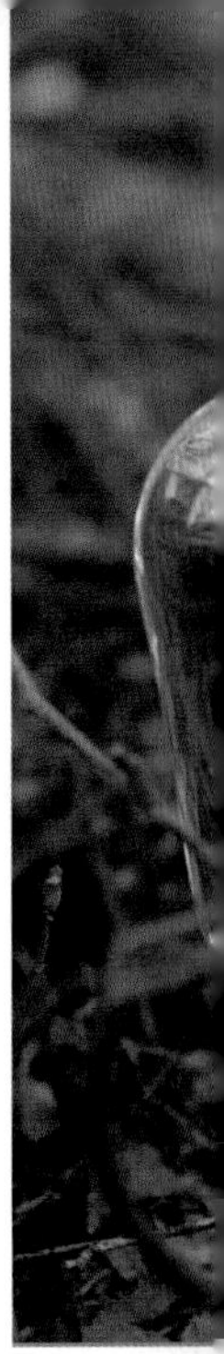

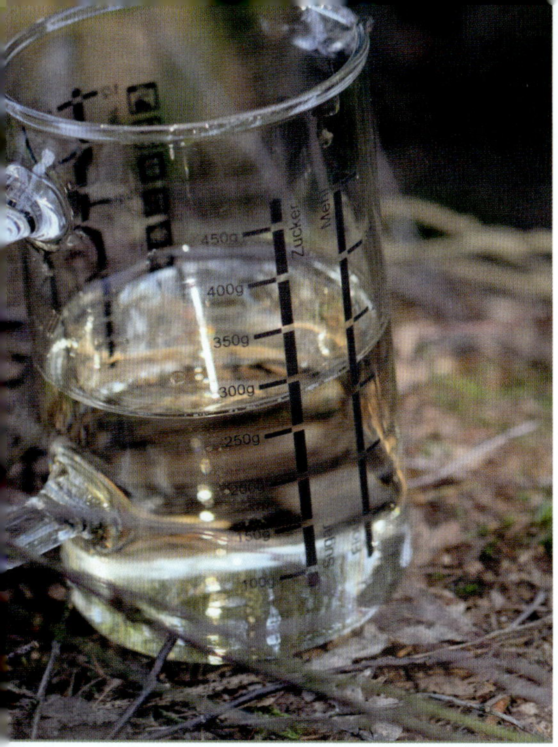

Frisch gezapfter Birkensaft, er wird auch Birkenwein genannt.

tel. Dabei schützt sich auch die Birke selbst mit dem Weiß vor der Sonne. Diese Farbe reflektiert das Licht und der Baum schützt sich vor Überhitzung, vor allem da sie gern frei in der Sonne steht. Hält man ein Rindenstück gegen Licht, sieht man kleine Löcher. Sie nennt man Lentizellen, es sind die Atmungsorgane der Rinde.
Die Rinde kann man zusammengerollt auch als Fackeln oder natürlichen Anzünder verwenden. Dafür kann man auch mit Wachs versetzte Birkenspäne mit den Händen zu Zündhilfen formen. Mit der Rinde kann man auch Gelb- bis Grüntöne, sogar rötliche Tönung beim Färben erzeugen.

zapfet aus der Birke

Bohrt man im März bis Anfang April den Baumstamm an, so erhält man Birkenwasser. Die Bohrung macht man in etwa auf einem Meter Höhe, um sich vor hineinkriechenden und vorbeistreunenden Tieren zu schützen. In die Bohrung (0,5–1 cm) steckt man einen passenden Schlauch oder Röhrchen und kann darunter das Wasser auffangen. Getrunken ist es eine Frühjahrskur, die belebt, entschlackt und den Winter aus den Gliedern treibt.

die Glatze damit ein

Als Einreibe- oder Haarwaschmittel wird Birkensaft gern verwendet. Dies fördert das Haarwachstum, festigt feines Haar und stärkt die Kopfhaut. Auch als Gesichtswasser kann man ihn verwenden.

Im Gedicht ist noch nicht das ganze Verwendungsspektrum der Birke abgedeckt.

Birkenknospen

Aus den Knospen kann man auch einen Ölauszug herstellen. Dafür zerkleinerst du die Knospen und ziehst sie wie einen Heißauszug aus. Ich nehme dafür gern Sesamöl. Diesen Auszug kannst du dann zu einer Sportlersalbe, auch bei Sportverletzungen der Sehnen und Bänder, weiterverarbeiten. In der Gemmotherapie, der Knospenheilkunde, wird ein Mazerat angesetzt, das bei Wachstumsschwierigkeiten, Karies, Gelenkschmerzen und als blutreinigendes Mittel angewendet wird.

Birkenblätter

Aus den frischen oder im Frühjahr gesammelten Blättern kannst du dir einen Tee zubereiten.

Nimm 1–2 El ganze Blätter (getrocknet rebeln), gieße sie mit heißem Wasser auf und lass ihn 10 Minuten ziehen. Birkenblättertee wird in der Heilkunde als harntreibendes Mittel, bei Rheuma und Gicht, Stoffwechselerkrankungen und bakteriellen Entzündungen verwendet. Auch bei Blasenentzündung soll dieser Abhilfe schaffen. Werden die Blätter älter und fest, schmecken sie schnell bitter.

„Ihre Blätter sorgen dafür, dass die Niere auf sanfte Art durchgespült sowie Ödeme und Wasseransammlungen im Körper ausgeschwemmt werden."[40]

Man soll sie auch gegen Rheuma ins Bett einlegen, in einem starken Absud baden oder den Tee als Gesichtswasser anwenden.

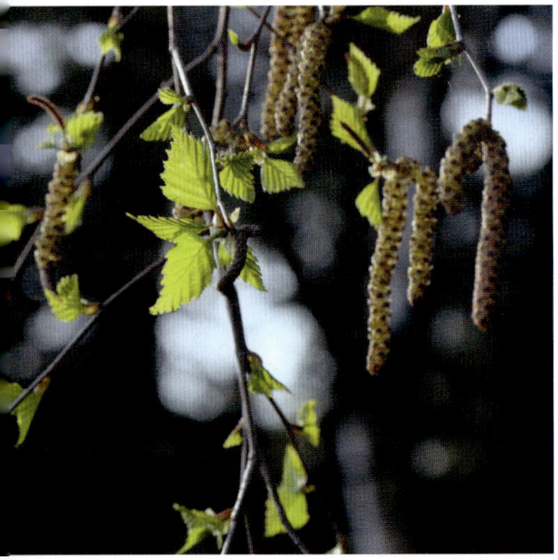

Mit Birkenzweigen auf Vieh und junge Frauen schlagen, soll die Fruchtbarkeit fördern. Das nennt man „quicken".

Halten die Birken und Weiden das Wipfellaub lange, ist zeitiger Winter und Frühjahr im Gange.

Birkenholz

Das Holz enthält Vitamin C, Zucker und Öle. Birkenholz wird gern in der Stuhl- und Tischfabrikation verwendet, wo ihre Eigenschaften besonders gebraucht werden. Zähigkeit und Elastizität zeichnen dieses Holz aus. Traditionell werden Zwirnspulen, Wäscheklammern, Bierfassspunde und andere Holzgegenstände, die häufig mit Wasser in Kontakt kommen, hergestellt. Das Holz ist sehr dauerhaft. Gern wird es auch als Furnierholz für helle Möbel verwendet. Es regt zu kreativen und positiven Gedanken an. Die Äste werden als Flechtwerk verwendet. Im Holz ist Teer eingelagert. Dadurch brennt das Holz gut, auch wenn es nass ist. Teer aus der Birke, der mittels Destillation aus Holz, Rinde und Wurzeln gewonnen wird, ist wohl der älteste Klebstoff der Welt. Tiefsitzende Pickel soll man auch mit ihm ziehen können.

Birkenzucker Xylit, Xylitol

Der älteste Kaugummi ist über 9.000 Jahre alt und trägt den Zahnabdruck eines Steinzeitmenschen. Xylit schützt vor Karies und Parodontose. Die Süße entspricht unserem Zucker, kann gleich verwendet werden, hat aber deutlich weniger Kalorien. Das Verfahren ist aufwendig. Aus den Baumfasern wird Xylose, ein Holzzucker gewonnen, aus dem wiederum das Xylit hergestellt wird. Dieser Stoff kann auch aus der Buche, Stroh oder Maiskolben gewonnen werden. Selbst Himbeeren und Erdbeeren enthalten Xylit. Mit Minzpulver kann man aus dem Zucker auch ein feines Zahnpulver herstellen.

Wilde Quiche & Birkencreme

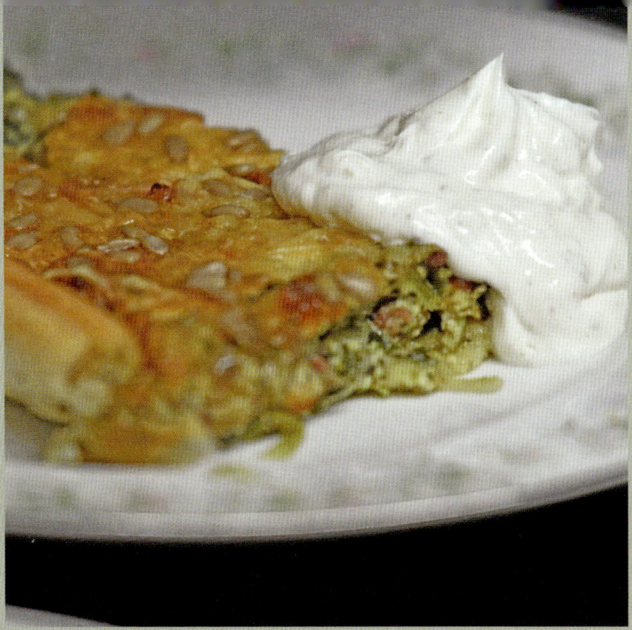

Quiche
1 Rolle Blätterteig
1 Zwiebel
1–2 Zehen Knoblauch
3 Eier
200 ml Sahne
200 ml Schmand
200 g geriebener Emmentaler
125 g gewürfelter Speck
Sonnenblumenkerne
2 EL Brennnesselsamen
Salz, Pfeffer, Öl

Jeweils 6 Handvoll Wildkräuter bzw. im Winter Spinat oder wintergrüne Kräuter.
Das Backblech mit Blätterteig auslegen und den Rand hochziehen. Die Kräuter waschen und in breite Streifen schneiden. Den Backofen auf 175° C vorheizen. Zwiebeln und Knoblauch zusammen mit dem Speck andünsten, die Kräuter kurz dazugeben und mit dünsten und anschließend alles auf den Teig verteilen.
Sahne, Schmand, Eier, Brennnesselsamen und Gewürze verrühren, über die Kräuter gießen und mit dem Käse und den Sonnenblumenkernen bestreuen. Die Quiche für 35 Min. in den Ofen geben.

Birkencreme
200 g Quark
Schuss Milch
1–2 EL Honig
kleine Handvoll Birkenblätter, ganz jung
Zitronensaft

Quark mit Milch und Honig glattrühren. Die Birkenblätter hinzugeben und fein pürieren. Mit ein wenig Zitronensaft abschmecken. Die Birkenblätter ziehen im Geschmack noch mal nach, nicht übertreiben.

Brennnesselcreme
Alternativ kannst du zu den Birkenblättern auch Brennnesselblätter verwenden. Frisch oder getrocknet und fein pulverisiert, kannst du auch sie zum Quark geben. Gern verwende ich auch Limetten anstatt der Zitronen. Diese Creme passt auch gut zum Röschensalat auf S. 164.

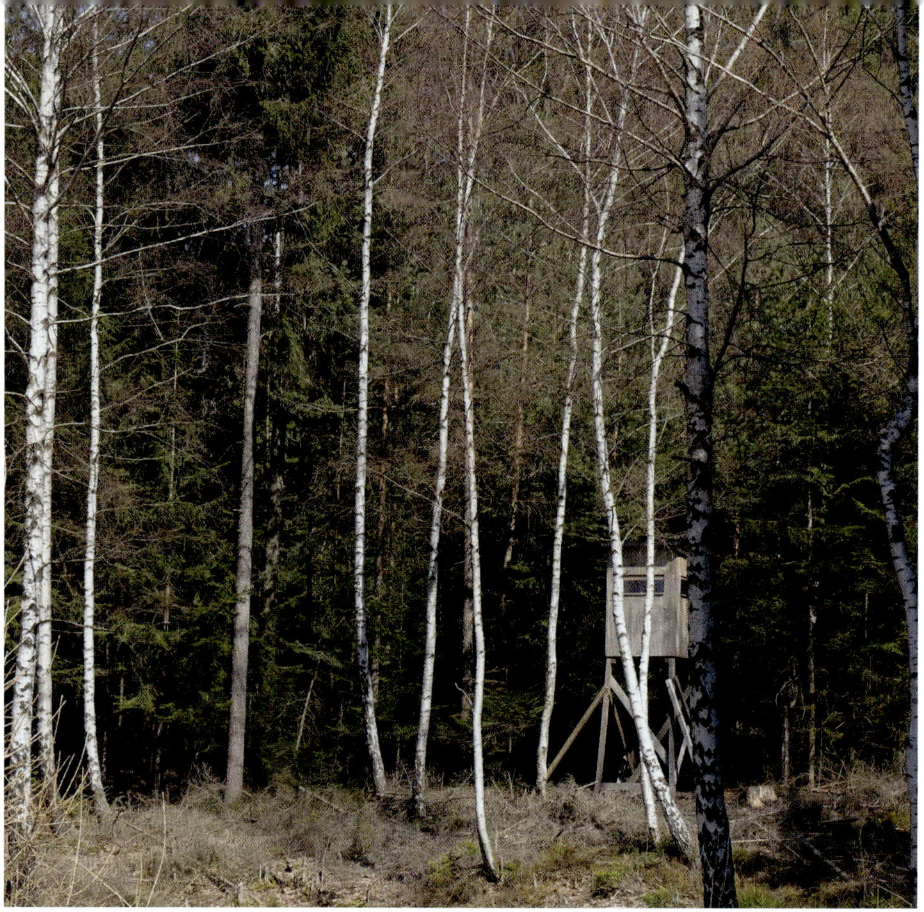

Birkenkohle

Eine alte Heilanwendung ist Kohlepulver bei Durchfall. Neuere Belege gibt es nicht.

Birkenpilze

Zwei Pilze haben mit der Birke zu tun, einer unter der Erde und der andere wächst in den Ästen. Unterirdisch geht die Birke eine Symbiose mit Mykorrhiza-Pilzen ein. Durch ihre Umtriebigkeit, viel Wasser zu pumpen, und ihre sonnenliebenden Standorte kann sie reichlich Zucker und Energie produzieren und den Pilzen davon abgeben. Diese wiederum sind gut versorgt und liefern der Birke andere Stoffe. Der andere Pilz hängt in der Luft. Er heißt Taphrina betulina, den man im Volksmund auch als Hexenbesen bezeichnet. Man sagt, in den Birken verfangen sich die bösen Hexen auf ihrem Weg zum Blocksberg. Die Lichtkraft der Birken lässt sie nicht ziehen, sondern hält sie. Es ist ein Pilz, der den Baum befällt und ihn zu sonderbaren Wucherungen anregt.

Birkenjauche

1 kg Birkenblätter
10 l Wasser
10-l-Eimer

Eimer mit Blättern und Wasser füllen. An schattigem Platz mit Tuch abgedeckt ziehen lassen. Täglich rühren. Filtern, abfüllen. Als Spritzmittel bei Schorf an Obstbäumen anwenden. Bereits bei kleinen Flecken, spätestens, wenn die ersten braunen Flecken kommen, anwenden. Vorsorglich kann man den Baum auch jährlich im Frühling damit gießen.

„Die ersten Drei“

Nach altem Brauch isst man die ersten drei Veilchenblüten, die ersten drei Schlehenblüten, die ersten drei Gänseblümchen oder die ersten drei weißen Blüten im Jahr und umsorgt sich damit mit Schutz und Gesundheit.

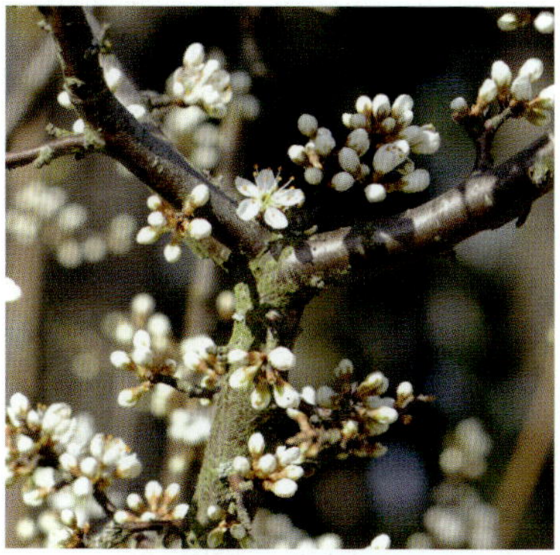

Drei Schlehdornblüten im Frühjahr nacheinander gegessen sollen vor Gicht und Fieber schützen.[41]

Schlehenblütenelixier
2 Handvoll Blüten
1 EL Honig
1 Flasche Weißwein

Eine Woche an hellem Ort ziehen lassen, täglich schütteln. Täglich ein Likörglas für einen guten Start in den Frühling.

„Und die Frucht des Schlehdorns, nämlich die Schlehen, süße mit Honig und iss sie oft auf diese Weise, dann wird die Gicht in dir weichen. Aber wer im Magen schwach ist, der brate Schlehen (...) oder er koche sie in Wasser und esse sie oft, dies führt den Unmut und den Schleim vom Magen ab. Und wenn er ihre Kerne mit isst, wird es ihm nicht schaden.“

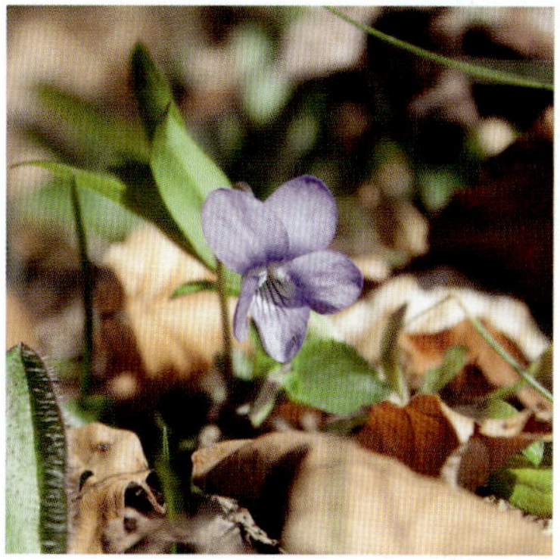

Es gibt Überlieferungen, dass man in Süddeutschland das erste Veilchen groß feierte.

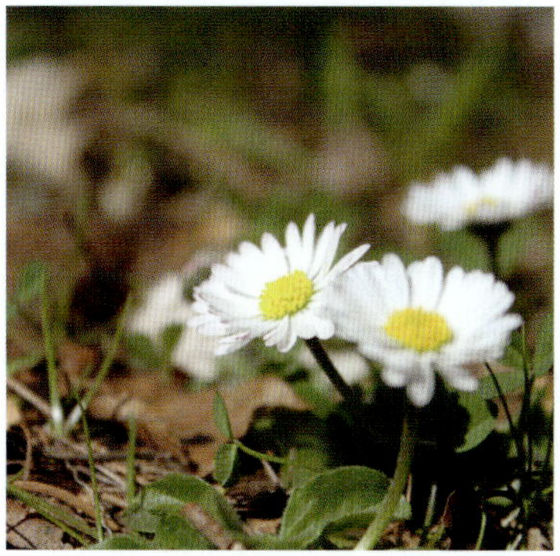

Die ersten drei Gänseblümchen im Jahr sollen vor Fieber und Gicht schützen.

Quellen/Fußnoten

1 Mundspülung
Für eine Mundspülung kochst du einen starken Tee. Nimm 2 TL Teekräuter, überbrühe dies mit siedend heißem Wasser. Fülle die Tasse nur bis zur Hälfte. Lasse ihn kühlen und spüle damit den Mund- und Rachenraum aus. Reicht für 2–3 Anwendungen.

2 Gurgelöl
Hierfür stellt man wie gewohnt einen Ölauszug her. In diesen gibt man zudem ätherische Öle, die antibakteriell, entzündungshemmend und keimwidrig sind.

3 Buch
Borreliose natürlich heilen, Wolf-Dieter Storl – Ethnomedizinisches Wissen, ganzheitliche Behandlung und praktische Anwendungen, AT-Verlag, 2007

4 Bärenklau-Creme
150 g Quark
75 g Joghurt
75 g Mascarpone
Handvoll Wiesen-Bärenklau
1 Limette, Saft
Chilifäden
Alles fein pürieren. Zieht im Geschmack nach.

5 Pyrrolzidinalkaloide haben den Ruf krebserregend und leberschädigend zu sein. Es sind Inhaltsstoffe, die auch in anderen Vertretern der Familie der Raublattgewächse vertreten sind. Dies ist in Tierversuchen nachgewiesen. Sie wurden in hoher Konzentration verabreicht. Ich persönlich verwende die Blüten, allerdings nicht in großen Mengen, sondern als Beiwerk, als essbare Dekoration in Maßen. Die genaue Verwendung bleibt jedem selbst überlassen.

6 Kornblume, Apfelrose Diptam und Rippenfarn – Ein Einstieg in die Signaturenlehre, Cornelia Müller, 2018, Selbstdruck. In diesem Buch habe ich vier Pflanzen genauer betrachtet, die mich schon lange begleiten. Über Wesen, Geschichtliches, Zeit bei und mit der Pflanze und das Tun mit ihnen, Heilkundliches und Kulinarisches findest du hier eine Sammlung. Außerdem Geschichte und Bedeutung der Signaturenlehre. Zu bestellen bei mir per Mail: mail@arch-wild.studio.

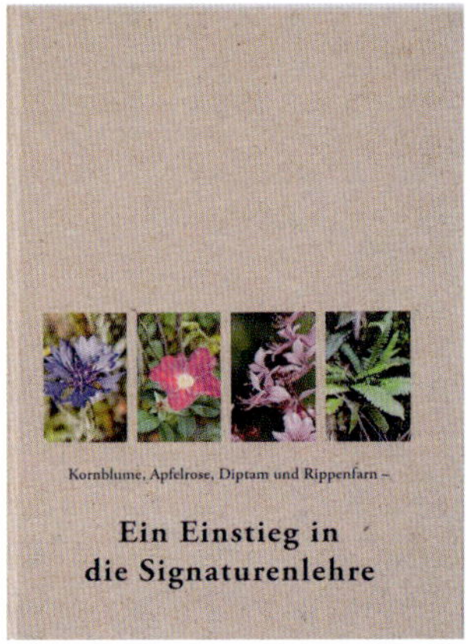

7 nach: https://www.inana.info/blog/2015/02/06/erde-und-mensch-rumpelstilzchen.html

8 Auch nicht bei allgemeiner Lichtempfindlichkeit und gereiztem Magen anwenden.

9 Phänologischer Kalender Dieser Kalender hat 10 Jahreszeiten und wird von Pflanzen bestimmt. Er ist auf

deine Region zugeschnitten. Der Winter ist nicht weiter unterteilt, alle anderen sind dreimal unterteilt. Vorfrühling – Haselblüte, Erstfrühling – Forsythie, Vollfrühling – Apfelblüte, Frühsommer – Holunderblüte, Hochsommer – Sommerlinde, Spätsommer – Frühäpfelreife, Frühherbst – Holunderbeerenreife, Vollherbst – Kastanienernte, Spätherbst – Stieleiche verfärbt sich, Winter – Lärchennadeln und Stieleichenblätter fallen ab.

10 Efeu-Waschmittel
Eine gute Handvoll Blätter in ein Waschsäckchen und mit in die Waschmaschine geben. Ich wasche damit gern feine Stoffe, Seide und Wolle. Ganz weich ist die Wäsche. Die Blätter sind auch nach dem Waschen noch ganz.

11 Meditation mit Kräutern unterstützen. Diese Methode des Auftragens habe ich bei Renato Strassman in seinem Buch „Urpflanzen" gelesen und wende es seitdem an. Je nach Ansinnen der Meditation kann man ein dazu passendes Öl, Balsam oder Creme verwenden. Hier arbeite ich häufig mit der Zugabe ätherischer Öle.

12 Ätherische Ölmischung „blocks". Die beschriebene Ölmischung ist von devarikha und heißt „blocks". Sie unterstützt beim Auflösen von Blockaden in den Chakren. Den Herzbalsam hat eine Freundin zur Sterbebegleitung angewandt. Sie erzählte, wie sich die Gesichtszüge der bettlägrigen Dame entspannten und ein friedvoller Ausdruck, sogar ein Lächeln in ihr Gesicht kam. Wenig darauf schlief sie friedlich ein.

13 Bodylotion mit Hagebuttenkernöl
30 ml Hagebuttenkernöl
30 ml Lavendelhydrolat
30 Tropfen Rosentinktur
3 Tropfen Lavendelöl, äth.
Diese Bodylotion emulgiert nicht, das bedeutet Öl und Wasser verbinden sich nicht. Vor der Anwendung musst du sie gut schütteln. 2–3 Wochen haltbar. Dunkel und kühl lagern.

14 Käuterbratlinge
Statt Kräutern kannst du vor allem im Frühjahr auch Blätter und Nadeln von Bäumen in die Bratlingsmischung geben. Hierfür eignen sich Buche, Ahorn, Fichtenspitzen, Linde, Lärchennadeln, Hainbuche, Weißdorn, Ulmenfrüchte und weitere.

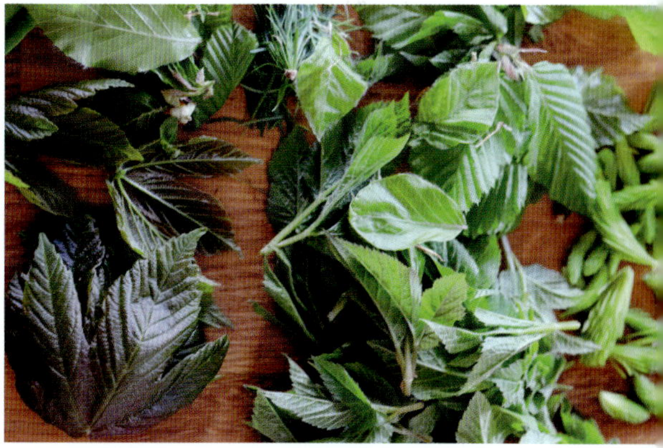

15 Strassmann, R.: Baumheilkunde Heilkraft, Mythos und Magie der Bäume, 1. Auflage, Freya-Verlag, Linz, 2017, S. 293

16 aus https://www.textatelier.com/index.php?id=996&blognr=3964 - Zitat aus „Physica" von Hildegard von Bingen.

17 Galette
Das herzhafte Crepe nennt sich Galette. Mische Buchweizenmehl und Wasser 1:1, gut verrühren und einen ganzen Tag ziehen lassen. Dann eine Prise Salz hinzugeben, nochmals verrühren und in der Pfanne braten.

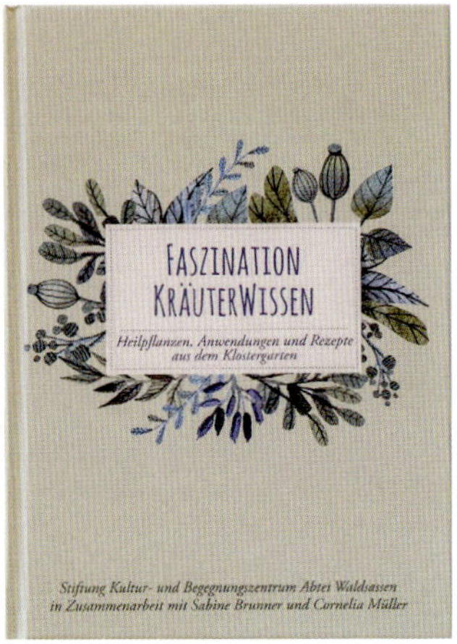

18 Stiftung Kultur- und Begegnungszentrum Abtei Waldsassen in Zusammenarbeit mit Sabine Brunner und **Cornelia Müller:** Faszination Kräuterwissen; 1. Auflage, Battenberg-Gietl-Verlag, Regenstauf, 2019, S. 112

19 Schwalbenschwanz
Der Verein KusS e.V. verschenkt jährlich Fenchelpflanzen, um dem Schwalbenschwanz Ablageorte für seine Eier anzubieten. Vielleicht willst auch du jedes Jahr 2–3 für diese schönen Geschöpfe pflanzen.

20 Blühwiesen sind nicht die Lösung des Artensterbens. Zum Bestäuben braucht es weit mehr Akteure. Käfer, Fliegen, Raupen, Schwebefliegen und viele andere Insekten. Nicht alle brauchen nur die hübschen Blühpflanzen. Manche legen ihre Eier gern in Kuhfladen oder in Ziegendreck ab. Die Bienen machen sich gut auf Plakaten, aber sie sind nur ein Teil des Weges. Artenerhalt und Biodiversität braucht einen größeren Wandel.

21 Auflage der Farnwedel nach Renato Strassmann

22 Strassmann, R.: Baumheilkunde Heilkraft, Mythos und Magie der Bäume, 1. Auflage, Freya-Verlag, Linz, 2017, 118

23 mehr dazu im Buch: Strassmann, R.: Urpflanzen Kraft, Magie und Weisheit alter Heilpflanzen; 1. Auflage, Freya-Verlag, Linz, 2016

24 Mességué, M.: Das Mességué Heilkräuter Lexikon – Mon Herbier De Santé; 1. Auflage, Bertelsmann-Verlag, Gütersloh, übersetzt von Julia Sebestyen, S. 64ff.

25 Kupfermangel soll nach neueren Forschungen Faktor von Alzheimer sein. https://www.scinexx.de/news/medizin/kann-kupfer-die-alzheimer-behandlung-verbessern/

26 Blütenessenz
Eine Blütenessenz stellst du mit Wasser her. Gib es am besten in ein Kristallglas, damit das Licht möglichst oft gebrochen wird. Dann sammle zur Mittagszeit Blüten und lege sie ins Wasser, so dass die Oberfläche bedeckt ist. Dieses stelle in die Sonne und lasse es vier Stunden ziehen. Es ist wichtig, dies an einem sonnigen, wolkenlosen Tag zu machen, um die Sonnenkraft zu nutzen. Dann filtere alles ab und fülle es in eine Braunglasflasche (Blau/Lilaflasche) ab und gib 10 % Alkohol (38–40 % vol.) dazu.

27 Mességué, M.: Das Mességué Heilkräuter Lexikon – Mon Herbier De Santé; 1.

Auflage, Bertelsmann-Verlag, Gütersloh, übersetzt von Julia Sebestyen, S. 93ff.

28 Diese wunderbaren Kipferl und Tannenplätzchen sind aus Greiner, K.: Bäume in Küche und Heilkunde; 2. Auflage, AT-Verlag, Aarau, 2018

29 Guthjahr, M.: Wildfrüchte – Köstlichkeiten aus der Natur; 1. Auflage, Cadmos-Verlag, Schwarzenbek, 2011, S.97

30 Molenkamp, F.: Kräuter-Biotika; 1. Auflage, AT-Verlag, Aarau und München, 2015

31 https://www.bdc.de/die-kreuzbluetler-auf-dem-kreuzzug-gegen-krebs/

32 ebd.

33 natur&heilen, 03/201234 Mességué, M.: Das Mességué Heilkräuter Lexikon – Mon Herbier De Santé; 1. Auflage, Bertelsmann-Verlag, Gütersloh, übersetzt von Julia Sebestyen, S. 211f

35 natur&heilen, 03/2018

36 https://www.heilpflanzen-welt.de/2005-07-Vielseitiger-Senf/

37 https://www.t-online.de/leben/essen-und-trinken/grillen/id_41507862/grillen-senf-macht-die-grillwurst-gesuender.html

38 natur&heilen, März 2018

39 Schleich, J.: Kräuterweiber und Bauerndoktoren; 1. Auflage, Kopp-Verlag, Rottenburg, 2001, S. 160

40 Karin Holleis, Skript Baumseminar, 2019

41 https://www.phytodoc.de/heilpflanzen/schlehen

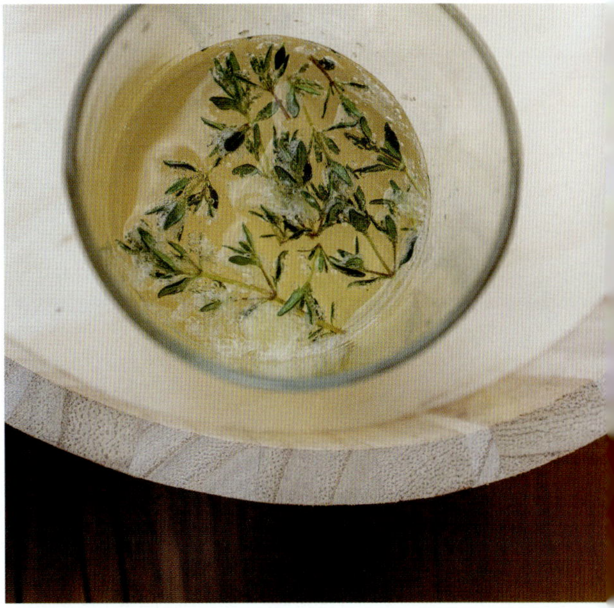

Und weil noch Platz ist:

Lärchen-Sprizz

1 Schuss Lärchen-Sirup
1 Schuss Zitronensaft
Sekt
Mineralwasser
Thymian

Sirup und Saft ins Glas geben, mit Sekt zur Hälfte und dann mit Mineralwasser auffüllen. Thymianzweige hinein. Waldgenuss mal spritzig!

Bild- & Grafiknachweis: **Cornelia Müller:** Cover, 9, 11-20 (17-Kuchen), 24-29, 32-35, 38, 43-50, 52, 61, 62, 66-73, 76, 78, 81, 83-86, 91, 94, 95-links, 98-105, 108-113, 114-rechts, 115, 116, 118, 120, 123-126, 129-oben links+Mitte+unten rechts, 128 unten, 129-133, 135, 143, 155, 159, 162-links, 164, 169, 174-links+rechts, 175-links+rechts, 178, 180, 182-188 **Ida Pöhlmann:** 8 © Cornelia M. • **Helmut Greger:** 10, 22, 23, 30, 31, 36-rechts, 40, 51, 53, 56-59, 65, 75, 79, 88, 90, 93, 106, 107, 114-links+mittig, 121, 127, 128 mittig+oben, 137, 140, 142, 145-153, 157, 160, 162-rechts, 167, 168, 173, 174-mittig, 177-links+oben rechts+unten rechts, 181 **Harald Primitz:** 77, 79, 82, 122, 177-mittig • **Armin Fuchs:** 95-rechts • **Philipp Koller:** 175-mittig, 189 • **Gemeinfrei:** 134-http://www.zeno.org/nid/20004306503

Literaturliste: Pust, S.: **Wilde Früchte und Beeren am Wegesrand**; 1. Auflage, Servus-Verlag, Wals bei Salzburg, 2016 • Strassmann, R.: **Baumheilkunde Heilkraft, Mythos und Magie der Bäume**, 1. Auflage, Freya-Verlag, Linz, 2017 • Hase, A.: **Bäume Tief verwurzelt**; 1. Auflage, Franck-Kosmos-Verlag, Stuttgart, 2018 • Nedoma, G.: **Heilsalben aus Wald und Wiese**; 1. Auflage, Servus-Verlag, Wals bei Salzburg, 2018 • Schnetzer, M.: **Kräuter, die Frauen guttun**; 1. Auflage, Servus-Verlag, Wals bei Salzburg, 2016 • Nedoma, G.: **Heiltinkturen aus Wald und Wiese**, 1. Auflage, Servus-Verlag, Wals bei Salzburg, 2018 • Greiner, K.: **Bäume in Küche und Heilkunde**; 2. Auflage, AT-Verlag, Aarau, 2018 • Göttl, B.: **Vom Zauber der besinnlichen Zeit**; 1. Auflage, Servus-Verlag, Wals bei Salzburg, 2015 • Dr. Scherf, G., Caspari, C.: **Wildpflanzen neu entdecken**; 2. Auflage, BLV Buchverlag, München, 2018 • Schleich, J.: **Kräuterweiber und Bauerndoktoren**; 1. Auflage, Kopp-Verlag, Rottenburg, 2001 • Strassmann, R.: **Urpflanzen Kraft, Magie und Weisheit alter Heilpflanzen**; 1. Auflage, Freya-Verlag, Linz, 2016 • Brienza V., Martini, L., Rathmayer M.: **Moos Fisch Rinde Blatt**; 1. Auflage, Edition-Styria-Verlag, Wien, 2014 • Friedl, W.: **Bunte Körbe aus Gräsern und Kräutern: Die Technik des Korbwickelns neu entdeckt**; 1. Auflage, ökobuch, Staufen, 2013 • Rosenblum, H.: **Die Essigbibel**; 1. Auflage, Narayana-Verlag, Kandern, 2018 • Ruland, J.: **Das Geheimnis der Rauhnächte - Ein Wegweiser durch die zwölf heiligen Nächte**; 6. Auflage, Schirner Verlag, Darmstadt • Kalbermatten, R.: **Wesen und Signatur der Heilpflanzen**; 9. Auflage, AT-Verlag, Aarau, 2002 • Guthjahr, M.: **Wildfrüchte Köstlichkeiten aus der Natur**; 1. Auflage, Cadmos-Verlag, Schwarzenbek, 2011 • Molenkamp, F.: **Kräuter-Biotika**; 1. Auflage, AT-Verlag, Aarau und München, 2015 • Fischer-Rizzi, S.: **Medizin der Erde**; 7. Auflage, AT-Verlag, Baden und München, 2005 • Berndl, K., Hofer, N.: **Zwiebelwickel, Essigsocken & Co.**; 1. Auflage, Eden-Books-Verlag, Hamburg, 2016 • Dr. Fukarek, F.: **Die Farne**; 2. Auflage, A.Ziemsen-Verlag, Wittenberg Lutherstadt, 2005 • Korth, M., Lechner, E.: **Schweijks Böhmische Kochbuch**; 1. Auflage, 2Eichborn AG, Frankfurt am Main • 001 Hatzfeld, H.: **Heilpflanzen als Weg-Begleiter**; 1. Auflage, Via-Nova-Verlag, Petersberg, 2013 • Haskell, D.H.: **Das Verborgene Leben des Waldes**; 1. Auflage, Antje-Kunstmann-Verlag, München, 2015 • Marbach, B., Kainz, C.: **Farne, Moose & Flechten**; 2. Auflage, BLV-Buchberg-Verlag, München, 2010 • Mességué, M.: **Das Mességué Heilkräuter Lexikon-** Mon Herbier De Santé; 1. Auflage, Bertelsmann-Verlag, Gütersloh, übersetzt von Julia Sebestyen • Amman: **Bäume und Sträucher des Waldes**; 13. Auflage, Neumann-Verlag, Melsungen, 1976 • Berndl, K., Hofer, N.: **Pretty Natural**; 1. Auflage, Eden-Books-Verlag, Hamburg, 2017 • Fleischhauer, S.G., Guthmann, J., Spiegelberger, R.: **Enzyklpädie Essbare Wildpflanzen**; 1. Auflage, AT-Verlag, Aarau, 2013 • Sentman, J.: Pure.; 1. Auflage, Eigendruck Copyright Julia Sentman, Heidelberg, 2019 • Spohn, M., Golte-Bechtle, M., Spohn, R.: **Was blüht denn da?**; 59. Auflage, Franckh-Kosmos-Verlag, Stuttgart, 2015 • Amann: **Bodenpflanzen des Waldes**, 2. Auflage, Neumann-Verlag, Kassel, 1977 • Genaust, H.: **Etymologisches Wörterbuch der Botanischen Pflanzennamen**; 6. Auflage, Springer-Basel-Verlag, Basel, 2017 • **Stiftung Kultur- und Begegnungszentrum Abtei Waldsassen in Zusammenarbeit mit Sabine Brunner und Cornelia Müller**: Faszination Kräuterwissen; 1. Auflage, Battenberg-Gietl-Verlag, Regenstauf, 2019 • Scherf, G.: **Zauberpflanzen Hexenkräuter**; 4. Auflage, BLV-Buchverlag, München, 2014 • Bertrand, B.: **Herbarium Orbis**: 1. Auflage, Ear-Books, Hamburg, 2016 • Kursunterlagen der Ausbildung zur Zertifizierten Kräuterführerin in der Umweltbildungsstation Waldsassen, zur Diplom-Kräuterpädagogin des SITYA-Instituts, der Heilpflanzenschule von urbarium.de und der Diplom-Kräuterpädagogen von Villa Natura

Medienliste: kräuterweisheiten.de, heilkraeuter.de, phytodoc.de, www.kraeuter-verzeichnis.de, apotheken-umschau.de, pharmazeutische-zeitung.de, maerchenapfel.de,

Ein Buch hat viele Seiten mit viel Text und vielen Bildern. Ich bedanke mich:

Zuallererst bei meinen Kindern, fürs Ruhigbleiben und Ausharren, wenn es mal wieder länger dauerte. Für jedes Rosenblatt, das in den letzten Tagen des Buches auf meinem Schreibtisch landete und für gute Stimmung sorgte.

Für gute Worte bei Hanna, Adelheid, Bianca, Christine, Ingrid & Petra.

Bei meiner Schwester Bianca, die hier und da mit Rat und Tat unterstützt hat.

Für einen guten Blick bei Hanna und Günter.

Für die Bilder bei Helmut, Harald, Armin & Philipp.

Für das Korrekturlesen bei Bianca, Alexandra, Steffi, Armin, Sabine, Christine & Steffi.

Für die gute Zusammenarbeit mit dem Battenberg Gietl Verlag bei Josef Roidl, Manuela Bonfissuto, Natalie Poths, Verena Hönicke und Margit Schmidt.

arch
wild.studio

Cornelia Müller
tannenhäusl 2
d-95704 pullenreuth

m: 0171 11 98 575
t: 09234 92 80 985

mail@archwild.studio
www.archwild.studio

Gerne halte ich Vorträge, Seminare, Workshops und mehr rund um Kräuter ab. Mehr dazu findest du auf meiner Website. Unter **wandering** sind auch immer wieder Blogartikel zu Pflanzen dabei. Häufiger bin ich auf instagram unter **archwild.studio** und auch mit Architektur unter **arch_wild.studio** unterwegs. Ich freu mich auf deinen Besuch. Wenn du Rezepte aus dem Buch nachmachst, freu ich mich wenn du mich verlinkst und das Bild mit **#archwild** taggst! Danke dir.
Viel Freude mit dem Buch.